カラーアトラス ハンドブック
小児歯科臨床ヒント集

編集

五十嵐清治（北海道医療大学歯学部 口腔構造・機能発育学系 小児歯科学分野 教授）

本川　　渉（福岡歯科大学 成長発達歯学講座 成育小児歯科学分野 教授）

土屋　友幸（愛知学院大学歯学部 小児歯科学講座 教授）

池田　元久（エンゼル小児歯科クリニック 院長）

クインテッセンス出版株式会社
Tokyo, Berlin, Chicago, London, Paris, Barcelona, São Paulo, New Delhi, Moscow, Prague, Warsaw, and Istanbul

■執筆者一覧（五十音順）

会田栄一（名古屋市昭和区開業）　　　　齋藤正人（北海道医療大学歯学部）

渥美信子（愛知学院大学歯学部）　　　　坂口繁夫（福岡市南区開業）

五十嵐清治（北海道医療大学歯学部）　　佐々公人（名古屋市天白区開業）

池田元久（北海道函館市開業）　　　　　品川光春（長崎県佐世保市開業）

石井　香（福岡県前原市開業）　　　　　庄内喜久子（札幌市西区開業）

石川亮子（札幌市豊平区開業）　　　　　杉山乘也（名古屋市千種区開業）

石塚　治（札幌市西区開業）　　　　　　瀬尾令士（熊本県城南町開業）

今村基尊（藤田保健衛生大学医学部）　　高田　泰（北海道釧路市開業）

岩寺環司（札幌市北区開業）　　　　　　田口貴嗣（北海道旭川市開業）

上田　豊（東京都足立区開業）　　　　　丹下貴司（北海道医療大学歯学部）

遠藤公一（札幌市北区開業）　　　　　　土屋友幸（愛知学院大学歯学部）

小笠原　靖（福岡歯科大学）　　　　　　手嶋文史（福岡市博多区開業）

荻田修二（三重県桑名市開業）　　　　　橋本敏昭（北九州市小倉北区開業）

尾崎正雄（福岡歯科大学）　　　　　　　馬場篤子（福岡歯科大学）

一木數由（佐賀県鳥栖市開業）　　　　　広瀬弥奈（北海道医療大学歯学部）

勝俣真里（福岡市東区開業）　　　　　　前山善彦（北海道美唄市開業）

神谷省吾（名古屋市緑区開業）　　　　　本川　渉（福岡歯科大学）

河田典雄（愛知県豊田市開業）　　　　　森奈千子（熊本県山鹿市開業）

鬼頭秀明（名古屋市瑞穂区開業）　　　　矢田育男（福岡市東区開業）

久芳陽一（福岡市西区開業）　　　　　　山内哲哉（岐阜県中津川市開業）

久保山博子（福岡歯科大学）　　　　　　渡辺直彦（愛知学院大学歯学部）

近藤義郎（愛知県豊田市開業）

はじめに

　平成18年4月より臨床研修医制度が法制化され，努力規定が義務化されることに伴い，全国の歯科医師養成機関である歯科大学・歯学部においては，その体制作りと整備に余念のないところである．しかしながら，近年の卒直後の歯科医師の臨床技能は10数年前の卒業生に比べて相当劣っており，力不足が極めて顕著であるといわれている．その原因は卒前臨床実習の教育体制にあることは自明であり，改革・改善が叫ばれているところである．以前は臨床実習生（登院生・院内生）が指導教員のもと，学生自身が歯科医療を行う臨床参加型の臨床実習（クリニカル・クラークシップ）がすべての歯科大学・歯学部で行われていた．しかし，諸般の種々の事情により，10数年前より学生は指導教員の診療補助や見学実習が主体となり，学生が直接患者（患児）に接する実習形態は消失してしまった．

　一方，グローバル・スタンダードをクリアし，質・量ともに世界に対峙・通用する歯科医師を養成する必要から，現在学部の教育改革が進行中である．すなわち，学部学生の知識や技能の向上を目指した全国共用試験を導入するためのコア・カリキュラムの立案・作成，それに付随する共用試験（Computer Based Test；CBT）の実施，より教育効果を高めるためのオスキー（Objective Structured Clinical Examination；OSCE）の導入実施など，学部学生の教育体制の改革・改善が急ピッチで進められている．

　この一進の教育体制の変化に伴い，卒直後の研修医制度の充実が叫ばれ，現在の臨床研修をより効果的に，さらにより高度で良質な研修体制の確立が切望されている．このような状況を踏まえ，研修医の技能向上の一助とするために，本書発刊を企画編集した次第である．したがって，臨床研修医のためのOSCE，CBTにも対応するように配慮した．

　地域性や診療環境を考慮して，教育機関と小児歯科専門の開業医で編者を組織し，基本事項を簡潔に記述した後，症例を提示する臨床症例のヒント集，カラーアトラス版とし，多忙な研修医に役立つように，さらに使用しやすいことを念頭に編者一同配慮した．当然，歯学部学生の臨床実習，一般開業歯科医のチェアサイドの参考にも供するべく，項目立てを行っている．さらに従たる研修施設に該当する小児歯科専門開業医の先生方にも多数参加して頂き，種々の臨床ヒントが得られるように配慮した．

　本書が，小児歯科の臨床を理解し，臨床実習生や臨床研修医の目的が達せられることを願い，編者一同の挨拶とする．

　なお本書を刊行するに当たり，執筆頂いた多くの先生方をはじめ，出版をお引き受け頂いたクインテッセンス出版株式会社社長佐々木一高氏，種々ご助言と励ましを頂いた書籍編集部の小野克弘氏に末筆ながら感謝しお礼申し上げます．

平成14年12月

編者を代表して　五十嵐清治

目　次

第1章　小児歯科診療で目指すこと／1　　　　　　　　　　　　　　　（五十嵐清治／丹下貴司）

1. 小児歯科での健全育成 …………………………………………………………………………2
2. 永久歯列が完成するまでに起こること－口腔内は波瀾万丈－ ……………………………5
   - A．乳歯の萌出（ⅠC期）：6か月～3歳 ……………………………………………………5
   - B．乳歯列の完成・乳歯列期（ⅡA期）：3～6歳 …………………………………………7
   - C．乳歯と永久歯の交換 …………………………………………………………………10
   - D．第二大臼歯の萌出・萌出完了による永久歯列の完成（ⅢC～ⅣA期）：12～15歳 ……23
   - 〈ケース レポート〉
     - ○小児歯科診療で目指すこと ……………………………………………………………24
     - ○目標は"美しい笑顔・口元" ……………………………………………………………27

第2章　口腔の健康管理を行うためには／29　　　　　　　　　　　　（五十嵐清治／池田元久）

1. 目的にかなった診療内容 ………………………………………………………………………30
2. 病歴聴取（医療面接：インタビュー）………………………………………………………31
3. 医療面接の基本 …………………………………………………………………………………32
4. 診療の流れ ………………………………………………………………………………………33
   - 〈ケース レポート〉
     - ○特徴ある診療システムの確立 …………………………………………………………38
     - ○天井テレビを利用した治療 ……………………………………………………………39
     - ○みんなで創造る健口ライフ ……………………………………………………………40

第3章　小児との接し方（対応法）／41　　　　　　　　（土屋友幸／渥美信子／渡辺直彦）

1. 基本的対応法 ……………………………………………………………………………………42
   - A．治療室環境 ……………………………………………………………………………42
   - B．小児へのアプローチ …………………………………………………………………44
   - C．治療時間 ………………………………………………………………………………46
   - D．適切な診療方針 ………………………………………………………………………48
   - E．治療時の配慮 …………………………………………………………………………48
2. 行動療法（行動変容技法）……………………………………………………………………52
3. 鎮静減痛法 ………………………………………………………………………………………56
4. 年齢別の対応法 …………………………………………………………………………………58
   - 〈ケース レポート〉
     - ○初診患者にどう接しているか …………………………………………………………63
     - ○診療室への導入（待合室から診療台まで）…………………………………………64
     - ○小児との接し方 …………………………………………………………………………65
     - ○コミュニケーションのはかり方 ………………………………………………………66

第4章　ラバーダムのかけ方・はずし方／67　　　　　　　　　　　（五十嵐清治／広瀬弥奈）

- 1　なぜラバーダムをかけねばならないか……………………………………………………68
- 2　装着前後の注意点……………………………………………………………………………69
- 3　防湿に用いる器具……………………………………………………………………………70
- 4　ラバーダムのかけ方・はずし方……………………………………………………………71
  - A．ラバーダムのかけ方……………………………………………………………………71
  - B．ラバーダムのはずし方…………………………………………………………………73
- 〈ケース レポート〉
  - ○子供に優しいラバーダム防湿法…………………………………………………………74
  - ○ラバーダム防湿の勘所……………………………………………………………………75
  - ○ラバーダムのかけ方………………………………………………………………………76

第5章　痛くない局所麻酔／77　　　　　　　　　　　　　　　　（五十嵐清治／池田元久）

- 1　麻酔の必要性…………………………………………………………………………………78
- 2　麻酔を上手に行うには………………………………………………………………………78
  - A．表面麻酔…………………………………………………………………………………78
  - B．注射麻酔…………………………………………………………………………………80
- 〈ケース レポート〉
  - ○局所麻酔時の配慮（1）…………………………………………………………………85
  - ○局所麻酔時の配慮（2）…………………………………………………………………86
  - ○痛くない局所麻酔法（1）………………………………………………………………87
  - ○痛くない局所麻酔法（2）………………………………………………………………88

第6章　齲蝕治療に対する考え方と処置法／89

- 1　予防法……………………………………………………………（五十嵐清治／丹下貴司）…90
  - A．背景となる考え方（カリオロジーに基づく齲蝕発症と予防）……………………90
  - B．動機づけは？（齲蝕予防に対する指導）……………………………………………95
  - C．フッ化物の応用…………………………………………………………………………96
  - D．コート剤の応用…………………………………………………………………………96
  - E．フィッシャーシーラント………………………………………………………………96
- 2　修復法……………………………………………………………（五十嵐清治／池田元久）…99
  - A．窩洞形成時の注意点……………………………………………………………………99
  - B．材料別修復法……………………………………………………………………………100
- 3　小児期の歯内療法（処置と勘所）……………………………（五十嵐清治／齋藤正人）…115
  - A．考慮すべき注意点………………………………………………………………………115
  - B．乳歯の歯内療法…………………………………………………………………………117

V

C．幼若永久歯の歯内療法 …………………………………………………………128
　　D．症例 …………………………………………………………………………………132
　〈ケース レポート〉
　　　○D生活歯髄切断法 ……………………………………………………………133
　　　○齲蝕の予防法と修復法 ………………………………………………………134
　　　○大臼歯へのフィッシャーシーラント …………………………………………135
　　　○齲蝕治療に対する考え方と対応 ……………………………………………136

第7章　歯周組織に対する考え方と処置／137　　　　　　（五十嵐清治／丹下貴司）

　1　健全な歯肉とは ……………………………………………………………………138
　2　歯周組織を健康に保つには ………………………………………………………140
　3　小児の歯周疾患 ……………………………………………………………………140
　　A．歯肉炎 ………………………………………………………………………………141
　〈ケース レポート〉
　　　○小児へのブラッシング指導 ……………………………………………………147
　　　○歯肉炎への対応 ………………………………………………………………148

第8章　生え代わりの管理と咬合誘導／149（五十嵐清治／丹下貴司／広瀬弥奈／齋藤正人／小笠原靖）

　1　咬合誘導とは ………………………………………………………………………150
　　A．咬合誘導の臨床体系 ………………………………………………………………150
　　B．咬合誘導の目的と具体的処置 ……………………………………………………152
　　C．トラブルが生じやすい時期と注意点 ……………………………………………152
　2　歯列・咬合の診査と診断 …………………………………………………………153
　　A．全身的診査（問診，視診）………………………………………………………153
　　B．局所的（口腔内）診査 ……………………………………………………………154
　　C．歯列模型による診査と計測 ………………………………………………………154
　3　咬合誘導処置 ………………………………………………………………………158
　　A．静的（受動的）咬合誘導 …………………………………………………………158
　　B．動的咬合誘導 ………………………………………………………………………159
　　C．咬合誘導の各ステージ ……………………………………………………………160
　4　症例 …………………………………………………………………………………161
　　A．経過観察例 …………………………………………………………………………161
　　B．保隙 …………………………………………………………………………………162
　　C．動的咬合誘導 ………………………………………………………………………163
　　D．習癖に対する処置 …………………………………………………………………166
　　E．長期管理例 …………………………………………………………………………167

〈ケース レポート〉
　○改良型KlammtのE.O.A.による乳歯反対咬合治療 ……………………………169
　○乳歯反対咬合の咬合管理 …………………………………………………………170
　○咬合の管理：下顎歯列弓の拡大 …………………………………………………171
　○8歳男児，6⏋の異常萌出 …………………………………………………………172
　○E⏋骨性癒着で5⏋萌出障害を誘導した例 …………………………………………173

第9章　口の健康を保つために－歯科保健指導－／175　　　　　　（五十嵐清治／広瀬弥奈）

1　診療システムの中の保健指導 ………………………………………………………176
2　集団指導と個別指導（母親教室） …………………………………………………177
3　歯ブラシ嫌いにさせないために－ブラッシングの導入と注意点－ ……………178
4　間食指導（食生活指導を含む） ……………………………………………………178
5　歯肉炎（歯周疾患） …………………………………………………………………179
6　歯並びの異常と咬合関係 ……………………………………………………………179
7　習癖と歯科疾患 ………………………………………………………………………179

〈ケース レポート〉
　○個別指導とマルチルーム …………………………………………………………180
　○口腔の健康管理を行うために ……………………………………………………181
　○保健指導と予防処置 ………………………………………………………………182

第10章　外傷歯の適切な処置／183　　　　　　（本川　渉／久保山博子／馬場篤子）

1　受傷頻度 ………………………………………………………………………………184
2　初診時の対応と注意点 ………………………………………………………………184
　A．診査法 ……………………………………………………………………………185
　B．外傷による影響 …………………………………………………………………186
3　処置法 …………………………………………………………………………………187
　A．歯の破折 …………………………………………………………………………188
　B．振盪 ………………………………………………………………………………190
　C．動揺 ………………………………………………………………………………190
　D．脱臼 ………………………………………………………………………………192
4　固定と固定期間 ………………………………………………………………………199
5　予後観察期間 …………………………………………………………………………199

〈ケース レポート〉
　○スプリント型シーネを用いた外傷歯の処置 ……………………………………200
　○歯の外傷の経過観察例 ……………………………………………………………201
　○上顎左側中切歯の外傷を伴った歯牙の歯髄処置 ………………………………202

目　次

第11章　抜歯時の注意点／205　　　　　　　　　　　　　　　　　　（本川　渉／久保山博子）

1　乳歯の抜歯 …………………………………………………………………………206
- A．乳歯抜歯の適応症 ……………………………………………………………206
- B．乳歯抜歯の禁忌症 ……………………………………………………………209
- C．乳歯抜歯の注意事項 …………………………………………………………209

2　過剰歯の抜歯（上顎正中部）……………………………………………………210

第12章　小児歯科臨床で注意すべき疾患／213　　　（五十嵐清治／池田元久／尾崎正雄／齋藤正人）

1　注意すべき全身疾患 ………………………………………………………………214
- A．紹介状（依頼状）・診療情報提供書持参の場合 …………………………214
- B．全身疾患の疑われる場合 ……………………………………………………215
- C．治療にあたっての注意点 ……………………………………………………215
- D．症例 ……………………………………………………………………………216

2　遭遇頻度の高い小児の歯科疾患 …………………………………………………218
- A．軟組織の疾患 …………………………………………………………………218
- B．硬組織の疾患 …………………………………………………………………220
- C．萌出・歯列・咬合に関する疾患や病変 ……………………………………222
- D．特殊疾患 ………………………………………………………………………223
- E．歯の破折・外傷 ………………………………………………………………224
- F．習癖その他 ……………………………………………………………………224
- G．障害児の歯科治療 ……………………………………………………………224

〈ケースレポート〉
- ○小児歯科に関連する顔面口腔に異常が認められる全身疾患 ………………225
- ○障害児の歯科治療 ………………………………………………………………227

索　引 …………………………………………………………………………………228

第1章

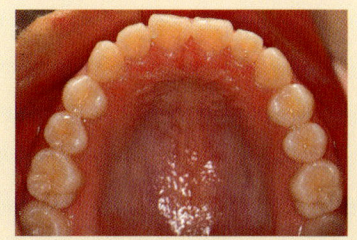

小児歯科診療で目指すこと

1．小児歯科での健全育成

【小児歯科医療の目的】

　小児は常に成長・発育を継続している個体であり，成人を小さくしたものではない．小児歯科医療の目指すもの(目的)は，小児の口腔領域の健全な発育を図るため，それを阻害する異常や要因を改善したり，口腔疾患の予防や治療を行い，最終的には永久歯による健全な総合咀嚼器官を育成することである．

　この目的・目標を達成するためには，①乳歯の歯胚が形成される胎生期からの母体の歯科保健指導，②出生後における乳幼児期，③混合歯列となる学童期，④永久歯の萌出が完了するまでの適切な歯科的対応が必要である．

a．妊婦（胎児期）から始まる歯科保健指導

　齲蝕に耐える強い乳歯を得るためには，乳歯がつくられる胎生期の母体の歯科的対応が必要となる．妊娠は疾病ではないが，生理的には母体に種々の変化を生じている．黄体ホルモンが継続して分泌され，新陳代謝も変化し，種々の程度の悪阻（つわり）を生じる．

　妊婦の個体差もあるが，食事の回数や摂取量も増え，食物の好みも変化する．「酸っぱいもの」を欲したり，「つわり」で食事の摂取量が減少したときなどは手軽な間食とし

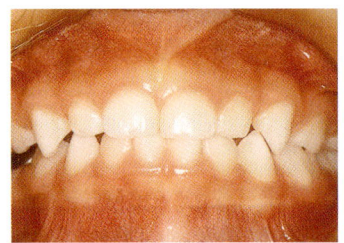
乳歯列

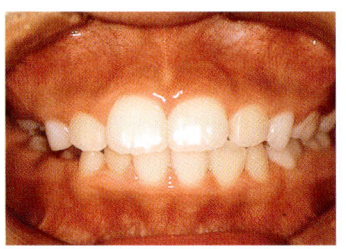
混合歯列

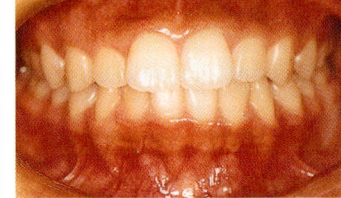
永久歯列

《永久歯による歯列の完成するまで》

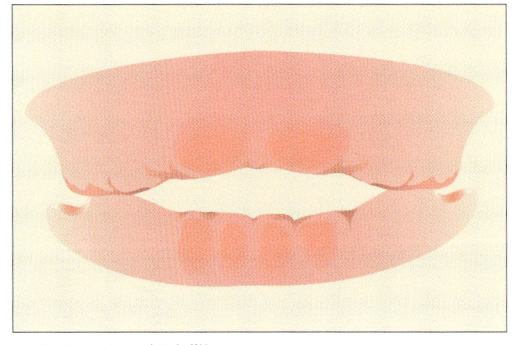
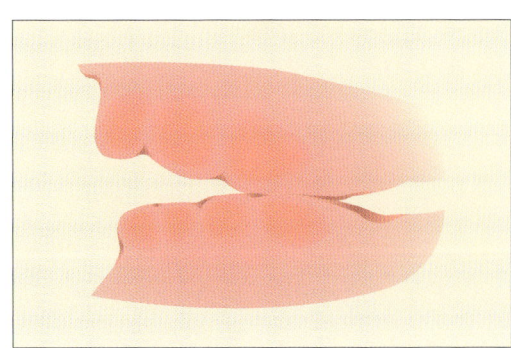

図1-1a，b　無歯期．

第1章　小児歯科診療で目指すこと

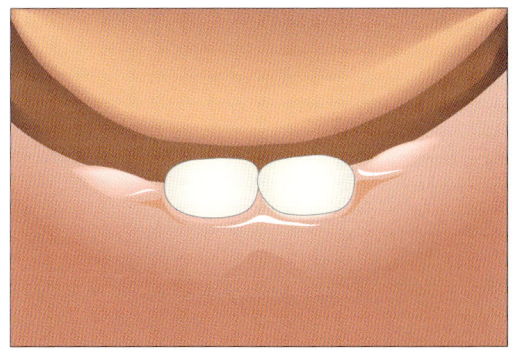

図1-2　$\overline{A|A}$萌出（6〜7か月頃）．

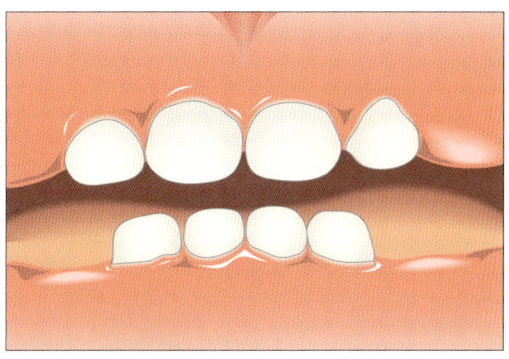

図1-3　$\dfrac{B+B}{B+B}$萌出（1歳頃）．

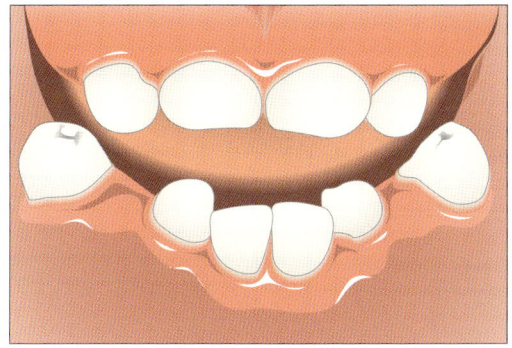

図1-4　$\overline{DBA|ABD}$萌出（1歳6か月頃）．

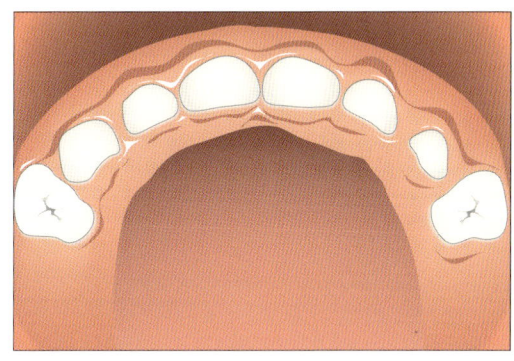

図1-5　$D+D$萌出（1歳6か月頃）．

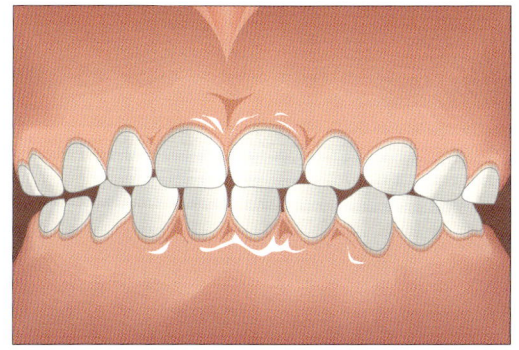

図1-6　$\dfrac{E+E}{E+E}$乳歯列完成期（3歳頃）．

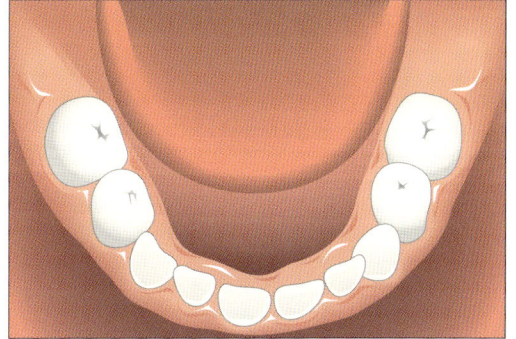

図1-7　$\overline{1|1}$萌出．$E-B1|1B-E$（5歳6か月〜6歳頃）．

て「甘いもの」の摂取頻度が高まるともいわれている．唾液のpHは低下して酸性化し，粘稠度も増し，齲蝕や歯周疾患が発症したり，増悪するのが妊娠中の母体の特徴である．
〈妊娠中の母親への歯科保健指導〉
　妊娠自体は齲蝕や歯周疾患の直接的要因ではないが，妊娠中の母親の生活環境は大きく変化している．ブラッシング時にも嘔吐が生じ，スムースな歯口清掃の行えない妊婦もあることから，その個人に見合った具体的な指導計画を立てることが肝要である．

3

1 　永久歯による健全な総合咀嚼器官の育成

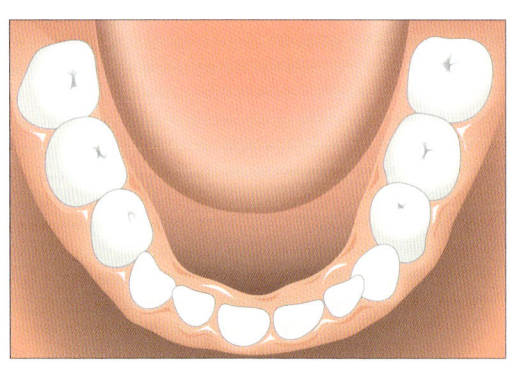

図1-8 　$\overline{6\ 1\,|\,1\ 6}$ 萌出. $\overline{6\,E-B\,1\,|\,1\,B-E\,6}$（6歳頃）．

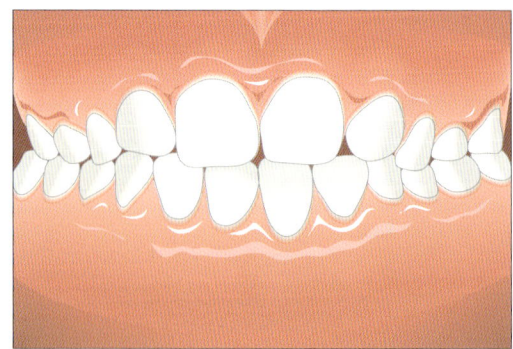

図1-9 　$\frac{2+2}{2+2}$ 萌出. $\frac{6\,E-C\,2+2\,C-E\,6}{6\,E-C\,2+2\,C-E\,6}$（7歳6か月〜8歳頃）．

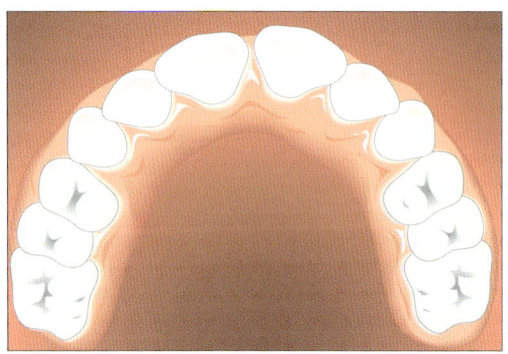

図1-10 　$\underline{6+6}$ 萌出（10歳頃）．

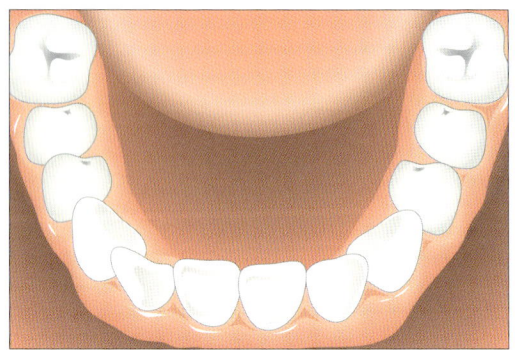

図1-11 　$\overline{6+6}$ 萌出（10歳頃）．

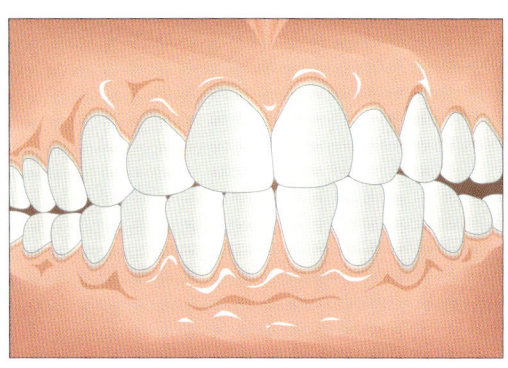

図1-12 　$\frac{7+7}{7+7}$ 萌出（14〜15歳頃）．

2　永久歯列が完成するまでに起こること —口腔内は波瀾万丈—

　赤ちゃんとして誕生してから6か月頃に下顎乳中切歯（$\overline{A|A}$）が萌出し（図1-2），3歳頃にはすべての乳歯が萌出して乳歯列が完成する（図1-6）．6～10歳頃までの小学生の時に乳歯から永久歯への交換が始まり，口腔内から乳歯が消失し，永久歯のみの歯列となり（図1-10，11），小学校を卒業する頃には第二大臼歯の萌出が開始する．ほぼ2年半～3年かけて第二大臼歯の歯根が完成し，中学校を卒業する頃の15歳頃に永久歯列が完成する．しかし，その間，齲蝕をはじめ，外傷，習癖（拇指吸引癖）など，咀嚼機能や咬合関係を乱す要因が生じやすい．さらに乳歯と永久歯の交換期には，種々のトラブルが発生して口腔内環境を乱すなど，大きな変化が生じる（波瀾万丈）．

A．乳歯の萌出（IC期）：6か月～3歳

　生後6か月頃に最初の歯である下顎乳中切歯が萌出するが，違和感（？）などから頻繁に咬みしめ等を行うと対合している上顎歯槽部に潰瘍等を生じることがある（図1-13a，b）．まれに$\frac{B+B}{B+B}$が萌出していても舌下部に褥瘡性の潰瘍を生じることもある（図1-14）．順調に乳歯が萌出しても，哺乳や食生活の不適切な対応により，齲蝕を多発することがある（図1-15，哺乳ビン齲蝕）．また小児の心の不安定などから習癖も生じることがある（図1-16，拇指吸引癖）．

　一方，1歳頃よりヨチヨチ歩きが始まるが，幼児の外傷も多い．受傷頻度のピークは1歳半前後であるが，女児よりも男児が多く，下顎よりも上顎の受傷頻度が高い．図1-17a～dは歯頸側1/3の歯根破折で，破断面は分離して動揺が著しく，感染も生じていたため抜歯となった症例であるが，$A|A$が欠如すると発音や咀嚼・嚥下にも不都合が生じるので，その対応が必要となる（図1-17c，d）．

$\overline{A|A}$ → $\frac{B+B}{B+B}$ → $\frac{DB+BD}{DB+BD}$ → $\frac{D+D}{D+D}$ → $\frac{E+E}{E+E}$

生後6～7か月　　生後1年　　生後1年6か月　　生後1年8か月前後　　約2歳6か月頃

【起こり得る疾患】

①先天歯：リガ・フェーデ病
②哺乳など：ベドナー・アフタ
③齲蝕
④歯肉炎：単純性，萌出性，感染性（ウイルス・細菌）
⑤習癖：拇指吸引癖，舌突出癖ほか
⑥外傷：1歳6か月前後にピークあり．前歯部（上＞下）
⑦その他：歯肉囊胞（上皮真珠，歯堤囊胞，エプスタイン真珠），感染，萌出性囊胞，着色（内因性・外因性）など

2 永久歯列が完成するまでに起こること

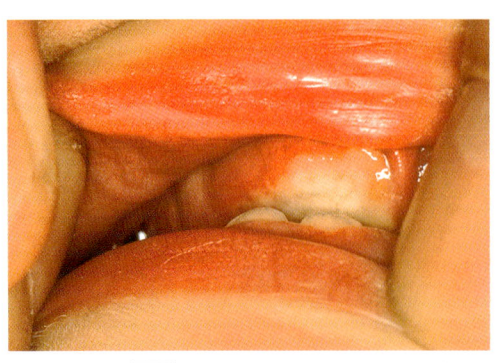

図1-13a　$\overline{A|A}$萌出による上顎歯槽部$\underline{B\,A}$の潰瘍．

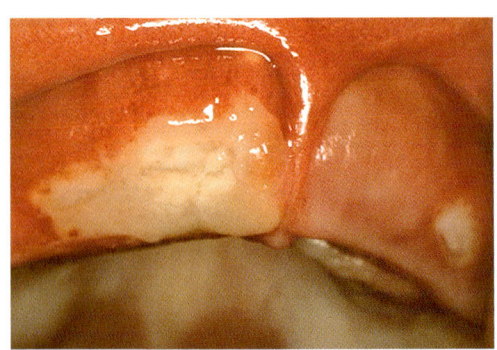

図1-13b　左図の拡大像．

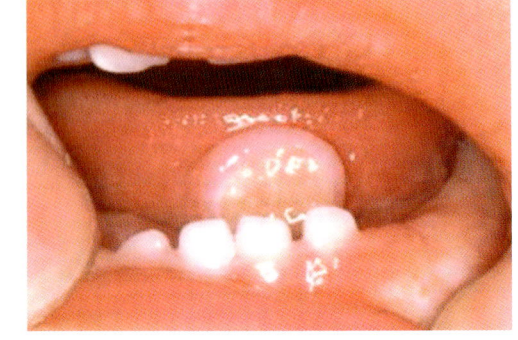

図1-14　舌下部に生じた褥瘡性の潰瘍．$\dfrac{B+B}{B+B}$萌出（リガ・フェーデ病）．

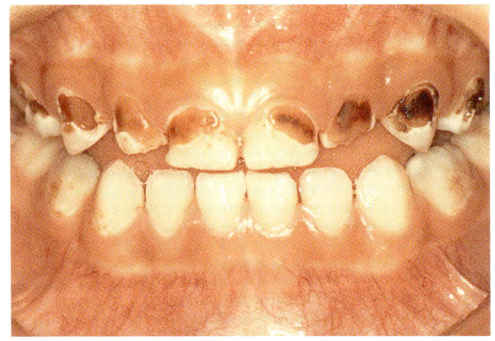

図1-15　哺乳ビン齲蝕．$\dfrac{D-A}{ED}\Big|\dfrac{A-D}{DE}$ C₂．

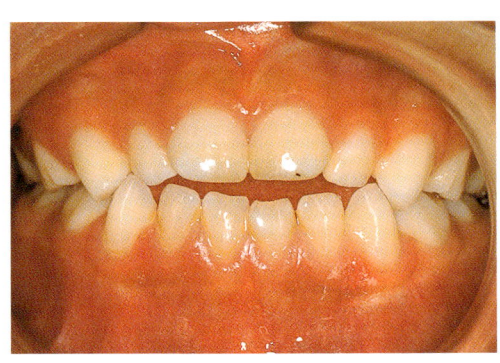

図1-16　拇指吸引癖による開咬．$\overline{A|A}$は圧下されている．

第1章　小児歯科診療で目指すこと

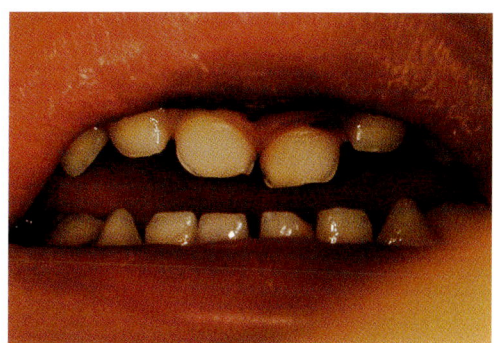
図1-17a　外傷：A|A動揺と挺出．

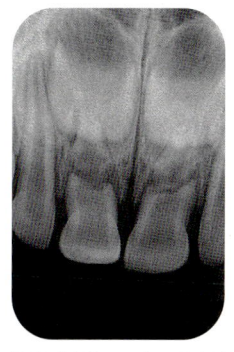
図1-17b　A|A歯頸側1/3の歯根破折症例．

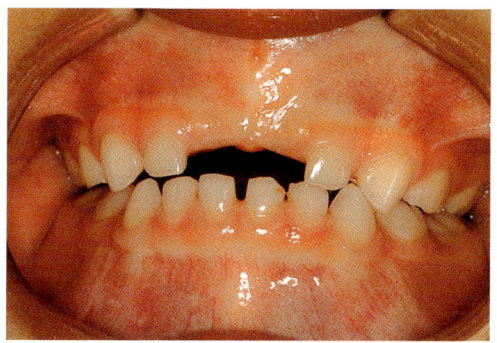
図1-17c　A|A抜去後の咬合状態．摂食・嚥下，発音障害を生ずる．

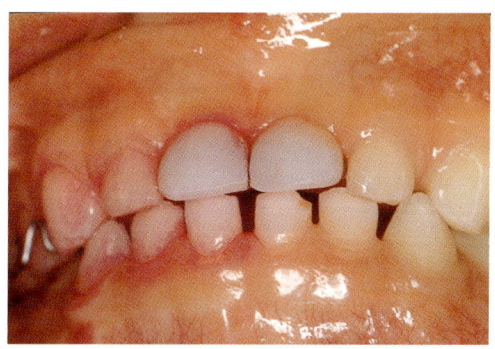
図1-17d　A|Aに可撤式保隙装置を装着し，摂食・嚥下，発音障害と審美性を回復．

B．乳歯列の完成・乳歯列期（ⅡA期）：3〜6歳

　3歳頃にはすべての乳歯が萌出して乳歯列が完成する．運動機能は発達し，走ったりスキップ等も可能になり，食生活にも自己主張が強くなる．単純なブラッシングは可能であるが確実な清掃は不可能なので，母親による仕上げ磨きは必要不可欠である．

　3歳頃には$\frac{E+E}{E+E}$すべての乳歯が萌出して歯根形成が完了し，4歳頃より$\overline{A|A}$の生理的歯根吸収が始まる．

【起こり得る疾患】

①齲蝕

②歯髄疾患：歯髄炎

③歯周疾患：辺縁性，根尖性

④歯列・咬合異常：開咬，交叉咬合，前突，過蓋咬合など

⑤外傷：歯の破折，亜脱臼（挺出，陥入，位置異常など），脱臼（脱落）

⑥軟組織の異常：小帯の付着異常（上唇小帯・舌小帯）

⑦習癖：拇指吸引，舌突出など

⑧その他：感染，囊胞，着色（内因性，外因性）など

2 永久歯列が完成するまでに起こること

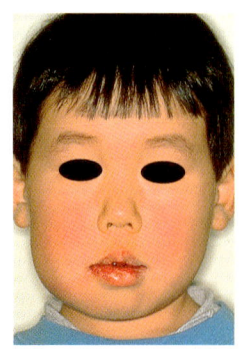
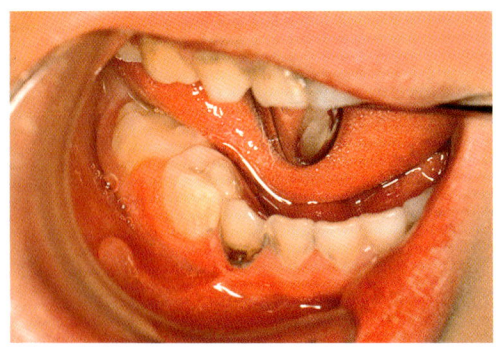

図1-18a $\overline{D|}$急性化膿性歯髄炎より根尖性歯周炎を発症し，右頬部が腫脹している．

図1-18b 原因歯は$\overline{D|}$で，歯肉頬移行部に硬結と腫脹が認められた．

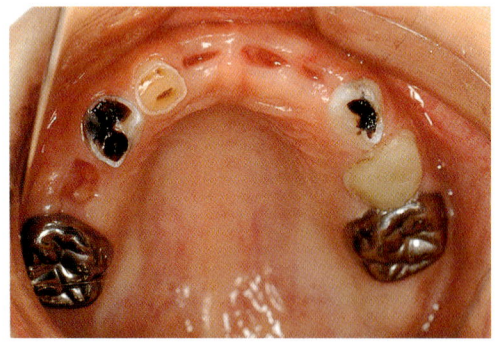
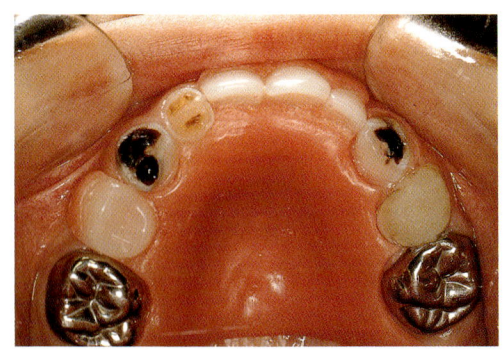

図1-19a $\overline{DA|AD}$保存不可能につき抜去され欠損歯列となる．

図1-19b 可撤式保隙装置により形態的機能的な回復を図る（$\underline{C|C}$治療前）．

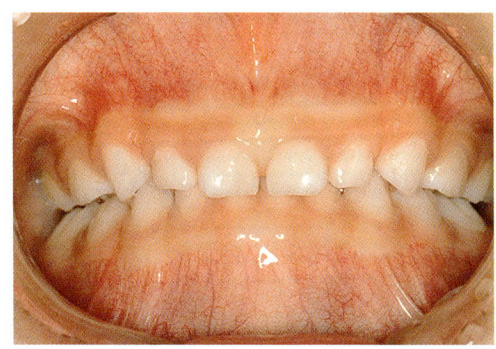
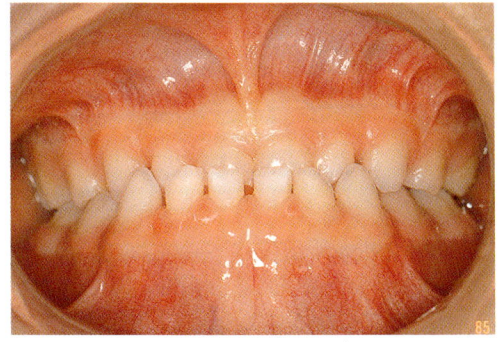

図1-20 過蓋咬合：$\underline{A|A}$が$\overline{A|A}$を過剰に被覆．

図1-21 前歯部の交叉咬合：$\frac{B+B}{C+C}$ 反対咬合．

　3～6歳の乳歯列期には種々の歯科疾患が起こる．最近ではあまりみられないが，根尖性歯周炎により顔面部が腫脹したり（図1-18），欠損歯列の場合には咀嚼機能は低下し，前歯では審美性のほか，発音にも障害が生じる．このため可撤式の保隙装置を装着して形態的機能的な回復を図る必要もある（図1-19a，b）．また乳歯列の過蓋咬合（図1-20），前歯部の交叉咬合（反対咬合：図1-21），歯冠部の形態異常（$\underline{A|A}$の癒合歯）に伴う歯列異常，咬合の異常（左側臼歯部交叉咬合：図1-22）なども生じる（第8章参照）．

8

第1章　小児歯科診療で目指すこと

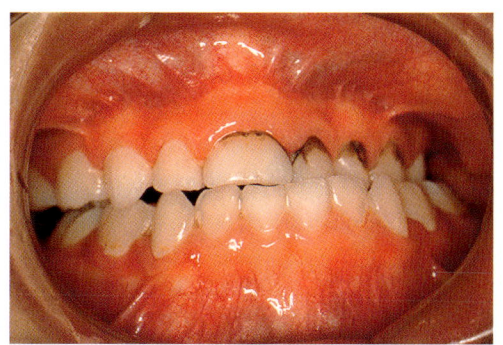

図1-22　A|A癒合歯，$\frac{B-E}{B-E}$左側臼歯部交叉咬合．

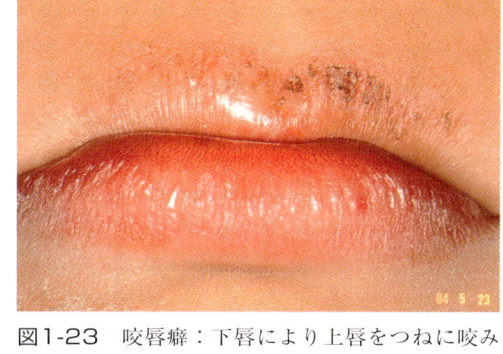

図1-23　咬唇癖：下唇により上唇をつねに咬み込むため，乾燥と内出血（小血腫）が認められる．

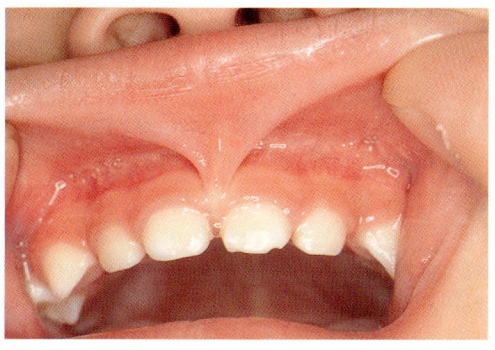

図1-24　上唇小帯の付着異常：上唇の動きが制約され，清掃も困難．

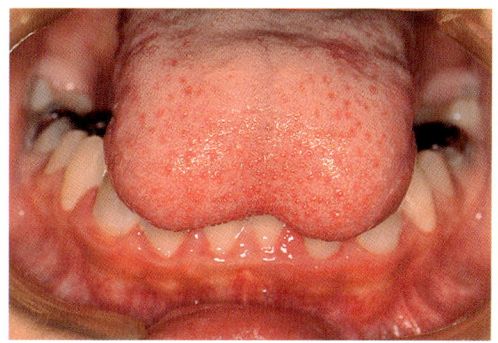

図1-25　舌小帯の付着異常：舌尖の動きが制約され発音障害も生じる．

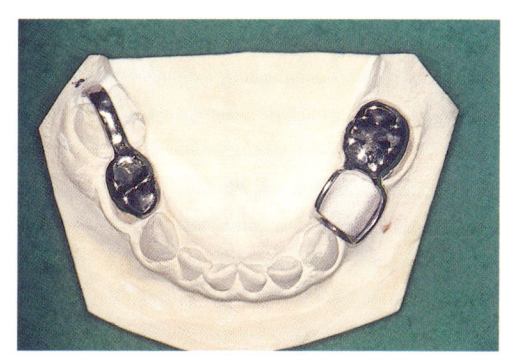

図1-26　保隙装置の装着．$\overline{6-Ⓓ}$：クラウンディスタルシュー，$\overline{C-Ⓔ}$：クラウンループ．

　習癖は拇指吸引癖の頻度が高いが，このほかの舌癖，咬唇癖（図1-23）などの習癖，上唇小帯（図1-24）や舌小帯（図1-25）の付着異常は歯列不正の原因となったり，発音障害を生じる．乳歯の早期喪失に伴う欠損歯列では，咬合誘導の観点から種々の保隙装置を装着し（図1-26, 27），永久歯の萌出余地の確保に努める必要がある（第8章参照）．
　また種々の感染症にも罹患しやすい時期であるがウィルスや細菌に感染すると炎症による発熱や疼痛，出血などが歯肉に生じ（感染性歯肉炎：図1-28），食物摂取に障害を生じたり，水分補給が適切に行われないと脱水症状を惹起することもあるので注意する．

9

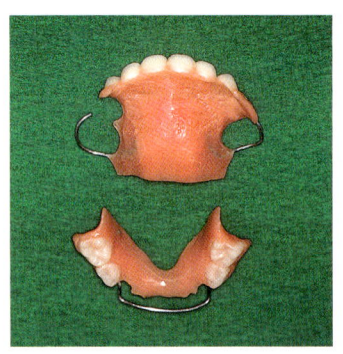

図1-27 $\frac{C+C}{ED+DE}$ 可撤式保隙装置.

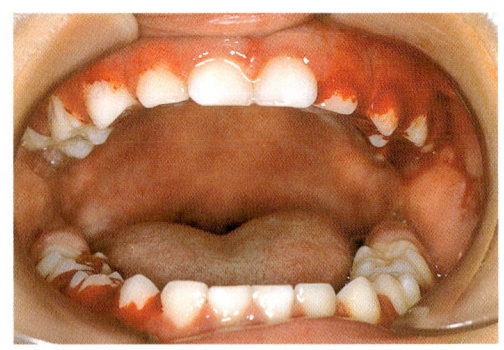

図1-28 感染症による炎症：$\frac{E+E}{E+E}$ 発赤腫脹，易出血性を示す．粘膜は剥離し，著しい疼痛と発熱を伴う．

C. 乳歯と永久歯の交換

1）前歯部の交換：混合歯列期前半（ⅡC期～ⅢA期）；6～8歳

　6歳頃より永久歯（$\overline{1|1}$）が萌出を開始し，乳歯と永久歯の交換がスタートする．また第二乳臼歯の遠心位に第一大臼歯が萌出し，左右の第一大臼歯間に存在する上下顎乳歯（片顎10歯，上下顎で20歯）が前歯部より交換が始まり，側方歯群の交換を経て10～12歳頃には永久歯のみの歯列となる（図1-10，11）．
① $\overline{A|A}$ が $\overline{1|1}$ に交換．$\overline{6|6}$ 萌出により，後継永久歯の萌出スペースが限定される．
② $\frac{B+B}{B+B}$ が $\frac{2\ 1|1\ 2}{2\ 1|1\ 2}$ に交換

【起こり得る疾患】

①齲蝕
②歯髄疾患
③歯周疾患：辺縁性，根尖性
④萌出異常，歯列・咬合異常
⑤外傷：歯の破折，脱臼，亜脱臼
⑥軟組織の異常：小帯の付着異常（上唇小帯，舌小帯）
⑦習癖：拇指吸引，舌突出，咬爪など
⑧その他：感染，嚢胞，着色（内因性・外因性）など
☆交換に伴う種々のトラブルが発生しやすい．

　側方歯群の交換に比べ，前歯部の交換では実にさまざまな問題が生じる．ただ一つ注意すべき点は，生理的・一過性の正中離開はUgly Duckling Stage（図8-8a，b参照）といわれ，小帯の付着異常や正中過剰歯（埋伏歯を含む），$\overline{2|2}$ の矮小歯等の異常を除けば，$\overline{2|2}$，さらには $\overline{3|3}$ が萌出すれば自然に正中離開が改善されるので，診査の上処置しないことを肝に銘じておくことである．それ以外の正中離開は処置すべきである（図

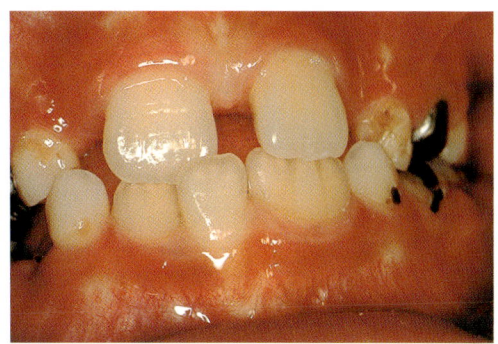

図1-29 上顎中切歯正中離開．$\frac{1|}{|1}$の反対咬合．

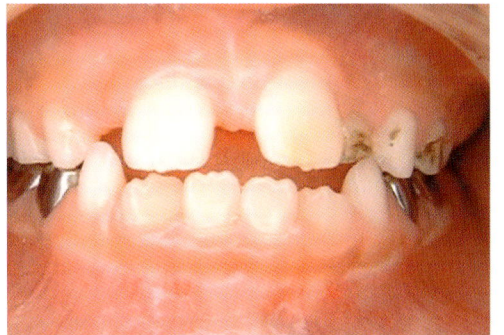

図1-30a 上顎中切歯正中離開．

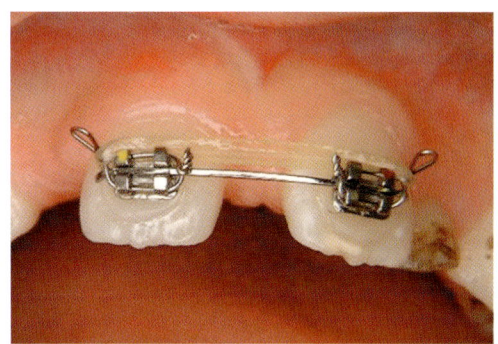

図1-30b $\underline{1\pm1}$唇面にブラケットを装着し，エラスティックにより治療中．

1-29，30a，b）．このほか$\underline{1|1}$の近心捻転（図1-31），$\underline{|1}$の舌側転位（図1-32），$\underline{1|1}$の翼状捻転（八の字型歯間離開）（図1-33）などは発現頻度の高い異常で，全体の発育，歯列の状態，咬合関係などを考慮して対応する．$\underline{1|}$の異所萌出歯（図1-34，埋伏歯を含む）などは積極的に萌出誘導を行い，正しい位置への配列を行う．

　転位（歯列外歯）（図1-35）や捻転歯（図1-36：近心捻転），前歯部反対咬合（図1-37a，b，43a，b）は時期を考慮して対応，処置する．習癖は拇指吸引，舌突出，咬爪，咬唇，エンピツ咬み等，多種多様であるが，舌突出癖（図1-38）などは，舌癖の訓練（筋機能訓練：MFT）等を併用して治療する必要がある．スペース不足で萌出が困難だったり（図1-39a，b），後継永久歯が舌側位に萌出するなどの異所萌出歯（図1-32，34，40）などでは，乳歯を抜去してまず萌出誘導を図る（精査が必要）（第8章参照）．

　一方，乳歯列の後方に萌出する第一大臼歯は萌出時に歯肉が咬合面にいつまでも残存して不潔になったり炎症を起こすこともあるので，1歯のみのブラッシングの励行，さらには齲蝕予防の観点から歯肉弁の切除なども積極的に行うこともある（図1-41a，b）．また萌出途上の幼若永久歯のため，萌出後成熟はその過程にあり，自浄作用がなく清掃しづらい反面，外部の刺激（齲蝕やフッ化物）を受けやすい特性を有している．このため齲蝕に罹患しやすくその進行も早い．さらに交換期にあるため，萌出が完了した歯列

2 永久歯列が完成するまでに起こること

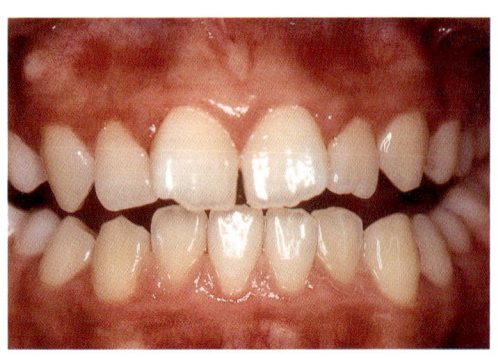
図1-31　1|1の翼状捻転（近心捻転）．

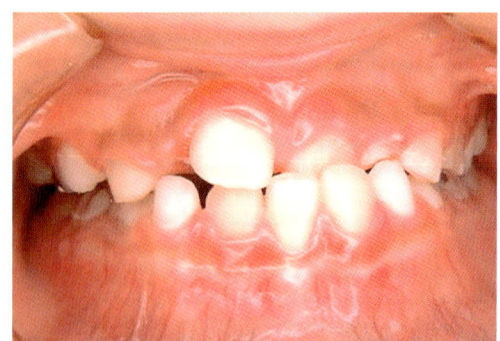
図1-32　|1舌側位に萌出（|1反対咬合）．

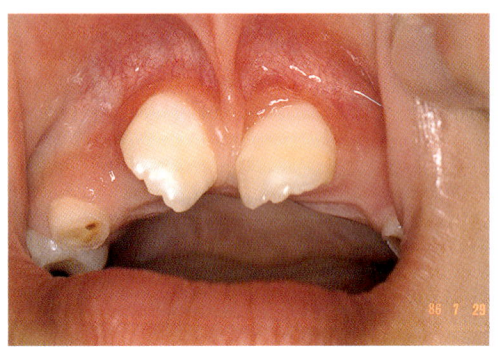
図1-33　1|1の八の字型歯間離開（翼状捻転）．

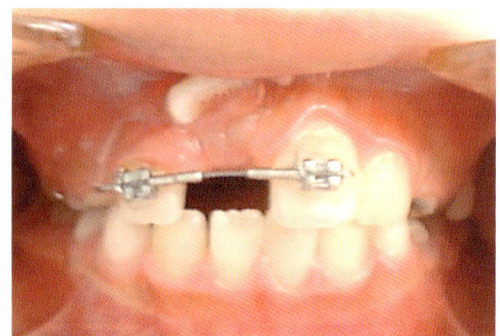
図1-34　1|の異所萌出：正常位に誘導の必要あり．

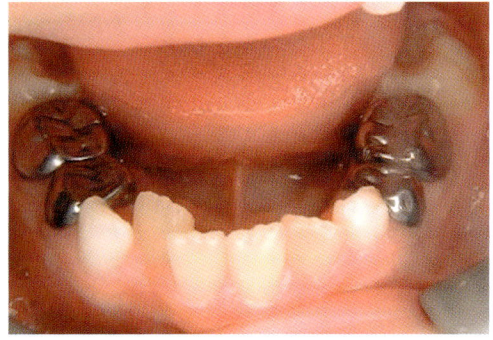
図1-35　2|舌側位に萌出．C|近心面のディスキングで対応．

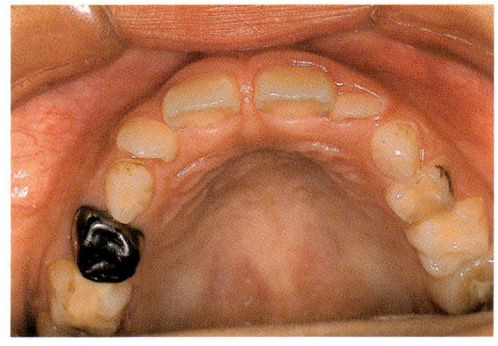
図1-36　2|2の近心捻転：様子をみて正常位に改善する必要あり．

第 1 章　小児歯科診療で目指すこと

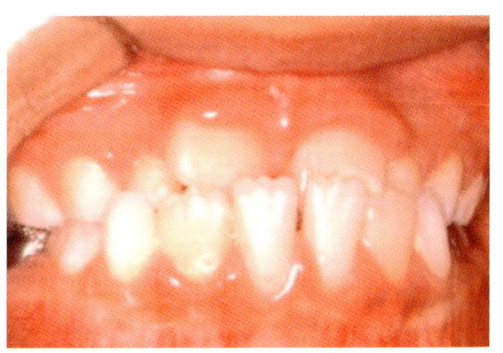

図1-37a　前歯部反対咬合 $\frac{2\ 1\mid 1\ 2}{C\ 2\ 1\mid 1\ 2\ C}$．

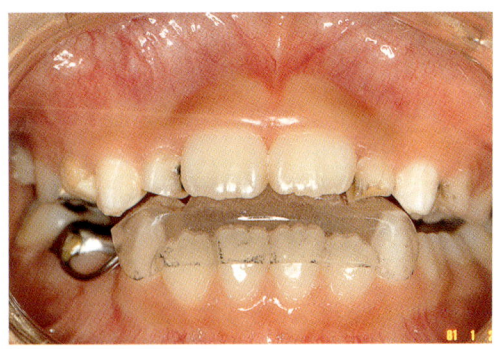

図1-37b　切歯斜面板による前歯部反対咬合の治療．

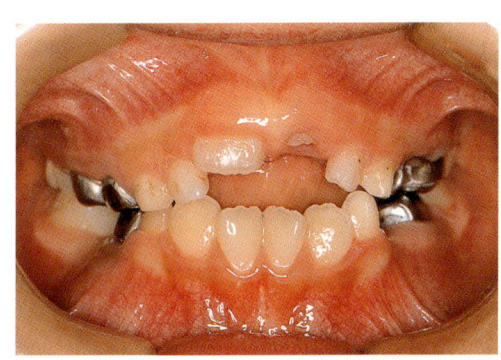

図1-38　舌突出癖（$\frac{1\mid\ B\ }{1\mid 1\ 2}$ 開咬）．

より自浄作用が劣り，咬合平面や歯列の凹凸があることにより，歯面清掃（ブラッシング）も困難なことが多い．このため歯面は汚れ，歯肉炎になりやすい（図1-42a，43a）．しかしていねいなブラッシングにより，プラークは除去され，適切な歯肉のマッサージも行うことができれば健康な歯肉の状態を獲得することが可能である（図1-42b，43b）．

【注意点】

①正中離開：Ugly Duckling Stage
②永久歯の早期萌出
③永久歯の異所萌出：第一大臼歯，上下顎前歯部
④咬合異常：前突（上・下顎），過蓋咬合，歯の傾斜
☆ $\overline{2\ 1\mid 1\ 2}$ 萌出により，側方歯群の萌出余地の推定が可能

13

2 永久歯列が完成するまでに起こること

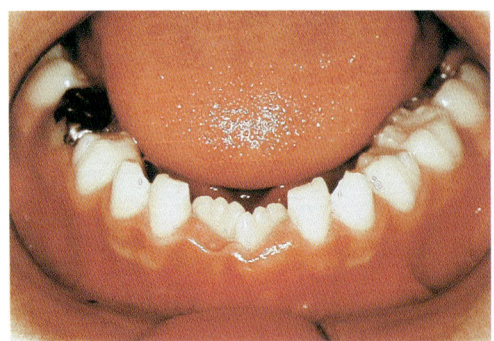

図1-39a　1|1スペースの不足による萌出困難（萌出性歯肉炎）.

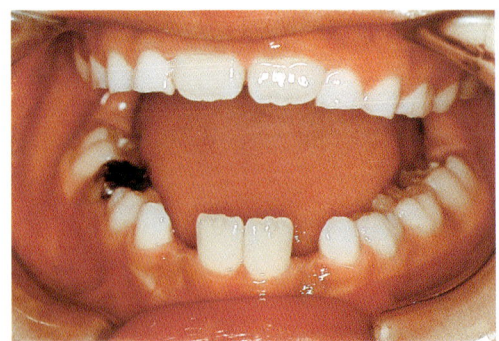

図1-39b　B|B抜去により1|1萌出．歯肉炎改善，2|2の萌出を待つ．

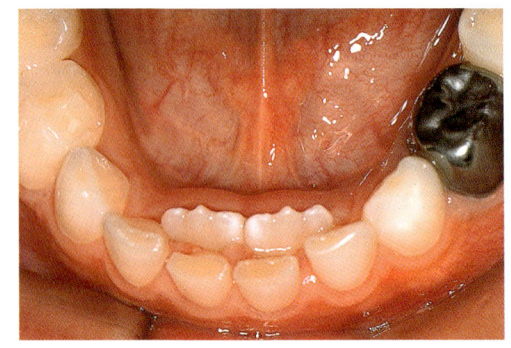

図1-40　1|1が舌側部に萌出：A|A抜去により様子をみる．

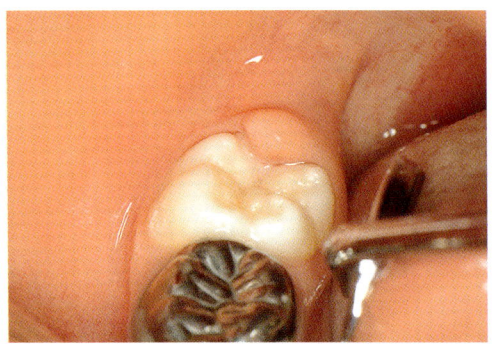

図1-41a　6|萌出性歯肉炎：咀嚼時疼痛．

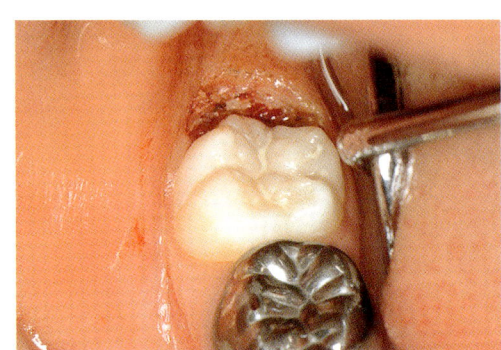

図1-41b　局麻後歯肉弁の切除．

第1章　小児歯科診療で目指すこと

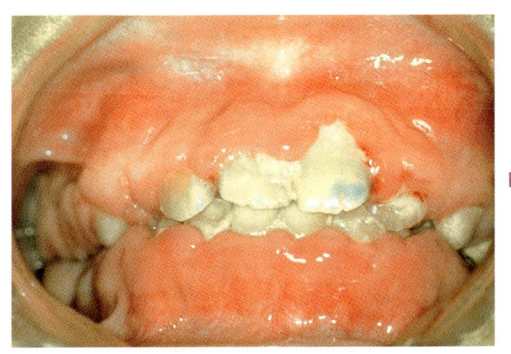

図1-42a　プラークの沈着著しく，全顎にわたり不潔性の歯肉炎がみられる．

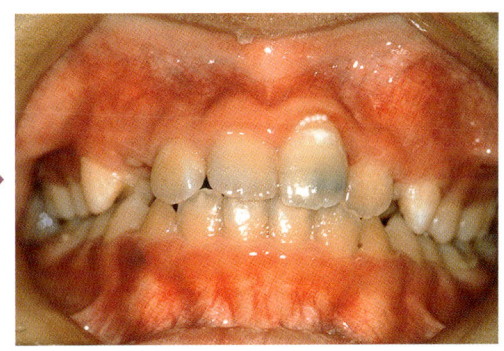

図1-42b　ブラッシングによる歯肉炎の改善．$\underline{1}|$ 唇面歯頸部に表層下脱灰あり．

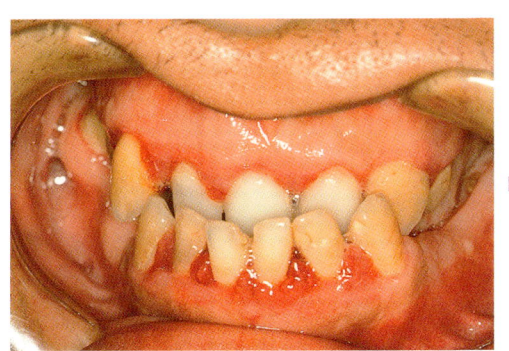

図1-43a　$\frac{2}{3}|\frac{2}{3}$ 反対咬合，歯肉炎．

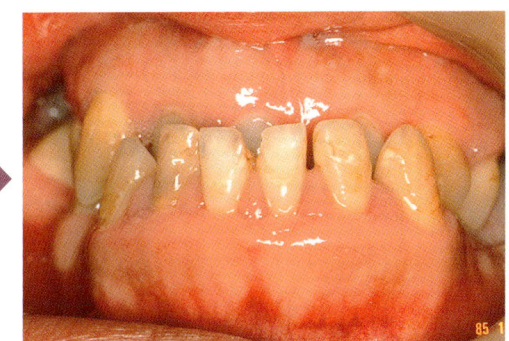

図1-43b　ブラッシングによる歯肉炎の改善．今後 $\frac{2}{2}|\frac{2}{2}$ の咬合改善を図る．

2）側方歯群の交換：混合歯列期後半（ⅢB期）；8〜12歳

　前歯部の交換後，側方歯群の交換が開始される．側方歯群はターミナルプレーンによって誘導された第一大臼歯の近心面と側切歯の遠心面との間の乳犬歯，第一乳臼歯，第二乳臼歯と犬歯，第一小臼歯，第二小臼歯の交換である．

　リーウェイスペースは上顎で約1mm，下顎で約3mmであるが，第一大臼歯の近心傾斜や移動，ディスクレパンシーなどにより，永久歯の萌出スペースの不足が生じ，これが原因で種々のトラブルを生じることがある．

2 永久歯列が完成するまでに起こること

【起こり得る疾患】
① 齲蝕
② 歯髄疾患
③ 歯周疾患：辺縁性，根尖性
④ 歯列，咬合異常：萌出余地不足，異所萌出
⑤ 外傷
⑥ 軟組織の異常：小帯の付着異常（上唇小帯，舌小帯）
⑦ 習癖
⑧ その他：感染，囊胞，着色（内因性，外因性）など
☆交換に伴う種々のトラブルが発生しやすい．

a．萌出余地がある場合：保隙装置の装着（静的咬合誘導）（第8章参照）

　第二乳臼歯の早期喪失時には，ⅡA期で第一大臼歯を本来の位置に萌出誘導するのにクラウンディスタルシューを使用する（図1-44a〜c）が，第一大臼歯の萌出に合わせて定期健診を行わないと正しく誘導されないので注意する（図1-45）．ⅡA期の第一乳臼歯とⅡC期の第二乳臼歯の片側性1歯の早期喪失症例では，クラウンループ（バンドル

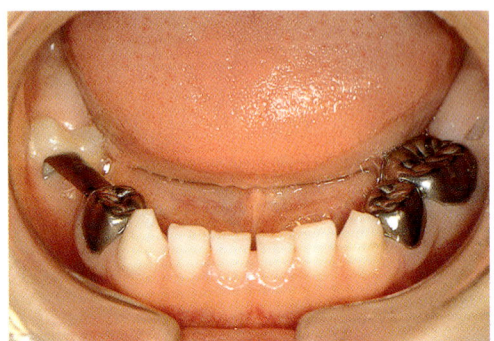

図1-44a　6̄-Ⓓクラウンディスタルシューの装着．

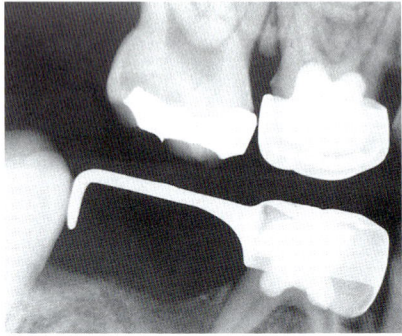

図1-44b　Ēの遠心面に相当するシューが6̄の萌出を誘導．

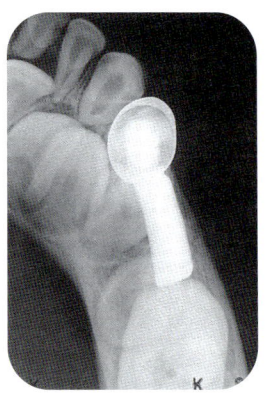

図1-44c　6̄近心面にシューは幅をもって接着していることが大事．点状だと6̄は萌出に伴い回転する．

図1-45 D-6クラウンディスタルシュー装着後、定期健診の遅れた例：6の萌出に伴い、シューの接触位置が頰側部にズレ、6は舌側位に萌出、わずかに捻転も認められる．小まめな定期健診が必要．

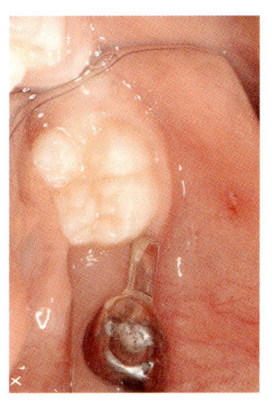

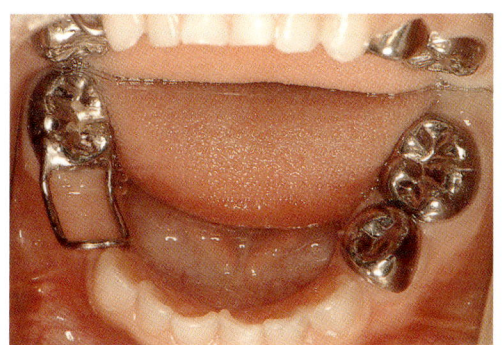

図1-46a E-Cクラウンループの装着．

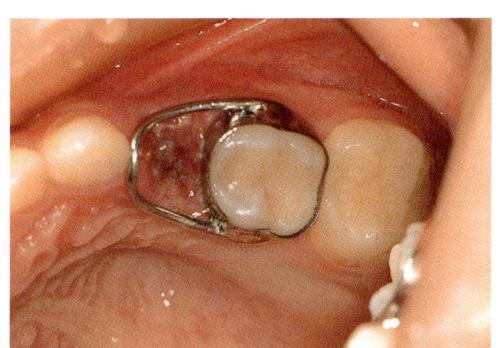

図1-46b C-Eバンドループの装着．

ープ）が一般に使用される（図1-46a，b）．またクラウンディスタルシューで萌出誘導された後の第一大臼歯の近心傾斜や移動を防ぐにもループが使用される．しかし十分に注意しないと，第一大臼歯は萌出途上なので萌出に伴ってループが歯頸部側に移動したり，ループ自体が歯肉に圧入されることもあるので定期的なチェックが必要である（図1-47a，b）．これを防ぐには第一大臼歯近心面に接触するループはM字型に設計するとよい（図1-48）．

両側性の乳臼歯欠損による第一大臼歯の近心移動を防ぐには，可撤式保隙装置（義歯型）を装着し，咀嚼機能の回復も図る（図1-49）．固定式の装置では咀嚼機能の回復は図れないが，バンドに主線をろう着したリンガルアーチ（上下顎可能：図1-50a，b）やNanceのホールディングアーチ（図1-51）が一般的である．

b．萌出余地が不足している場合：スペースリゲーナーの装着（動的咬合誘導）（第8章参照）

萌出余地が不足するということは種々の原因で第一大臼歯が近心に傾斜・移動した場合か，第一大臼歯の萌出スペースが不足して近心位に萌出しようとしている場合（第一大臼歯の異所萌出）である．犬歯および小臼歯が大きく，本来あるスペースがわずかに

2 永久歯列が完成するまでに起こること

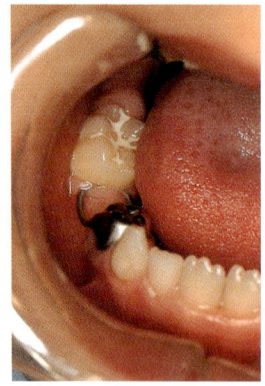

図1-47a 6|の萌出に伴い，ループが6|近心歯頸部にくい込んでいる．6|の近心傾斜が認められる．再製作が必要．

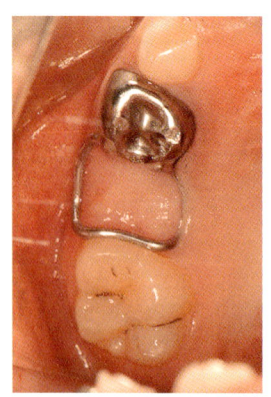

図1-47b 6|の萌出に伴い，舌側部のループが歯肉にくい込んでいる．再製作，再装着が望ましい．

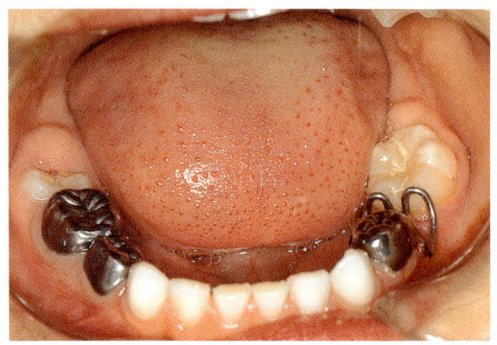

図1-48 M字型ループの装着．|6は近心に移動することなく，確実にスペースを確保している．

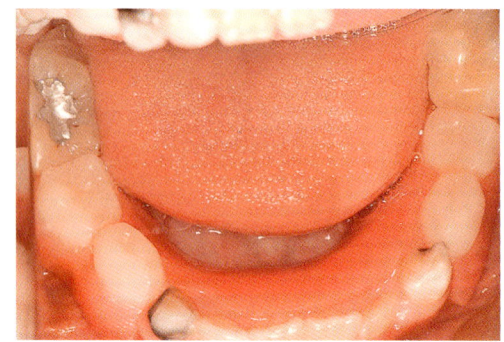

図1-49 ED|DEの可撤式保隙装置（義歯型）．6|6は正しい位置に萌出誘導されている．

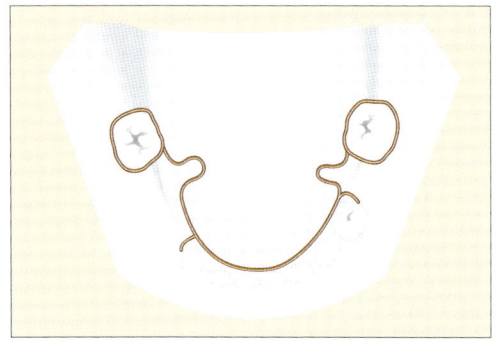

図1-50a リンガルアーチ：6|6の近心移動を防ぐためループのある主線をバンドに装着し，主線にスパーを付与した装置．6|6の近心移動は2 1|1 2部に主線が接触し，抵抗して防ぐ．

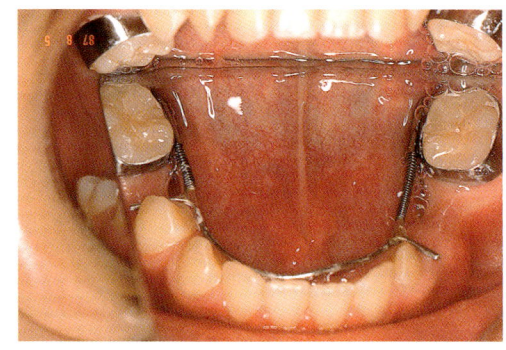

図1-50b 6|6の近心移動を防ぐため6|6にバンドを装着したリンガルアーチを装着．

第1章 小児歯科診療で目指すこと

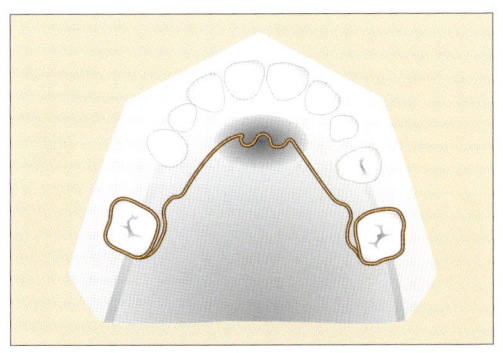

図1-51 Nanceのホールディングアーチ：6|6の近心移動を防ぐため，6|6にバンドを装着．そのバンドにループのある主線をろう着し口蓋皺壁部に口蓋ボタン（レジン床）を付与する．6|6の近心移動は口蓋ボタンが口蓋に接触し，抵抗することによって防ぐ．

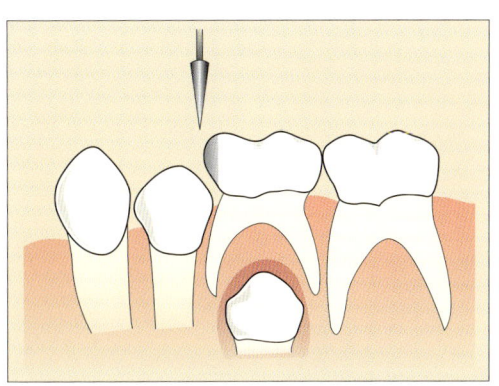

図1-52 乳歯のディスキング（隣接面削除法）：|5の萌出スペースがわずかに不足しているため|Eの近心隣接面を削除して|5の萌出を図る．

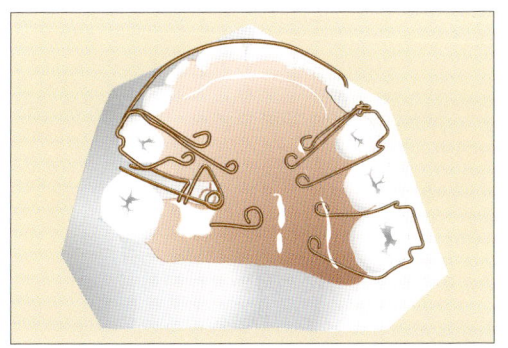

図1-53 弾線付スペースリゲーナー：6|の遠心移動のためコイル状にした弾線を床内に埋め込み，床の浮き上がり防止にはアダムスのクラスプを使用する．

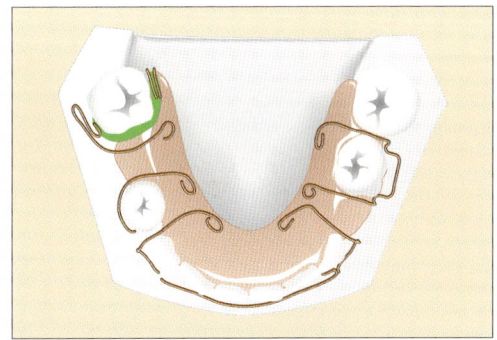

図1-54 スリングショット型スペースリゲーナー：床の遠心端より6|の頰舌側面にフックを付与し，そのフックにエラスティックゴムを装着する．

不足している場合は乳歯のディスキング（隣接面の削除）を行う（図1-52）．

Ⅰ）可撤式スペースリゲーナー

第一大臼歯を遠心移動する可撤式保隙装置には弾線，エラスティック，スクリューを利用したものなどさまざまなものがあり，基本型の細部に自分のアイディアを加味したオリジナル型も存在する．

①弾線付スペースリゲーナー

可撤式保隙装置に弾線（$\phi 0.7 \sim 0.9$ mm）を埋め込んで第一大臼歯を遠心位に移動する装置である．レジン床が浮き上がらないように顎に強固に安定させるためにアダムスのクラスプを使用し，第一大臼歯を遠心に移動する弾線の応力を確実に第一大臼歯に作用するように弾線が浮き上がらないように配慮する（図1-53）．

19

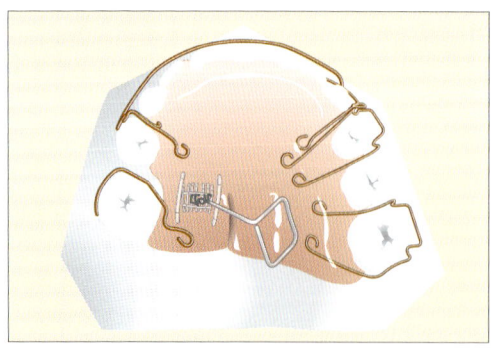

図1-55 スクリュー付スペースリゲーナー：6⏌の床の一部に拡大用のスクリューを埋め込み，ネジの拡大により6⏌を遠心位に移動する．

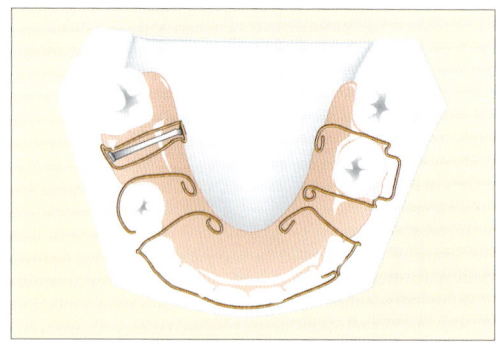

図1-56 分割床型（ダンベル弾線付）スペースリゲーナー：ダンベル弾線を埋め込んだレジン床を分割し，ダンベル線の広がろうとする弾力によって6⏌を遠心位に移動する．

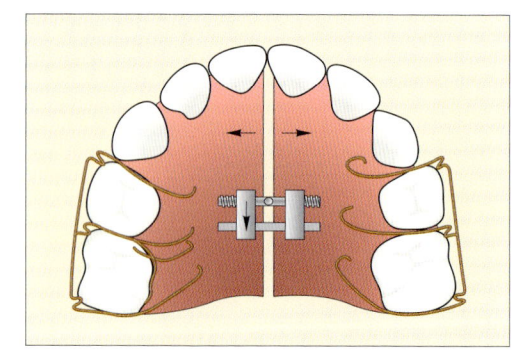

図1-57 スクリュー型拡大装置（床矯正装置：可撤式）：狭窄歯列弓，V字型歯列弓などの不正に対し，拡大ネジを用いて歯列弓を拡大する床矯正装置．

②スリングショット型スペースリゲーナー

レジン床の遠心端より該当する第一大臼歯の頰舌側面部にフックを取り付け，そのフックにエラスティックゴムをかける．エラスティックゴムが第一大臼歯の近心面に接触する時のゴムの弾力により第一大臼歯を遠心位に移動する（図1-54）．

③スクリュー付スペースリゲーナー

レジン床の一部に拡大用スクリューを埋め込み，ネジの拡大により第一大臼歯を遠心に移動する（図1-55）．

④分割床型（ダンベル弾線付与型）スペースリゲーナー

分割床にダンベル弾線を埋め込み，分割床をつなぐ弾線の拡大しようとする力により第一大臼歯を遠心位に移動する．1～2mm程度可能（図1-56）．

Ⅱ）歯列弓の拡大

①スクリュー型拡大装置

拡大用のスクリューを埋め込んだ分割床で，スクリューの拡大により歯列弓を拡大する装置（急速拡大装置：図1-57）．

②弾線を用いた拡大装置

弾線をろう着したバンドを第二乳臼歯や第一大臼歯に装着し徐々に歯列弓を拡大する

第1章　小児歯科診療で目指すこと

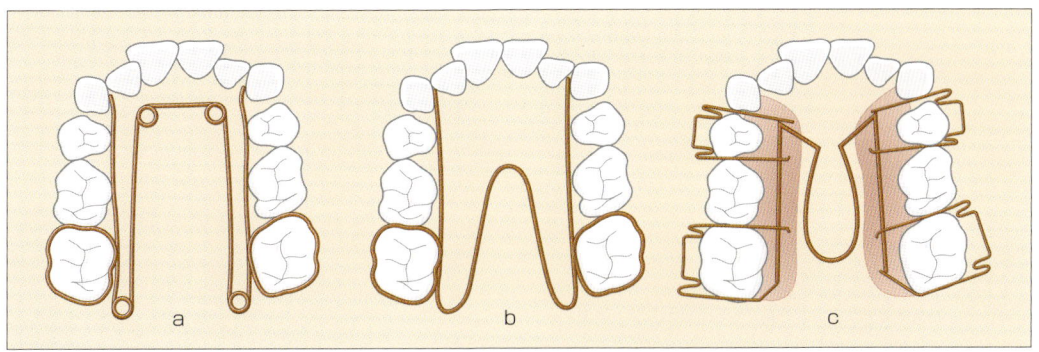

図1-58a〜c　各種歯列弓拡大装置：a；ヘリカルループスプリング，b；PorterのWスプリング，c；Coffinのスプリング．

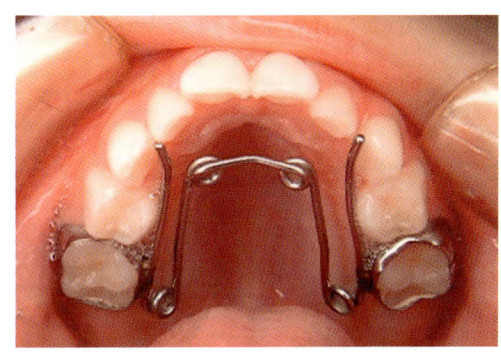

図1-59　クワドヘリックス．

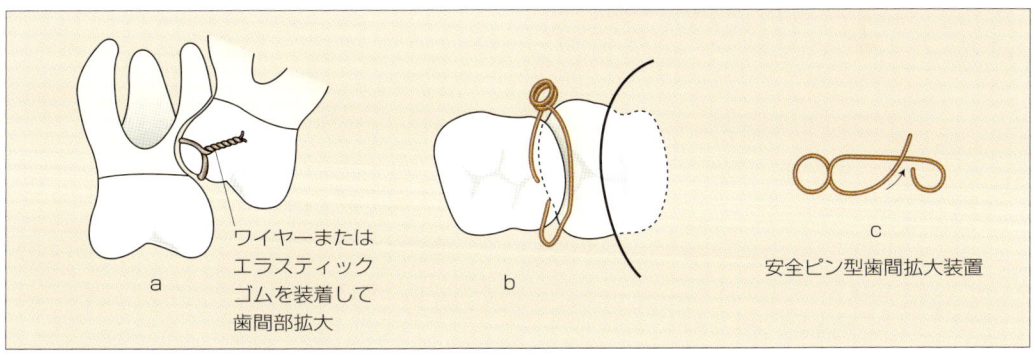

図1-60a〜c　第一大臼歯の異所萌出：a；接触部に結紮線やエラスティックゴムを装着．b，c；安全ピン型弾線を接触部に装着．

緩徐型拡大装置．弾線の形態により種々の装置がある．Coffinの拡大装置，Porterの拡大装置，ヘリカルループスプリング，クワドヘリックス（図1-58，59）など．

c．第一大臼歯の異所萌出（第8章参照）

第一大臼歯の萌出時に歯冠の一部が第二乳臼歯の遠心部にひっかかり，萌出困難を生じた場合，結紮線やエラスティックゴム，安全ピン型弾線を用いて第一大臼歯の萌出誘導を図る（図1-60a〜c）．

21

2 永久歯列が完成するまでに起こること

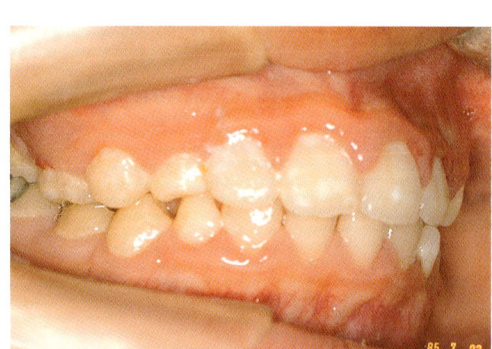

図1-61a 清掃不良による歯肉炎が認められる．

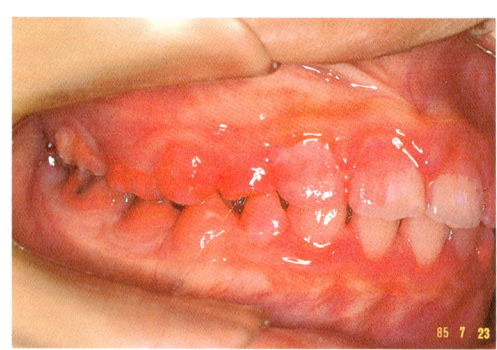

図1-61b 染め出し液によって著しいプラークの沈着が認められる．ブラッシングによる歯面清掃が必要．

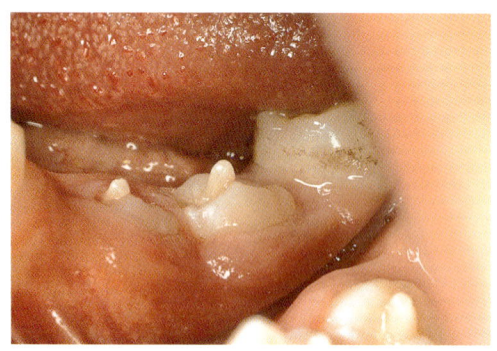

図1-62 5̄4̄部中心結節：破折防止策を講ずる必要あり．

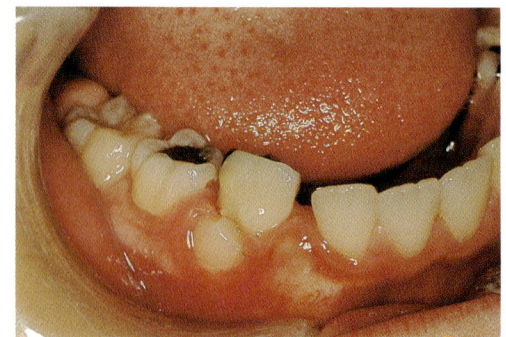

図1-63 二重歯：3̄異所萌出．

d．齲蝕・歯周疾患に対しては（第7，8章参照）

歯の交換期には自浄作用は少なく，ブラッシングによる歯面清掃や歯肉のマッサージも適切に行えないことが多く（図1-61a，b），さらには萌出途上の幼若永久歯ということもあり，齲蝕や歯周疾患に罹患しやすい口腔内環境にある．したがって齲蝕や歯周疾患（歯周炎）を発症させないように的確な指導管理を行うことが大切である．

e．その他の処置

まれに中心結節のような歯冠部の形態異常に遭遇することがある（図1-62，図12-20）．中心結節は咬合により破折することが多く，露髄の危険性があるので破折させないように削合したり，接着性レジンやグラスアイオノマーセメントで補強する．また側方歯群の交換時も前歯部と同様の二重歯列の状態を生じることもある（図1-63）．短めの定期診査が望まれる．

【注意点】
①萌出順の個体差
②萌出スペースの問題

第1章 小児歯科診療で目指すこと

D. 第二大臼歯の萌出・萌出完了による永久歯列の完成（ⅢC～ⅣA期）：12～15歳

　12歳頃に第二大臼歯が萌出し，15歳頃に歯根形成が完了して永久歯列が完成する．乳歯列から混合歯列期を経て健全な歯列をもつ総合咀嚼器官を維持育成することにより，小児歯科医療は達成される（図1-64a，b，図8-26参照）．しかし日常の適切なケアを怠ると，すぐ歯肉炎が発症するのも現実である（図1-64c）．思春期の歯肉炎は炎症性の肥大を生じることが多く適切なブラッシングが切に望まれる（図1-65a，b）．

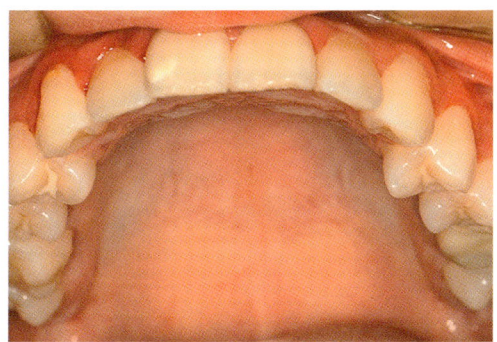

図1-64a　7┼7 萌出完了．

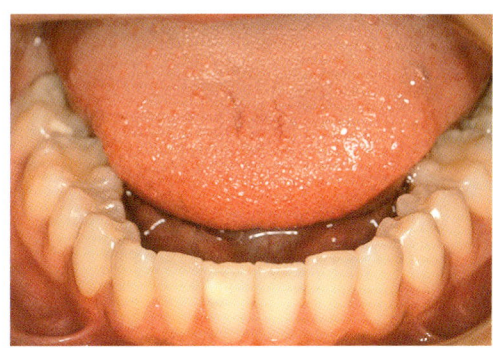

図1-64b　7┼7 萌出完了．

図1-64c　歯列形態，咬合状態に異常は認められない．清掃状態悪く，乳頭歯肉，辺縁歯肉に発赤と軽度の腫脹を示し，易出血性である．

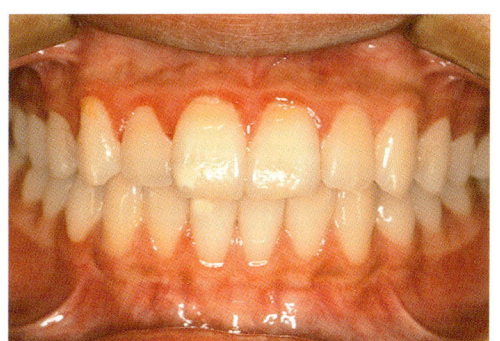

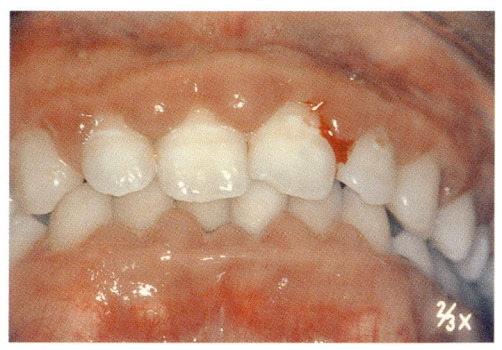

図1-65a　思春期の歯肉炎（増殖性歯肉炎）：歯肉は発赤・腫脹し，易出血性である．

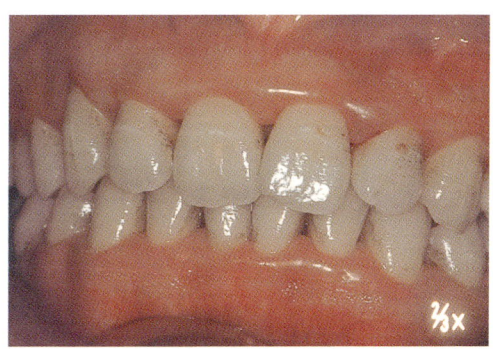

図1-65b　適切なブラッシングにより歯肉の発赤・腫脹は改善され，健全な歯肉の状態となる．

23

ケース レポート

小児歯科診療で目指すこと

高田　泰（北海道釧路市）

　ヒトが生涯を通じて健康で豊かな生活を送るために，総合咀嚼器官の完成を目指し疾病に対する治療や予防を行うとともに，顎顔面の機能と形態をバランスよく整えることを最終目標とする．

そのためには，次の3つのことにポイントをおいた小児歯科診療を行っている．
1．子供たちがいつも笑顔で通える歯医者さんであること
2．歯並びやかみ合わせなどに異常がでないように，顎顔面だけではなく，全身のバランスを考慮しながら，口腔や口腔周囲筋を定期的に管理すること．
3．成長発育が正常に行われていないものに対しては，筋機能訓練などの必要に応じたさまざまな指導を行い，かつ早急に形態を修正する必要がある場合には動的処置などを積極的に取り入れ，現時点での不正因子を排除し，機能と形態をバランスよく整えておくこと．

1．成長期の中で，できるだけ早く，できるだけ多く，できるだけ長く継続的に，患者さんと接することで，悪い変化を早期に見つけることができ，最終目的である機能と形態をバランスよく整えることができると考えている．そのためにはいかに予約どおりに通院してもらうことができるかということが一番大事なことである．
1）痛くない治療，短い治療時間，少ない治療回数
2）長く継続的に通院してもらえるように
3）つねに患者さんの気持になって行動
4）やさしいことばと話し方
5）いつも笑顔を忘れない
6）隅々まで手をかけ，整理整頓されている患者さんのための歯医者さんであること

図A　うつぶせ寝（お尻をあげて左側を布団につけて寝ている）．

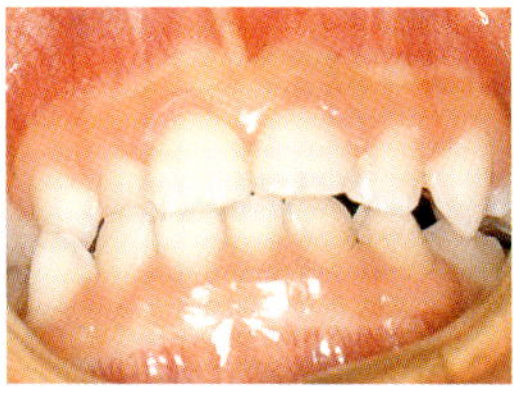

図B　3.3歳で咬合調整を行った後の2回目の定期健診，この後来院しなくなった．

図C　歯並びを気にして再来院，交叉咬合が増悪していた．うつぶせ寝は現在も続いている．

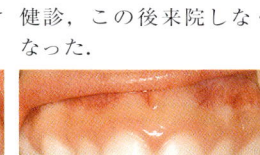
2.11歳

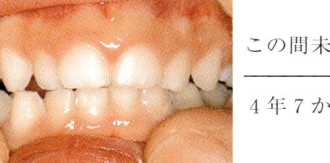
4.1歳

この間未来院
4年7か月後

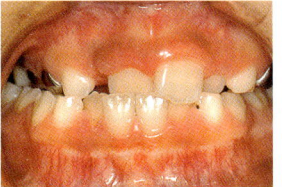
8.8歳

2．異常がでないように管理するためには，その年齢に応じたさまざまな変化を知る必要がある．そして定期的な記録から，現在成長発育に障害となっている因子と，このままにしておくと増悪されるものを見つけだし，早期に排除することである．

1）定期的な口腔内外の健康診査
　通常の診査のほかに舌小帯・正中線・over jet・over bite・嚥下・呼吸・扁桃腺・口腔周囲筋・顎関節などを診査する．

（成長とともに変化する因子）
①オトガイ筋
②口唇閉鎖時の水平ライン
③嚥下
④発育空隙
⑤歯列弓形態
⑥口蓋（吸綴窩）
⑦小帯（舌小帯，上唇小帯）
⑧舌
⑨歯（萌出・交換順序，咬耗，6歳臼歯の舌側傾斜，OJ，OB）
⑩発音
⑪口輪筋・咬筋
⑫その他

2）病気および日常生活習慣のチェック
　①病気のチェック
　②食習慣のチェック
　③姿勢のチェック
　④習癖のチェック

3．不正因子の排除
　1）必要に応じた各種指導
　　①保育指導
　　②ブラッシング指導
　　③食習慣の指導および改善
　　④異常習癖の除去
　　⑤筋機能訓練
　　⑥家や学校での姿勢に対する指導
　2）装置による不正の排除

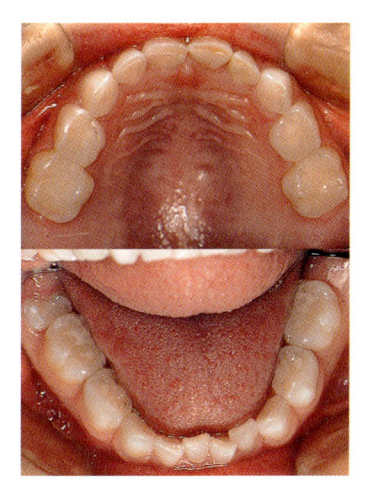

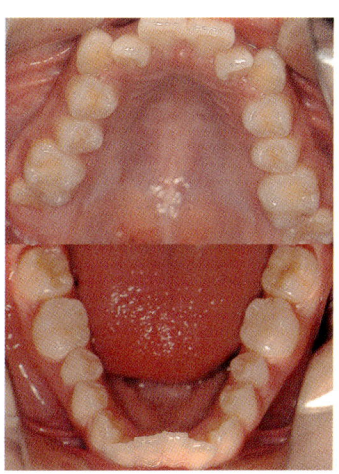

図D　舌小帯異常・発育空隙なし，食事の量が少ない．5年11か月間未来院．歯列弓の形態も口蓋に広がりがなく，コの字型に変化し叢生となっている．

ケース レポート

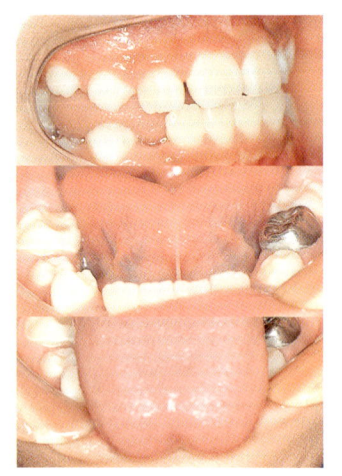

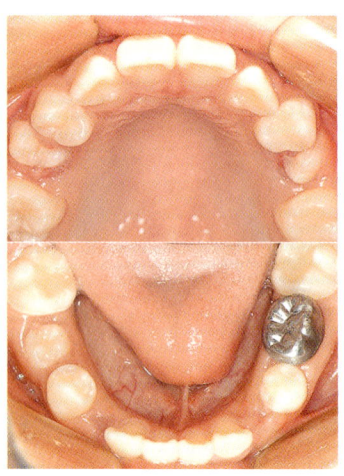

図E 舌小帯異常により舌の挙上が困難．上顎拡大されずスペースロス，下顎が嚥下時に舌に押され機能性の反対咬合を呈している．

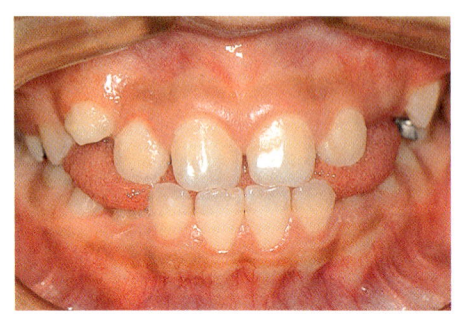

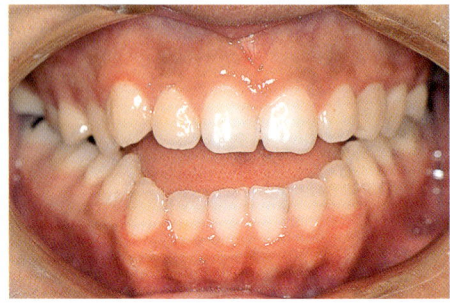

図F 舌癖あり，姿勢要注意，7年8か月間未来院，噛みあわせを見てほしいと再来院した時には，残念なことに発音障害，顔面のゆがみ，開咬を伴う骨格性の反対咬合に変化していた．

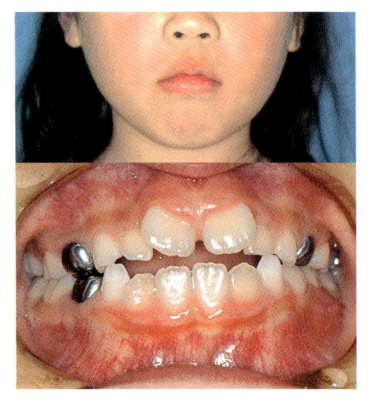

定期健診ごとに筋機能に対するワンポイントレッスンを行った

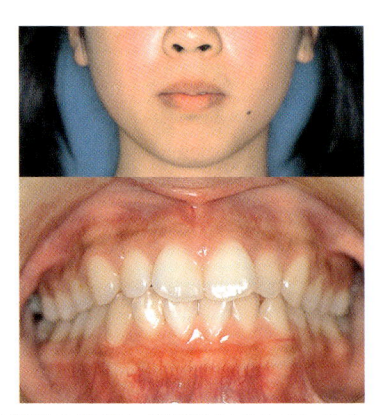

図G オトガイ筋，水平ラインの変化，上唇が降りてきて日常唇の閉鎖と鼻呼吸ができているようであれば口唇閉鎖時のラインはへの字から水平となり，オトガイ筋も消える．

第1章 小児歯科診療で目指すこと

目標は"美しい笑顔・口元"

会田栄一（名古屋市昭和区）

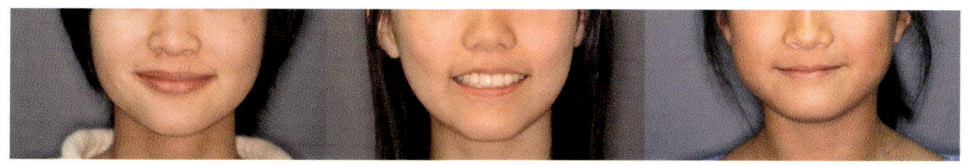

図A 笑顔：すべての子供たちの笑顔が目標です．「歯医者」が怖いところでは笑えません．カリエスフリー達成への努力とともに，咬合を正しく導くことが必要です．顎顔面複合体の望ましい成長をさせるためには，舌機能の正しい習得や口唇閉鎖・鼻呼吸の獲得も重要な要因です．

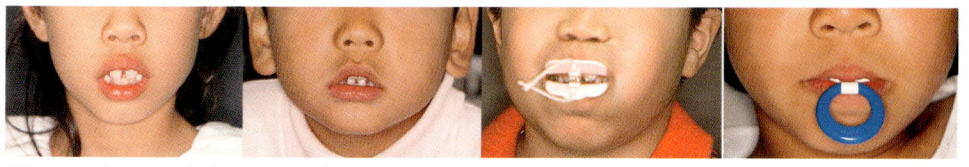

図B 口呼吸から鼻呼吸への改善：口呼吸は解決すべき重要な問題です．指示のみで口唇閉鎖が難しい場合には補助装置を用いたり，口腔周囲筋の強化を行います．

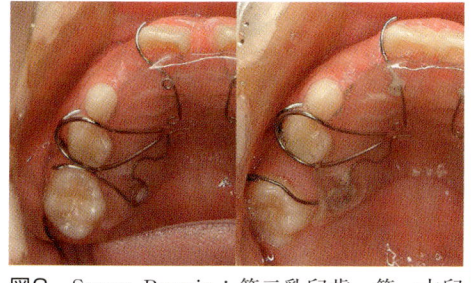

図C Space Regain：第二乳臼歯，第一大臼歯部の咬合は重要です．

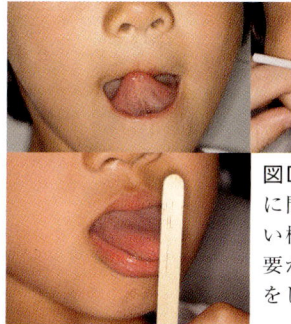

図D M.F.T.：舌機能に問題があれば，正しい機能を理解させ，必要があれば舌機能訓練をしていきます．

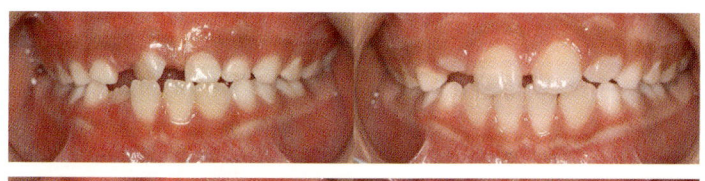

図E 咬合誘導①：前歯の咬合異常が顎運動障害および顎形態異常の原因となることがあり，適切な時期での改善が必要です．

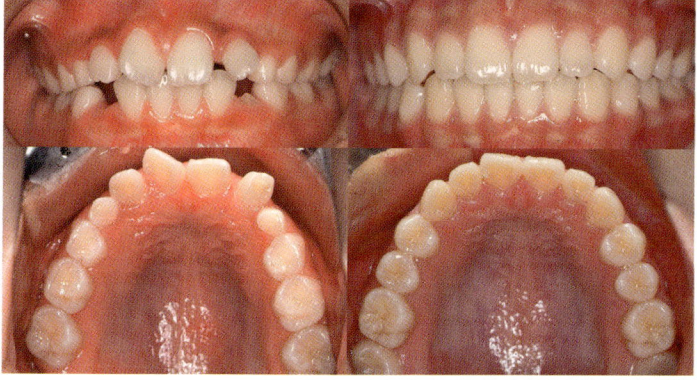

図F 咬合誘導②：永久歯の萌出に伴い正しい萌出位置に咬合誘導していきます．歯列の拡大などが必要であれば咬合誘導装置を用います．

27

第2章

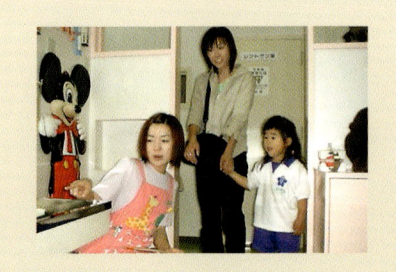

口腔の健康管理を行うためには

1 目的にかなった診療内容

　小児歯科の臨床では，口腔内の健康管理と咬合育成を考慮に入れた診療システムの構築が必要である（図2-1）．またそれを達成するための導入と内容の整備も重要である（図2-2）．

　なお個人の医療機関では歯科医師が1名のところと2名以上のところがあり，2名以上のところでは担当医制あるいは診療内容の役割分担制を採用しているところもあるので，診療システムの細部については異なることもあるが，全体の流れに違いはみられない．

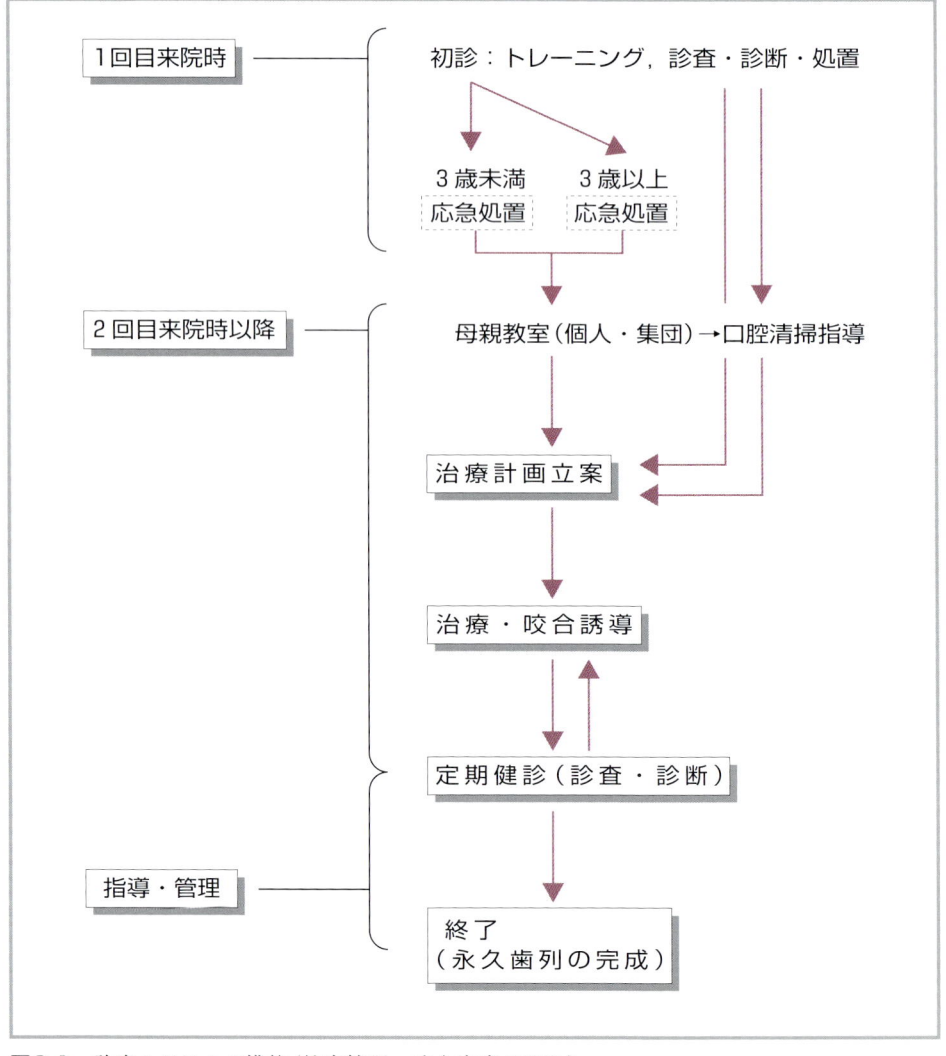

図2-1　診療システムの構築（健康管理，咬合育成の流れ）．

①協力的になる保護者への指導
　母親教室（集団・個人）
②適切な対応法
③診断能力の向上と治療技能の修得（歯科保健指導，歯周疾患，咬合・咀嚼機能異常など）
④適切な予防管理
⑤乳歯と永久歯の交換期の管理
　咬合誘導　→　静的（受動的）咬合誘導：保隙
　　　　　　→　動的（能動的）咬合誘導：歯軸の改善や歯の移動（部分矯正）
　　　　　　　　　　　　　　　　　　　　歯や歯槽部の改善（全部矯正）
⑥定期管理

図2-2　小児歯科の診療をスムースに行うための必要条件．

　診療時には主訴を確認し，診療に必要な情報を得る（病歴聴取）が，入室時から母子関係，診療室における小児の反応等も把握しておく．急性症状のある場合には，その処置を最優先するが，初診時に必要な資料（エックス線写真，模型，口腔内写真など）をできる限り採取する．これは急性症状の診断処置に必要なばかりでなく，その後の治療方針の決定，保護者への説明（インフォームド・コンセント）にも必要不可欠な資料となる．
　なお治療箇所や内容の優先順位は急性症状の有無，保護者の理解と患児の協力度，その他の要因によって左右されるが，小児が診療に協力的になるよう配慮する．

2　病歴聴取（医療面接：インタビュー）

　患児（保護者）が最初に医療機関を訪れた時，患児（保護者）も歯科医（受付等を含む歯科医療従事者）も初対面である．問診（インタビュー）により，主訴，既往歴，現病歴等を聴取することになるが，これを医療面接という．医療は患者と医療従事者との人間関係を基にして成り立っているので，患者から信頼されるような良好な人間関係を樹立する必要がある（図2-4）．このためには最初の「ことばかけ」（挨拶や自己紹介など）から始まり，具体的な病歴（主訴，現病歴，既往歴など）の聴取となる（図2-3）．この時，歯科医（医療従事者）は患者の訴えを正しく聴き取り，問題点を医学（歯学）的に評価し，問題解決を図る．

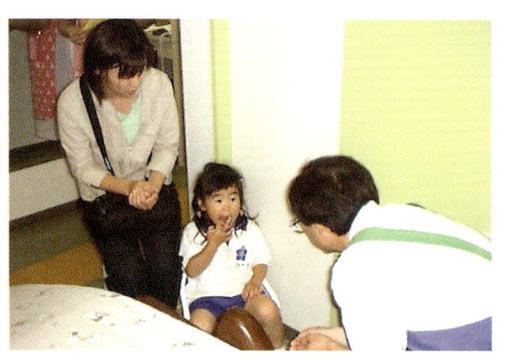

図2-3a 子どもに話しかけ、ラポール形成に努める．

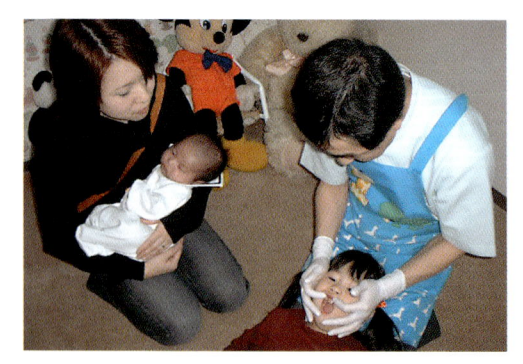

図2-3b 母親より主訴，現病歴など必要な情報を得る．

3 医療面接の基本

　小児歯科における医療面接の目的は，まず患児（保護者）と歯科医（歯科医療従事者）との良好な人間関係，信頼関係を築き（図2-4），患児（保護者）の来院目的，病歴，現症を的確に把握した上で，正しい診断と適切な処置を行う情報収集である．さらに歯科医療をスムースに行うための患者（保護者）教育，口腔の健康育成への動機付けの場ともなる．これらの目的を達成するためには患児（保護者）に信頼され，スムースに病状が把握できるような環境整備はもちろん，患児や保護者と術者の間の良好な人間関係を樹立する必要がある（図2-4）．

　医療面接の成否を左右する要因を図2-5に示す．

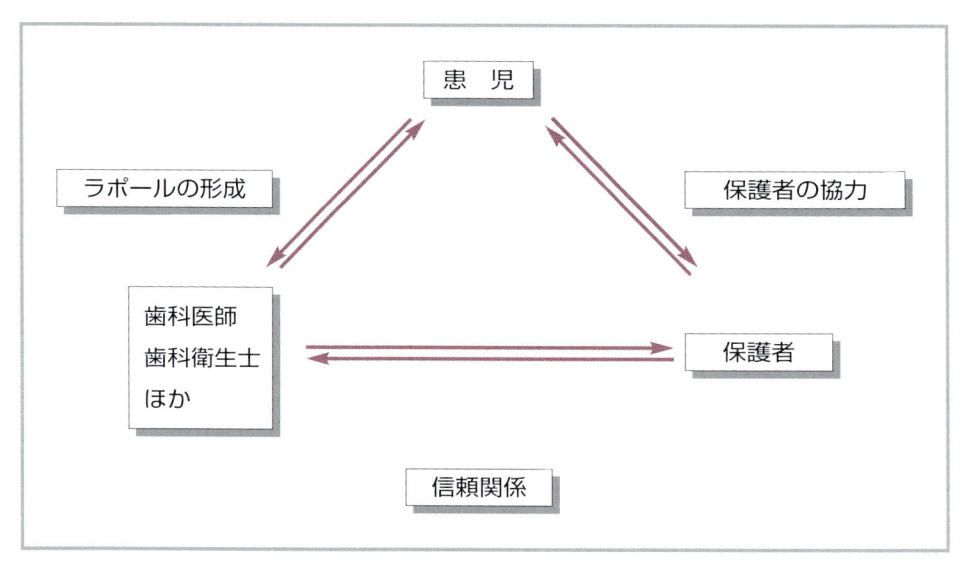

図2-4　患児・保護者・医療従事者の関係（小児歯科治療三角：図3-1参照）．

第2章 口腔の健康管理を行うためには

1. 服装：清潔感，好印象を与えるもの
2. 化粧：過度の化粧や華美なアクセサリーは避ける
3. ことばづかいはていねいに
4. 患児は愛称で，保護者はフルネームで呼ぶ
   （問診表等にて確認）
5. 挨拶，自己紹介を行う
6. 約束や時間は厳守する

図2-5 医療面接をより良くするための要因－保護者の信頼を得るためには－．

4 診療の流れ

　歯科治療や健診，あるいは歯列不正の相談や歯科的ケアを目的に来院した患児の総合咀嚼器官である口腔を健全に維持育成するためには，主訴のみの対応では困難である．図2-6a，bは乳歯列期に臼歯部の齲蝕による咀嚼障害で来院した患児だが，歯髄処置を含む乳歯冠による処置を終了した時点で来院しなくなった患児である．約3年間放置された状態で来院した時は，乳歯の晩期残存，$\underline{2|}$の異所萌出を生じていた．$\frac{1|1}{21|12}$に初期齲蝕が認められず，歯周組織も比較的健全なのは不幸中の幸いであった．なお小児歯科医による口腔の健康管理を行い，構築された診療システム（図2-1）に沿って診療を進めると，第8章の症例E-2（P.168参照）のように，永久歯列完成までの管理が適切になされ，健全な咀嚼器官の育成が可能となる．

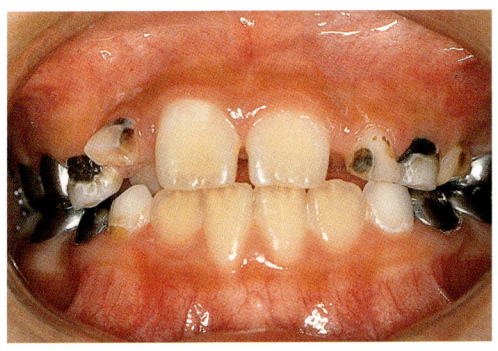

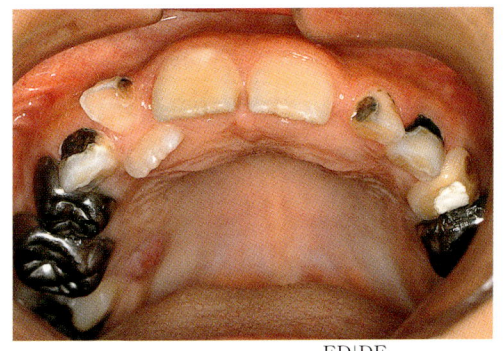

図2-6,a,b　保護者の都合と希望により，齲蝕が発症した4歳の時に主訴のみを治療し（$\frac{ED|DE}{ED|DE}$乳歯冠），その後定期診査でも来院しなかった症例（約3年間放置）．左図：正面観．乳前歯の齲蝕は放置され$\frac{1|1}{21|12}$が萌出（7歳）．右図：上顎歯列ＣＢ|ＢＣの齲蝕は放置され$\underline{2|}$は舌側位に萌出．この時に母親が心配して来院した．定期的に受診しなかったため，交換期にトラブルが生じた．

4　診療の流れ

◆入室

●母親と手をつないで入室．病歴聴取（医療面接開始）．

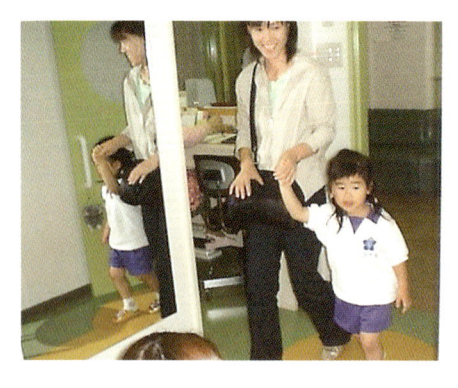

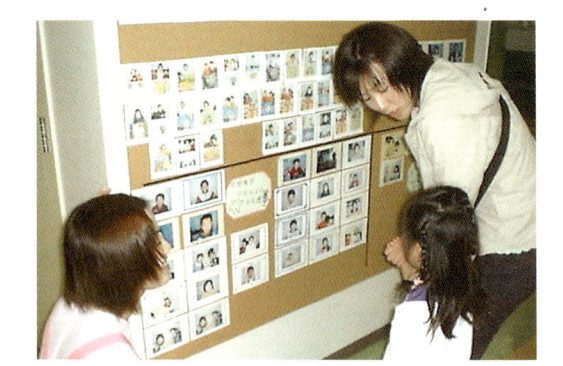

◆患者のトレーニング

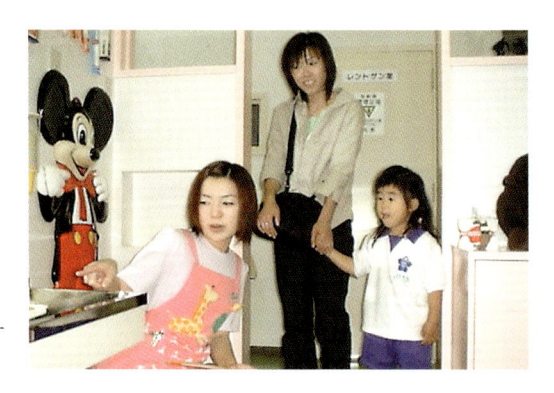

●来院患者達の紹介（待合室で）．

●診療室に慣れさせる（ブラッシングコーナーで）．

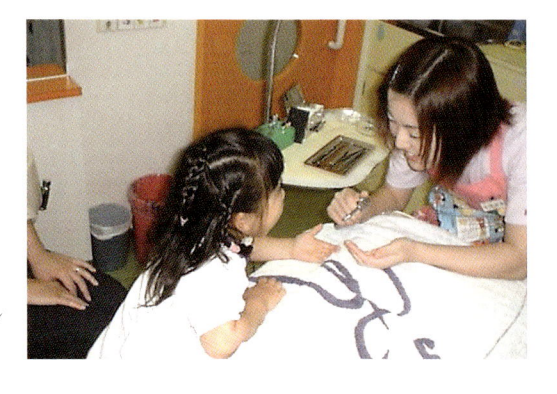

●T.S.D.法（治療室：スリーウェイシリンジの説明を行い，体験させる）．

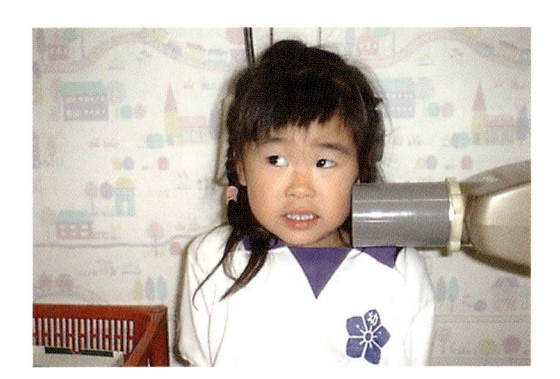

第2章 口腔の健康管理を行うためには

●X線写真撮影の体験.

◆ 診査・診断

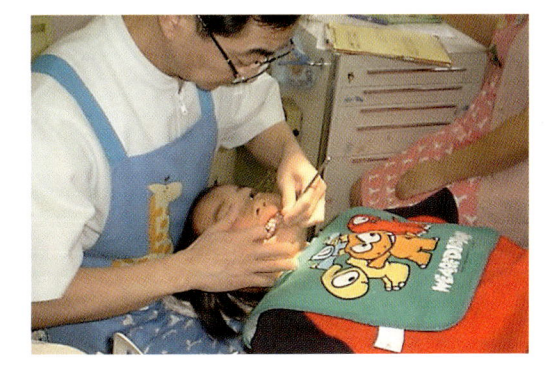

●口腔診査

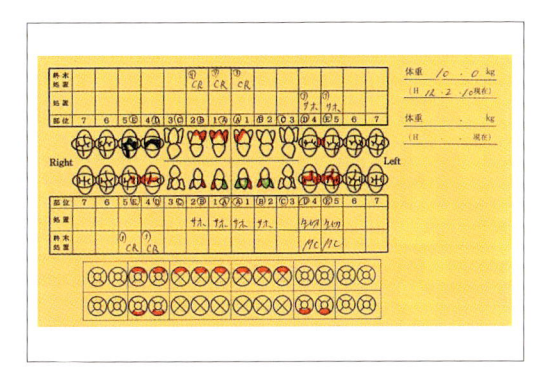

●初診時の口腔内の記録.

◆ 指導計画の立案・説明

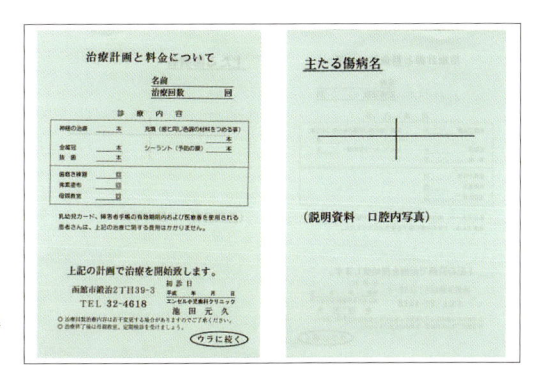

●計画に沿った治療内容と料金（承諾を得る）.

◆保護者に説明

- 診査，診断，治療計画，料金等を保護者に説明し，了解を得る．

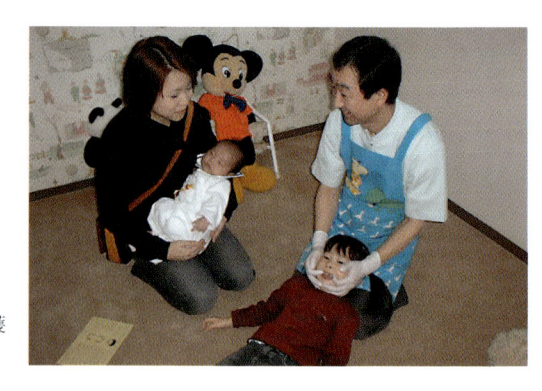

◆緊急処置の有無

- 緊急処置の必要な場合は，保護者了解のもとに診療を進める：保護者を付き添わせる．慣れた段階で母子分離を行うが，初診時の場合は同伴とする．

◆母親教室・保健指導（集団・個人）

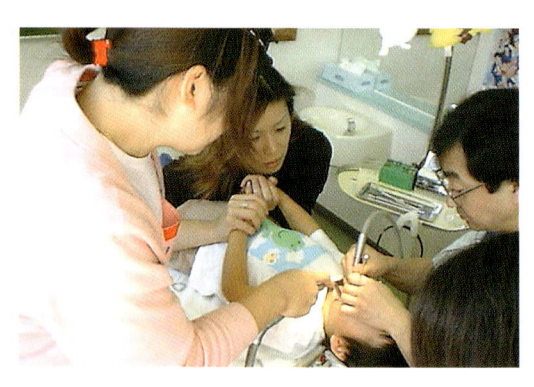

集団対象
- 来院した保護者を数名対象として，母親教室・保健指導を行う；一般的な口腔衛生指導，診療科・小児歯科医院での治療方針，一般的処置内容などを説明する．

個別指導
- 保護者の多様なニーズにきめ細かに対応するため，個別の母親教室・保健指導を行う．

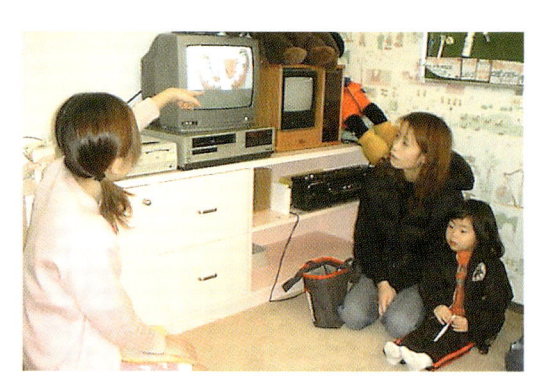

- 歯科衛生士が齲蝕予防の個別指導を行う．

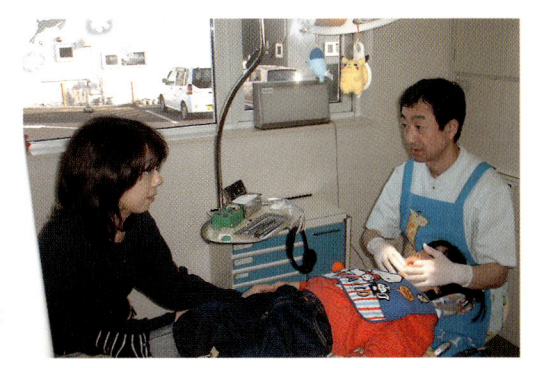

●歯科医が現症の説明や個別の保健指導を行う．

◆計画診療

●診査・診断，患児や保護者の協力度，通院条件，料金，処置内容に基づいて立てた診療計画に沿って診療を進める．

◆予防処置

●必要に応じた予防処置を行う
　・ブラッシング指導
　・シーラント
　・フッ化物塗布
　・フッ化物洗口

◆定期診査 → 齲蝕，ほか
　　　　　 → 歯列・咬合管理

●初診来院患児の必要な処置が終了した時点で定期的管理を行う
　・1か月健診
　・3か月健診
　・6か月健診

特徴ある診療システムの確立

石塚　治（札幌市西区）

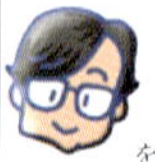

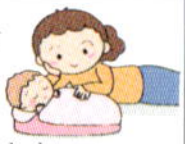

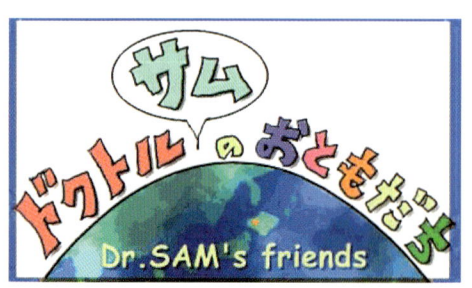

図A　当院ではHPを利用して情報を発信している．HP「ドクトルサムのおともだち」では診療システムや受診された「ママと私」を紹介．掲示板ではQ&A形式で子どものお口の相談に応じている．（ホームページ　http://www.sam-dent.com）

院長「ドクトルサム」からのメッセージ
当院では「むし歯ゼロ子育てを目指すママ」を支援するため以下のサービスを提供しています

・初診・定期健診時のフッ素塗布およびRDテスト（むし歯菌検査）
・1才半になったら「はじめて歯科健診」
・お誕生日（カード）健診ではおもしろグッズプレゼント
・3才までのお子様の誤嚥事故防止のための誤飲チェッカーの販売
・むし歯を強力に予防するシーラント処置（健康保険適用）
・歯垢のチェック，歯みがき・デンタルフロスの指導
・目に見えないむし歯検査のため1年に一度のレントゲン検査
・お子様の「こころに配慮」した，無痛的・清潔・安全・確実な治療
・恐怖心が強いお子様に対する内服薬による鎮静療法
・「アンパンマン」「ドラえもん」などのアニメビデオを見ながらの治療
・お子様の健康状態を把握するための「かかりつけ医師」との連絡
・歯並び・咬み合せを完成するためのアドバイス・（早期）矯正治療
・お口の外傷を予防する「（カスタム）マウスガード」の作製
・国内外転居の際，ネットワークで検索し，（小児）歯科医をご紹介

図B　院長から保護者へのメッセージ．

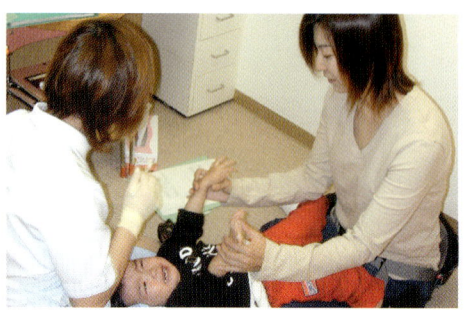

図C　カーペット敷き予防コーナー．家庭的雰囲気での歯科衛生士による個別指導．診療の説明，TBI，簡単な薬物塗布もこのコーナーを利用する．

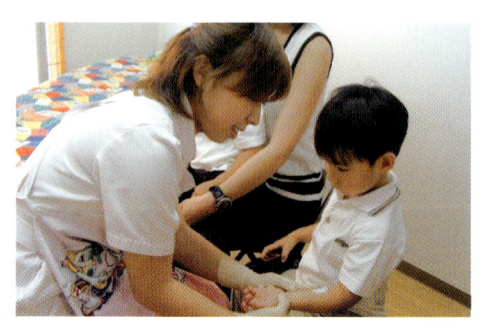

図D　RDテストによるむし歯菌判定．基本的な予防理念は，◆1歳半小児歯科デビュー，◆むし歯菌対策，◆甘味飲料水の摂取制限，◆1日1回デンタルフロス清掃．

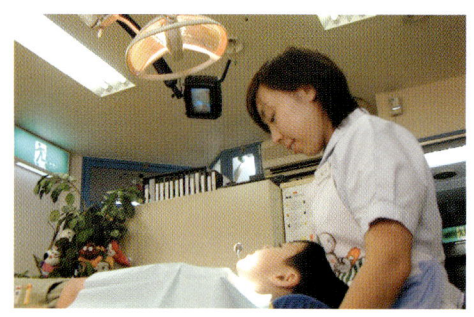

図E　ビデオを見ながらの診療．治療中はアニメビデオを楽しむことができる．恐怖心の強い患児にはDiazepan経口投与鎮静法を取り入れている．

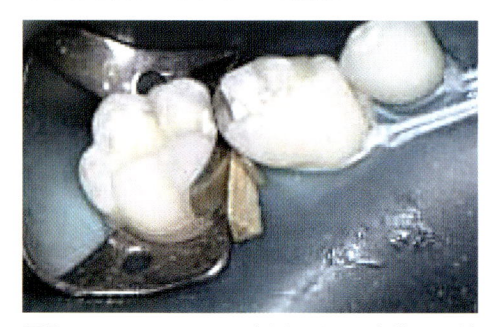

図F　EASY-MATRIXを用いたCR充填．口腔内を4～5ブロックに分けた計画診療が原則．隣接面窩洞には院長考案の石塚式EASY-MATRIXを用いる．

第2章　口腔の健康管理を行うためには

天井テレビを利用した治療

山内哲哉（岐阜県中津川市）

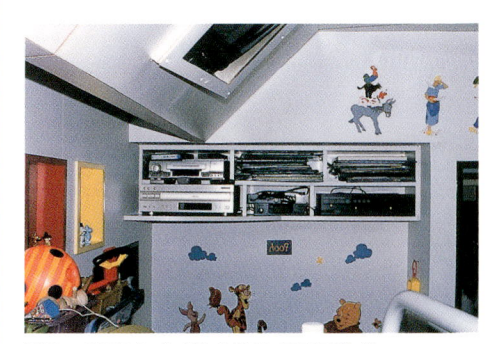

図A　VTRおよびLASER DISK装置．

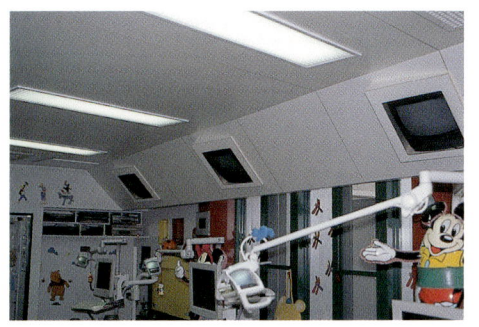

図B　各治療椅子の前に設置してあるテレビモニター．

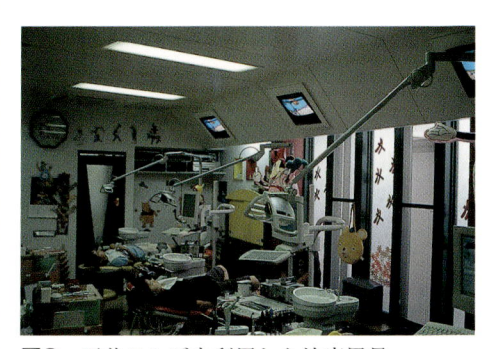

図C　天井テレビを利用した治療風景．

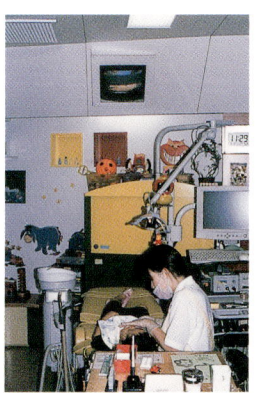

図D　テレビモニターは各治療椅子の正面に設置してある．

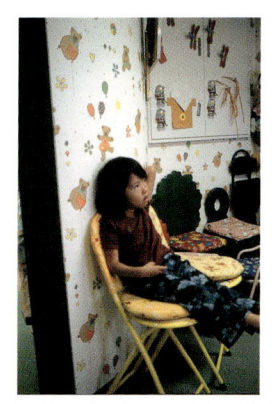

図E　治療の順番を待ちながらテレビを見る患児．

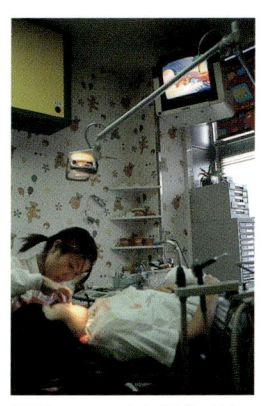

図F　テレビを見ながらの治療場面．

39

ケース レポート

みんなで創造る健口ライフ

森奈千子（熊本県山鹿市）

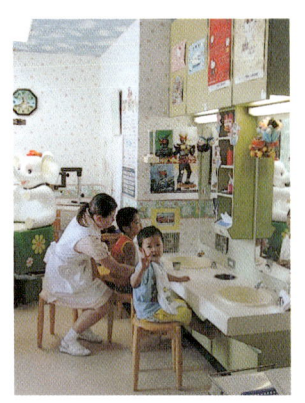

図A　患児の緊張の程度や協力度をみながら歯みがき指導をする．

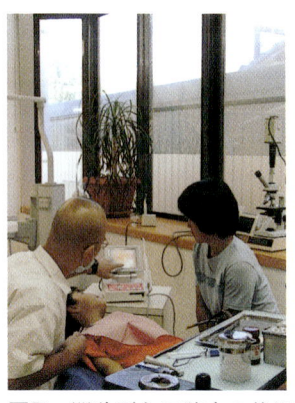

図B　問診票と口腔内の状況と併せて診断し，口腔内カメラやレントゲンなどを用い，説明する．

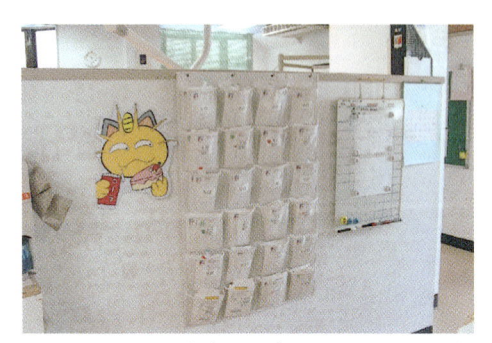

図C　リコール葉書は，各月のポケットに収納し，随時発送する．

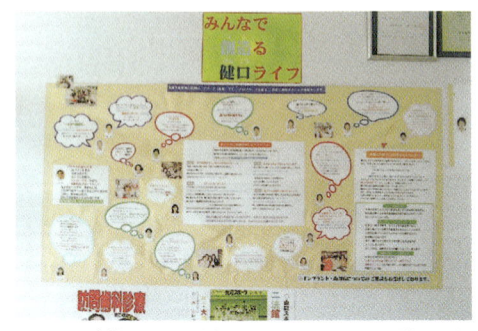

図D　手作りの壁新聞，ポスター，瓦版などを発行し，患者や保護者への情報発信に努めている．

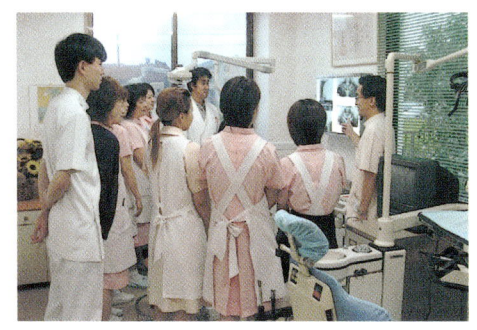

図E　日頃から，勉強会や患者申し送りなどを行い，知識や技術の向上に努めている．

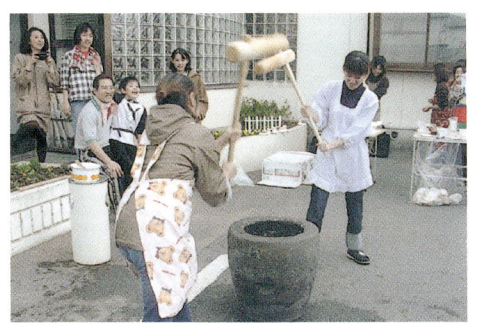

図F　恒例のもちつき大会を行い，地域とのコミュニケーションを図っている．

第3章

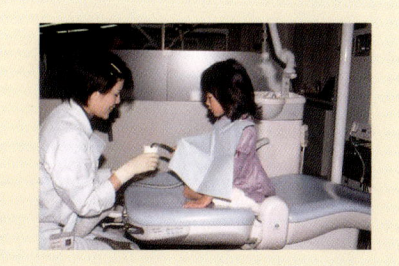

小児との接し方（対応法）

1　基本的対応法

はじめに

　成人を対象とする歯科治療は，患者対術者（歯科医，歯科衛生士や介補者）の1対1の人間関係であるのに対し，小児の歯科治療は，患児，保護者，術者の相互関係で成り立っている．これを小児歯科治療三角と呼んでいる（図2-4参照）．

　小児との良好なコミュニケーションを確立することは，小児歯科治療の第一歩である．この際もっとも大切なことは，術者が，つねに愛情と思いやりをもって接すること，すなわち患児の立場に立って理解し，つねに暖かい態度を示すTender Loving Care（TLC）と，小児や保護者の信頼を絶対に裏切らないことである．

　小児の対応の基本となるものは，①小児と術者，保護者の三者間に愛情と信頼に基づく密接な人間関係を確立し発展させること（ラポールの形成），②小児に歯科医療の必要性を理解させるとともに，診療に対する積極的な協力態度を導き出すことである（図3-1）．

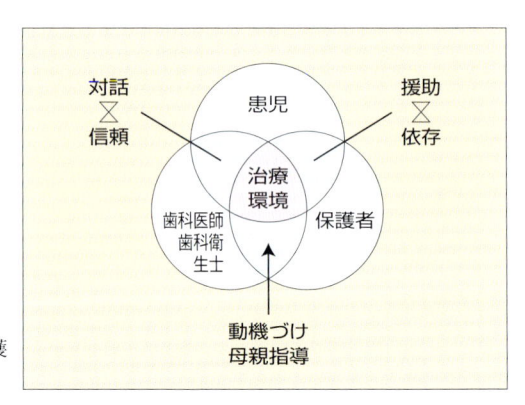

図3-1　歯科医・歯科衛生士，患児，保護者との相互関係と役割（稗田豊治，1984）．

　このためには，小児の発達心理学的な特徴を把握し，小児との会話，治療時間，治療時の配慮，能率的な治療手順などについて十分留意する必要がある．

　福岡歯科大学では，図3-2a〜dに示すような歯科医師，歯科衛生士，父親，母親，患児，きょうだいの人形と診療室の模型を利用して，歯科治療環境における人間関係，患児と他の人物との心理的距離，患児の歯科治療に対する内面的な情景などを分析する試みを行っている．

1　基本的対応法

A．治療室環境

　小児にとって，治療室内の雰囲気による圧力は非常に大きいものであり，不必要な緊張や恐怖を抱かせることなく，彼らを円滑に治療へ導入するためには，歯科医や介補者は小児の心理的特徴を十分理解した上で，細心の注意を払わなければならない．すなわ

第3章 小児との接し方（対応法）

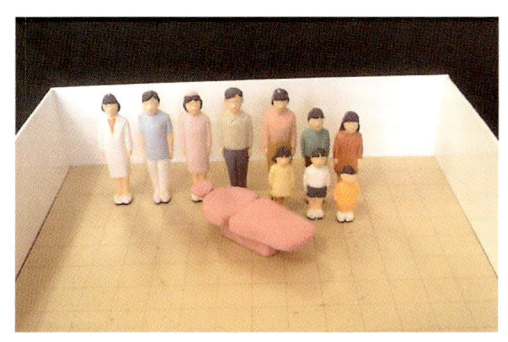

図3-2a 歯科治療における人間関係の調査に使用した人形と歯科治療室．

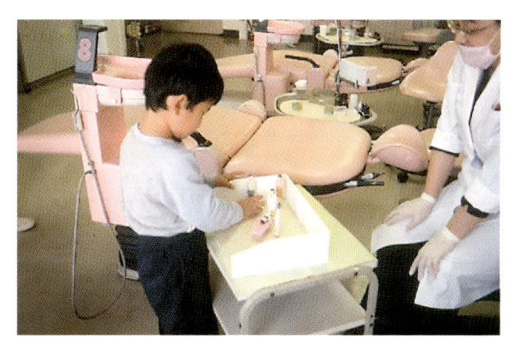

図3-2b 人形を患児にレイアウトさせている．

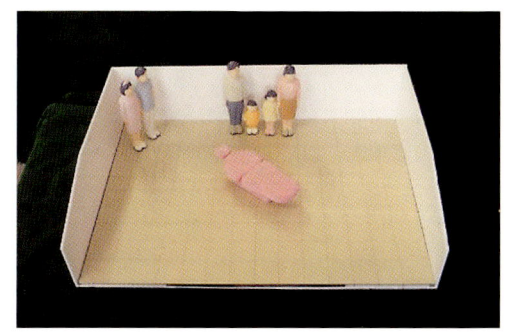

図3-2c 歯科医と歯科衛生士，患児と家族に分離してレイアウトされている．家族関係は良好であるが，歯科治療への接近行動が見られない．

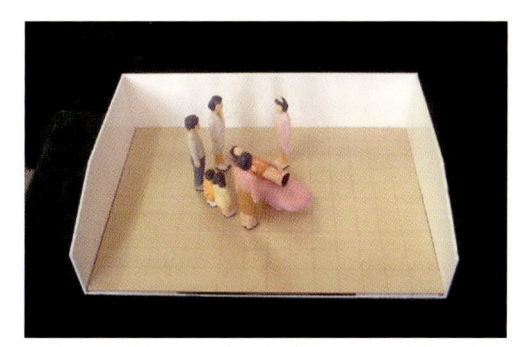

図3-2d 患児は治療椅子上にあり，歯科医と歯科衛生士の位置も適切であり，家族はそれを見守っている．

ち小児の親しみやすい雰囲気を持った待合室や治療室にするために，動物やマンガなどの壁紙，小児用の絵本や玩具，スリッパ，プレイコーナー，BGMなどの設備や備品を用意することが大切である（図3-3a，b）．

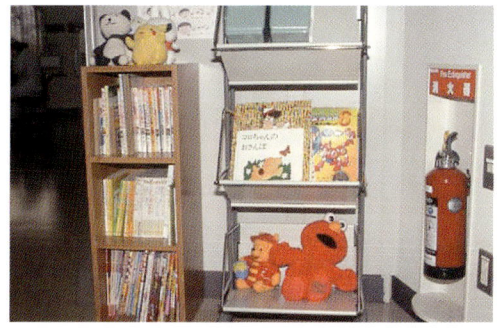

図3-3a 小児用の絵本などを用意しておき，治療を待つ間に利用できるようにしておくと小児の心的飽和を防止できる．

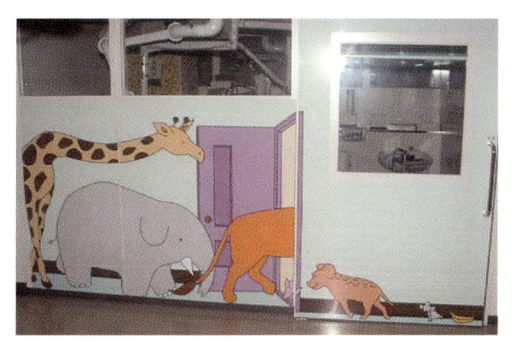

図3-3b 治療室らしい雰囲気をなくすために，壁とドアに動物の絵を描き，小児が親しみやすい環境にしている．

43

1　基本的対応法

B．小児へのアプローチ

小児へのアプローチには，小児とのコミュニケーションの確立が不可欠である．小児の年齢に応じて，種々のアプローチを組み合わせて行うと効果的である．

1）言葉によるアプローチ

「お名前を言ってごらん」，「○○ちゃんはいくつですか？」などと問いかけることは，各年代を通じて小児に術者への親近感を持たせることに役立つ．この際小児の発育段階を十分考慮して，優しく，穏やかに治療の内容が理解できるように平易な言葉で話すことが必要である．とくに乳幼児や心身障害児に対しては，理解力や言語能力に限度があることを考慮しなければならない（表3-1）．

表3-1　語彙の増加

年　齢	Smith, N.E. (1926) 語彙総量	Smith, N.E. (1926) 年々増加量	久保良英（1931） 語彙総量	久保良英（1931） 年々増加量	大久保愛（1967） 語彙総量	大久保愛（1967） 年々増加量
12か月～15か月	3～19					
1～2歳	272	240	295	－	360	－
2～3歳	896	616	886	591	1,029	669
3～4歳	1,540	644	1,675	789	1,544	515
4～5歳	2,072	532	2,050	375	2,160	616
5～6歳	2,562	490	2,289	239	3,182	1,022

小児に治療内容をわかりやすく説明するためには，診療行為や診療器具を小児が日常生活で慣れている言葉に置き換えるとよい．図3-4a，bに診療のための代用語を示してある．これらの代用語には，不快な歯科処置を小児の身近なものにし，治療を受け入れやすくする効果がある．代用語は，診療スタッフ全員が統一して使用しないと効果がない．図3-4bに示すイラストは，後述するTell Show Do法と併用したり，小児に色を塗らせたりするとより効果的である．

小児との会話の中で，必要に応じて声の調子を変える（ボイスコントロール）ことも有効である．これは，不協力な小児に対して，優しい声から厳しい声，小さな声から大きな声へと調子や音量を急に変えて，小児の注意をひきつける方法である．しかしおどすような言動は，厳に慎まなくてはならない．

小児を一個の人格として認め，小児の訴えを聞いたり，扱ったりすることも重要で，子供の話だからといって無視するのはよくない．また，小児に嘘やごまかしを言ってはならない．「痛くないですよ」といって痛みを与えると，次回からの治療への協力が失われる．その場しのぎの「ごまかし」や「気休め的な言葉」は，小児とのラポールの形成を妨げるものである．

診療用語	代用語
X線装置	歯のカメラ
X線写真	歯の写真
エアーシリンジ	お風
バキューム	電気掃除機
麻酔薬	歯のねむり薬
エアータービン	ジェット機
マトリックスバンド	歯の壁
乳歯冠	歯の帽子
歯鏡（ミラー）	歯の鏡
ロビンソンブラシ	歯の掃除

図3-4a 歯科診療のための代用語（Snawder, K. D. より一部改変）．

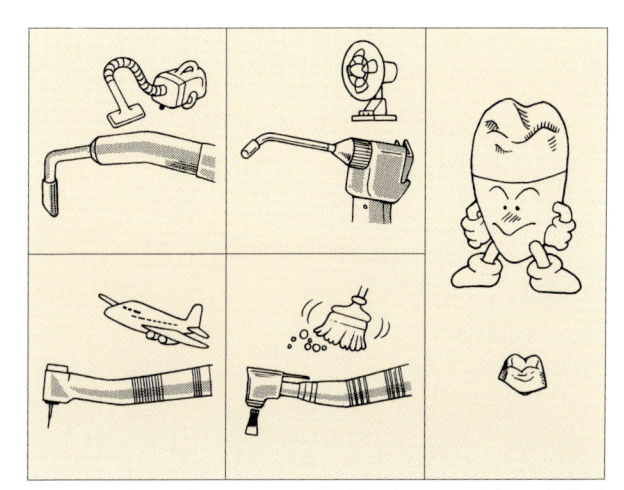

図3-4b 代用語のイラスト（黒須一夫ほか：小児の歯科医療心理－小児の発達心理と取り扱いのテクニック－，医歯薬出版，東京，1987より引用）．

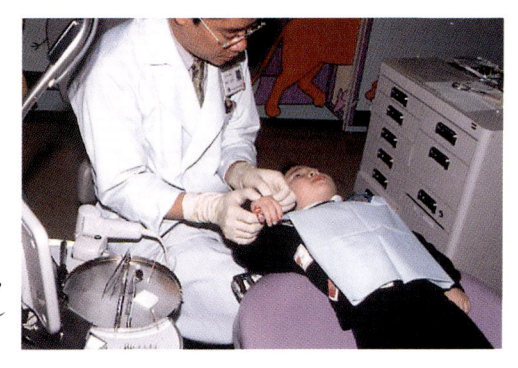

図3-5 注射麻酔の前に，手の甲を軽くつねって，「チクッとするけど，おりこうだから‥」と説得している．

表3-2 歯科診療に対する小児の態度：好きなこと，嫌いなこと（Fadden, L. E. より）

好きなこと	嫌いなこと
・マンガ，お話の本，雑誌，熱帯魚の水槽などがある楽しい待合室	・長時間待たされること
	・退屈な待合室
・バックグラウンドミュージック	・診療室のにおいや，先生の息のにおい
・名前（○○ちゃん）で呼ばれること	・ロール綿花を口に入れられること
・先生が治療中にいろいろお話しをしてくれること	・器械で歯を削られること
	・ライトを目に当てられること
・先生が治療の内容を説明してくれること	・「痛くないよ」と，嘘をいわれること
・治療の様子を鏡でみせてくれること	・馬鹿にされたり，からかわれたりすること
・合図したら，歯を削るのを止めてくれること	・先生から小言を言われること
・「いい子だね」とほめてくれること	・大きく口を開けたままでいるときに，なにか尋ねられること
・治療後のごほうび	・ほかの小児と比較されること
	・「悪い子だ」と親に告げ口されること

1　基本的対応法

　疼痛を与える場合は，「チクッとするけど，おりこうだから我慢しようね」と話してから処置を行うと，小児は刺激のために少しは泣いても，ある程度は耐えることができる（図3-5）．表3-2に歯科治療における小児の好きなこと，嫌いなことを示してある．

2）動作や態度によるアプローチ

a．ボディランゲージ

　小児と目線を合わせながら言葉によるアプローチを行うと同時に，表情や身振りを添えるとさらに効果がある．とくに表情が大切である．成人は，歯科治療の最中はほとんど目を閉じているが，小児は目を見開いているため，歯科治療中でもボディランゲージによるアプローチを行いやすい状態にある．口腔領域を対象とする歯科治療においては，処置を行っている多くの時間は，コミュニケーションの基本的な手段である言葉が使えない状態にある．そのため，ボディランゲージによるアプローチが重要な役割をもつのである（図3-6）．

b．スキンシップ（スキンコンタクト）

　患児の手を握ったり，抱き上げたり，肩に手を触れたり，頭をなでることは，親近感を増大させ，不安を軽減させるのに有効な手段となる．これは治療中でも利用できる手段である．すなわち，歯科医が手を患児の肩や顔に優しく触れたり，介補者が患児の手を握ったりして勇気付けるのである（図3-7）．

c．合図

　痛みを感じた時やうがいをしたい時は，手を上げて合図をするなど，治療中に患児が意思を伝達する手段を決めておき，その合図があったら治療を中断することを約束しておくと，患児は安心して治療を受けることができる．このような約束をした場合は，必ずそれを守ることが大切である（図3-8）．

d．体動の抑制

　治療中の体動（突然手を上げたり，顔を動かしたり，足を踏ん張ったりする行動）は，治療の障害となったり，事故の原因となったりすることがある．このような体動がいけないことであるという意思の伝達には，言葉による規制だけでなく歯科医や介補者の手による抑制を併用すると効果がある（図3-9a，b）．

C．治療時間

　小児の注意の持続力は短く，心的飽和いわゆる「飽き」が起き易いために，長時間待たせることは好ましいことではない．治療方針に従って，迅速かつ能率的に治療を進行させるべきであり，小児の治療時間は長くかけない．診療椅子に着いてから，治療が終わって椅子を降りるまでの時間は，年齢差もあるがだいたい10分〜30分以内に止めるべきである．術者および介補者の緩慢な行動は，小児に不安を感じさせることが多い．とくに最初の1〜2回は，短いほうがよい．あまり長くなると，小児は飽きるばかりでなく暴れだし，次の来院時には拒否的態度を示すことがある．

第3章 小児との接し方（対応法）

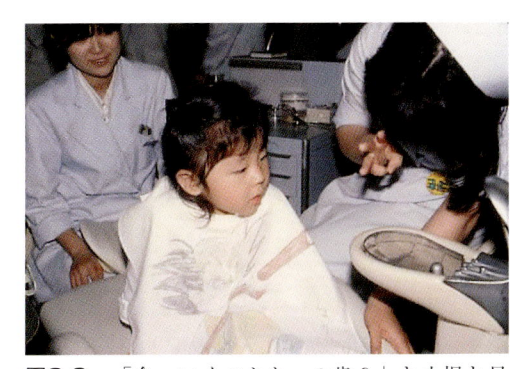

図3-6 「今，いくつかな，3歳？」と小児と目線を合わせながら，話しかけている．

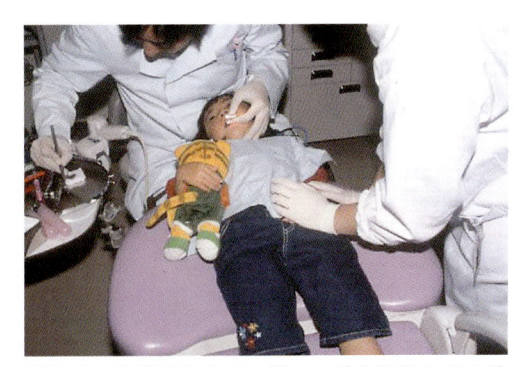

図3-7 歯科衛生士が，優しく手を握りながら治療している．

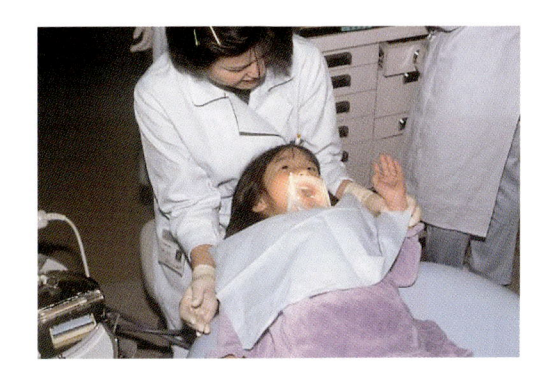

図3-8 「痛かったり，つばがたまったら手をあげてね」と小児の手をとって説明している．

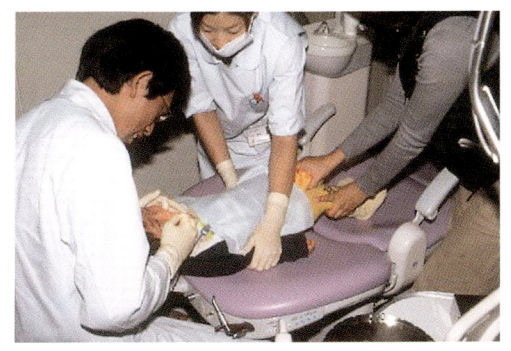

図3-9a やや緊張している小児を，歯科衛生士と母親が，両手と両足を軽く抑え，励ましながら治療を行っている．

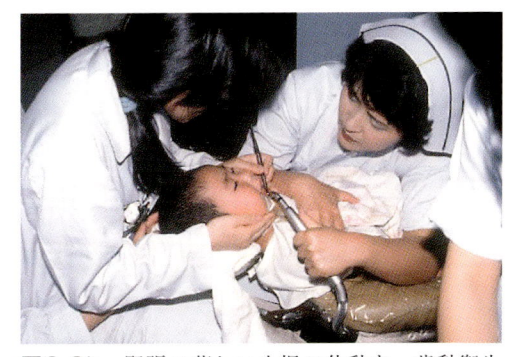

図3-9b 緊張の著しい小児の体動を，歯科衛生士が抑制しながら介助している．

　　図3-10a，bに示してあるように，一定時間じっとさせたい時や我慢させたいときなどに，砂時計やタイマーを見せながら処置を行うと，小児は目標がわかって協力的になることが多い．表3-3は，小児が一つの遊びに集中する時間と，それをもとに設定した年齢別の治療時間を示してある．治療は小児が興味を持つ対象とはならないので，当然遊び時間に比べて短く設定し，遊びの継続時間の1/2～1/3位の時間が適当と思われる．

47

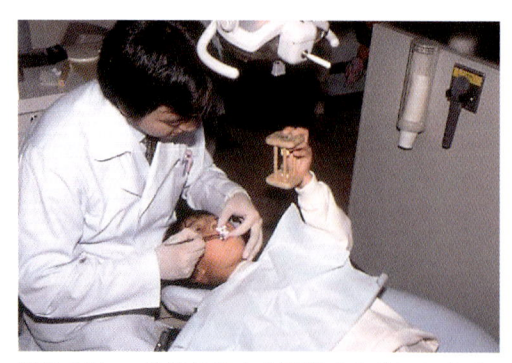

図3-10a 処置に要する時間を小児に知らせ，砂時計を見せながら治療している．

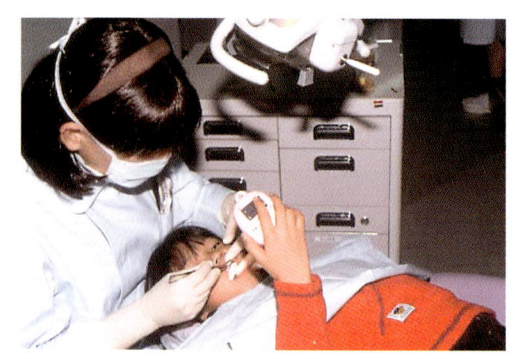

図3-10b タイマーを見せながら，処置を行っている．

表3-3 遊びの最長継続時間と歯科診療時間

年齢（歳）	遊びの継続時間（分）	歯科診療時間
1	21.1	10～15分
2	27.0	
3	50.3	15～20分
4	83.3	
5～6		60分以内

　1日のなかで治療に適する時間帯は，午前中であり，とくに10時～11時ころまでが望ましい．次いで午後の1時半～3時ころがよい．昼食前の空腹時は，空腹感に伴う怒りなどの不快情動が表出しやすいために，避けることが望ましい．

　これらの治療時間や時間帯は，小児が診療に慣れて協力的になれば，延長あるいは変更しても差し支えない．小児だけを治療する日時を定めて，彼らだけを集めることによって，そこに発生する集団力学的規制を積極的に利用するのは，効果的な場合が多い．

D．適切な診療方針

　成長発育期にある小児を対象とした歯科治療は，将来に大きな影響を与えることを十分考慮して，適切な診療方針に基づく治療がなされなければならない．

　すなわち，診査資料に基づき疾患のみならず，行動，発育（咬合），予防についての的確な診断を行い，それぞれの診断に対する治療計画を立て，適切な処置や対応を行うための診療システム（図3-11）を確立しておくことが大切である（図2-1参照）．

E．治療時の配慮

a．治療に用いる器具

　不必要な不安や恐怖心を起こさせる刺激条件を可能な限り減少させるため，必要以外の機械器具は置かない配慮が必要であり，使用器具もなるべく見せないことが望ましい．

第3章　小児との接し方(対応法)

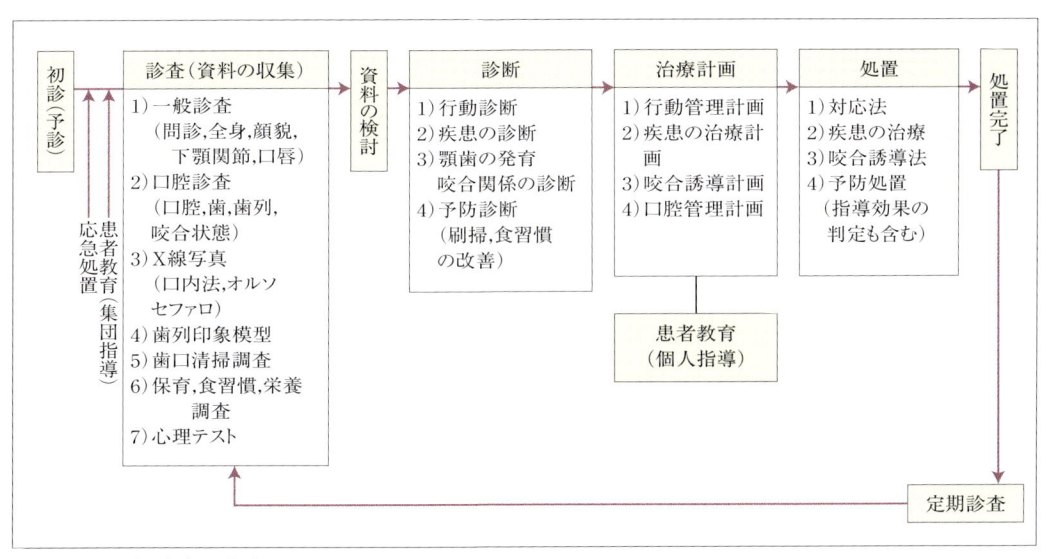

図3-11　小児患者の診療システム.

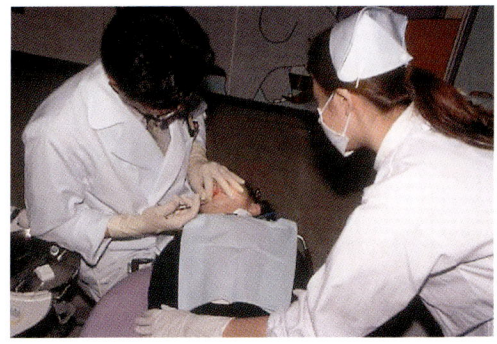

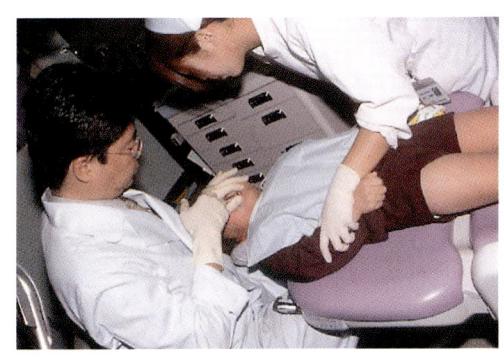

図3-12a, b　小児の表情や態度に配慮しながら，ブラインドテクニック(患児の目から注射器が見えないように，手を利用して視覚を遮断する．この時，手で患児の目を押さえるのではなく，視野に入らないように角度や手の位置を調整する．目を押さえると，患児は何かをされると感じて，著しく緊張するので，絶対に行ってはならない)で，上顎(左図)，下顎(右図)に注射麻酔を行っている(図5-5参照).

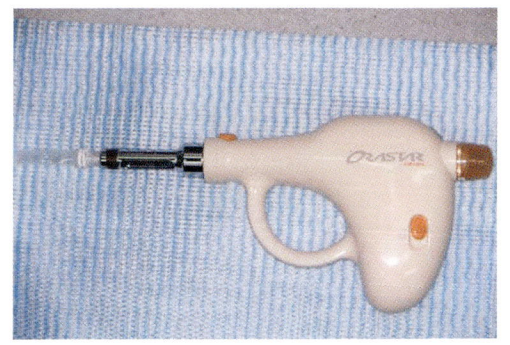

図3-12c　注射器に見えないように工夫されたもの.

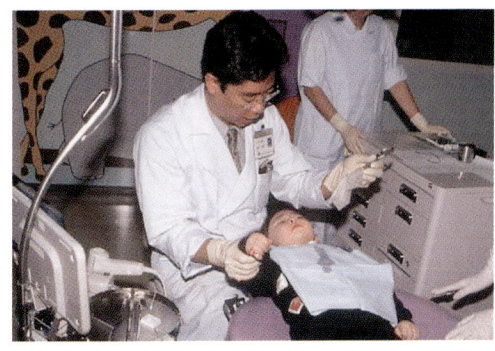

図3-12d　視野に入れてもよい器具は，使用する前に小児に見せて説明をすると，小児の安心感が得られる.

また，小児は口腔が狭小なため，小児用の器具を使用する（図3-12a〜d）．

b．低年齢の小児

　タービン，エンジンなどの音に対する恐怖を示すことがあるため，初めは簡単で刺激の少ない処置，たとえば口腔清掃，歯ブラシ指導やフッ化物塗布などを行って治療に慣らすように努める．これは，来院したときは何か治療をしてから帰ることを教えることにもなる．

　付き添い者が小児のそばにいることによって，小児の安心感は助長されるが，反面付き添い者への甘えの心理から，治療に対する情動変化の閾値が低下する傾向が認められるために，付き添い者は，診療室に入れないことが望ましい．しかし3歳以下の乳幼児では，母親との分離不安が強いため，治療に慣れるまでは母親の勇気付け，あるいは治療時の母親の同席を行うこともある（図3-13）．

c．抜歯・外科的処置

　小児に疼痛をあたえることをできる限り避けて，無痛的な処置を心がける．注射や抜歯は，強い情動変化を生ずるため，緊急処置を要する場合を除いて，小児が治療に慣れてから行ったほうがよい．初診時に行うと，強い恐怖感や不安感をうえつけて，その後の処置に支障をきたすことが多い．

d．防湿

　小児は唾液の分泌が多いので，防湿には十分注意する必要がある．小児は平常でも唾液が多いが，治療を開始すると緊張のために唾液の分泌量が増加する．このためバキュームや排唾管が不可欠である．また充填処置や歯髄処置では，ラバーダム防湿が必要である．小児歯科治療における防湿は，慣れると十分に行うことができて，一般に考えているほど困難なものではない（図3-14a，b）．

e．術者のマスク

　術者のマスクは，顔が見えず小児に不安，恐怖を抱かせることがある．しかし唾液や血液の飛散による感染や，タービンによる切削片などの塵埃をある程度防げることも事実である．著者は，通常はフェイスガードを着用し，必要に応じてマスクを使用している（図3-15）．

f．能率的な治療手順

　能率的な治療が大切であり，治療方針に従って，必要な器具，薬品を順序よく整えておくことは，治療に対する小児の心的飽和（飽き）を防止したり，治療時間を短縮するために有効である．

g．術者の情動の統制

　小児は，情動表出を統制することが困難で，刺激条件すなわち歯科諸施術の強弱に関わらず，最大の情動表出をする特徴がある．このため術者や介補者は自らの情動を統制し，つねに怒らず落ち着きを失わないことが肝要である．

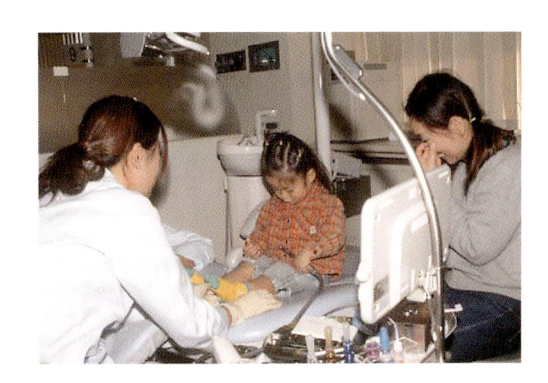

図3-13 分離不安の強い小児は，治療室に母親を同室させる．

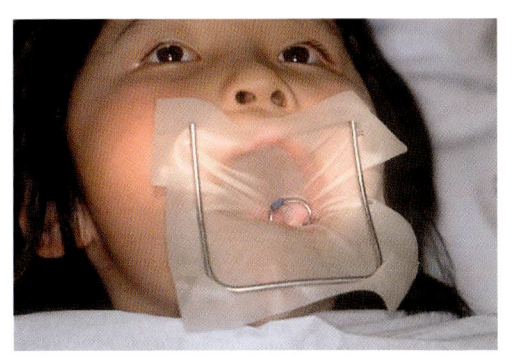

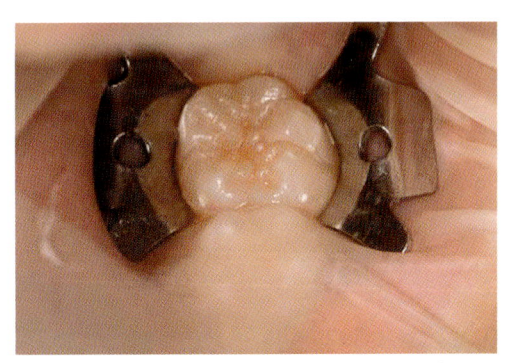

図3-14a，b ラバーダム防湿は，唾液の排除のほか患歯の明示，誤飲や軟組織損傷の防止，治療時間の短縮など多くのメリットがある（第4章参照）．

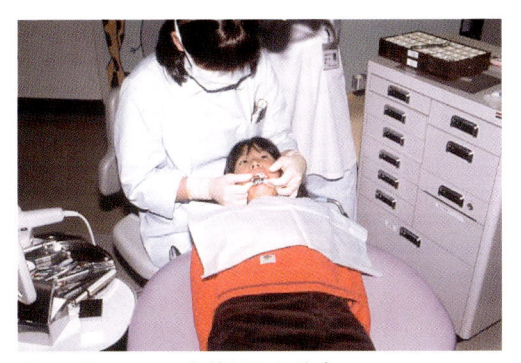

図3-15 マスクを着用した治療．

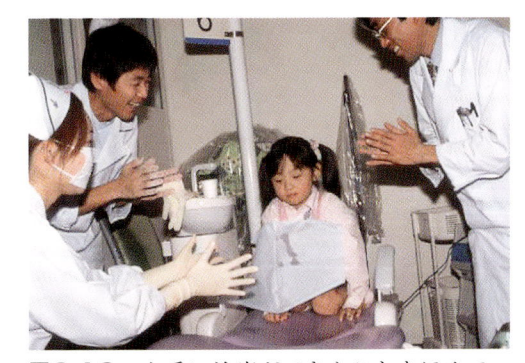

図3-16 上手に治療ができたことをほめている．

h．帰宅時の対応

　治療が終了し診療室を出るとき，術者が優しく「さよなら，またいらっしゃいね」，「今日は，よくがんばったね」など，治療の締め括りとして声をかけたり，頭を撫でたりすることは，小児に親近感を持たせ，次の来院を期待させる上でも効果的である（図3-16）．

2　行動療法（行動変容技法）

　小児の対応において，小児の行動理論や心理学的見地に基づいた行動変容法的な方法が用いられているのでこれについて解説する．

　従来の心理療法は，おもに神経症的な障害を治療対象としていたのに対し，行動変容法は人間の示すあらゆる不適応行動（maladaptive behavior）を対象にして，その変容や修正を目指している．すなわち行動変容法は，不適応行動の学習を取り消したり，新しく学習し直すという考え方に立つものである．

　小児歯科臨床で用いられる多くの行動変容法技法のうち，不安軽減のために用いることができるのは，①系統的脱感作法（TSD法），②オペラント条件づけ法　③トークンエコノミー法　④レスポンスコスト法　⑤モデリング法　⑥バイオフィードバック法　⑦タイムアウト法などと考えられる．

1）系統的脱感作法

　系統的脱感作法は，逆制止の原理を発展させた治療技法であり，適応不良によって生じた不安の軽減に最も良好な手段の一つである．

　患者に心身を弛緩させる方法（リラックス法）を教え，弛緩の状態にしておいて，問題となっている不安・恐怖の刺激を，弱いものから順次に強い刺激へ段階的に繰り返して与えていき，不安および恐怖の反応を克服させようとする方法で，一種の慣れを起こさせるものである．

　系統的脱感作法の変法として現実的脱感作法がある．これは不安刺激を現実の対象や場面で与える方法であり，診療機器や診療行為に対する恐怖などに応用できる．有名な方法にAddelston, H. K. のTell Show Do（TSD）法がある．この方法は，未知の環境である診療器具や術者に対する小児の恐怖を克服させてやる方法である．

〈Tell Show Do（TSD）法〉

① Tell：これからどのようなことを，どのように行うかを小児にわかるように話す．
② Show：それに用いる機械・器具を繰り返しみせる．
③ Do：話して，聞かせたとおりのことを鏡で見せながら行う方法である．

　すなわち段階的に恐怖対象へ実際に直面させていく（話して，みせて，それから行う）といった手続きを行うことにより，不安，恐怖を誘発するような刺激に徐々に順応させ，その体験を通して小児の恐れを克服させ，それぞれの状況に対応できるように導いてから行う方法である．

　不協力な健常児や心身障害児のトレーニングには，トレーニング進行表を利用すると有効である．著者らは，歯科診療に必要な達成目的を細かく設定し，来院回数ごとにチェックを行い，小児の適応行動を徐々に増大させるのに役立てている（図3-17）．

　このトレーニング法は，小児の不適応行動を克服しやすいものから順に（系統的に）消去していくために，現実の治療場面で使用する器具を使用して不安刺激を与える，い

来院回数	1	2	3	4	5	……10……
年・月・日						
家庭での口腔管理						
母親の入室有無						
入室						
chairにのる						
chairにねる						
ブラッシング						
ミラー						
探針						
ロールワッテ						
3-way（風）						
3-way（水）						
バキューム						
エンジン（+ロビンソン）						
エンジン						
タービン						
タービン+バキューム						
エンジン+3-way						
その他						

（トレーニング進行状況）

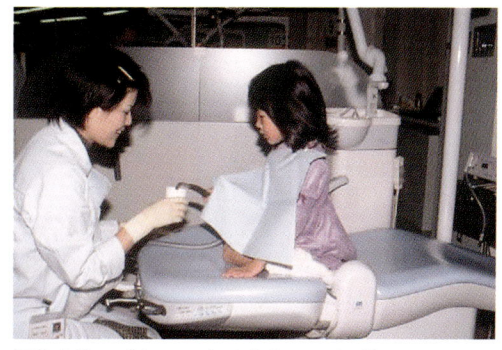

図3-18　バキュームのトレーニング

図3-17　トレーニング進行表．

わゆる現実的脱感作法を応用したものである．なお著者らは，この方法にTell Show Do法を取り入れたり（図3-18），後で述べるモデリング法との併用も行っている．

　こうしたアプローチを用いる際には，小児が十分理解できるような言葉や方法を用いることが必要である．この現実的脱感作法は，イメージ力に乏しい小児にとって有効な治療技法の一つである．なお，不安や恐怖対象に対して，患者の接近行動があった場合には，これを賞賛するといったオペラント条件づけの原理を応用して，その接近行動を強化していくことも忘れてはならない．

2）オペラント条件づけ法（道具的条件づけ法）

　強化因子を与えたり，取り除いたりすることをオペラント（道具的）条件づけという．オペラント条件づけによる行動変容法とは，正あるいは負の強化因子を操作することによって偏りのある行動を弱め，望ましい行動を強めていこうとするものである．

　歯科治療においては，望ましい行動（治療に協力的な行動）をとる小児には，正の強化を随判させることによって，その望ましい行動を強めるのである．社会的な強化因子としては，ほめ言葉や親しみの表現があり，具体的なものとしてはシール，ワッペン，玩具，絵本などがある（図3-19a，b）．

　望ましくない行動（不協力な行動）をとる小児には，負の強化因子を随伴させるか，与えられていた正の強化因子を，望ましくない行動が生起するたびに取り上げるのである．負の強化因子としては，身体の抑制，叱責，無視，タイムアウトなどがある．

　これらの方法は，反応に対して毎回必ず強化因子を随伴する，すなわち連続強化をす

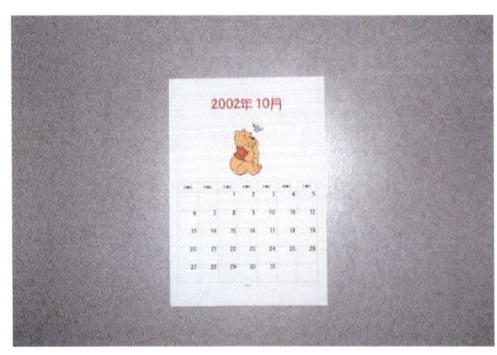

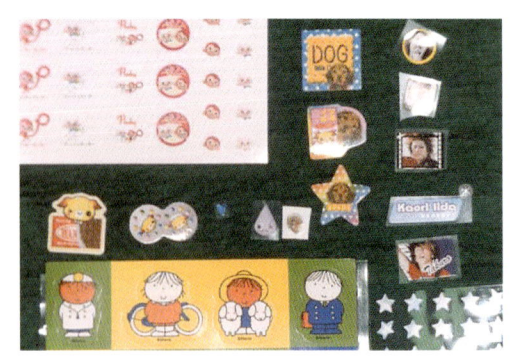

図3-19a, b オペラント条件付けに使用するカレンダーとシール．シールを母親に管理させ，歯磨きがきちんとできた時や，ゆびしゃぶりをしなかったときに，カレンダーにシールを貼り，検診時に持参させてチェックする．トークンエコノミー法と併用すると効果的である．

ることが必要である．小児が段々協力的になった場合には，ほめ言葉やワッペンなどを連続して与え，強化していくのである．正の強化と負の強化による技法は，それぞれ単独に行うより，両者を併用して望ましい行動の促進と望ましくない行動の除去を行っていくのである．

3）トークンエコノミー法

トークンとは代用貨幣という意味で，カードやシールあるいはポーカーチップのような円盤などをいう．またエコノミーは，現代の貨幣経済と同じようにトークンが，お金の代用をするために用いられている言葉である．すなわち，あらかじめ決められた行動を獲得するたびに一定のトークンが渡され，それがある数になったときに欲しいものと交換できる仕組みとなっている．

この方法は個人にも集団にも応用できるものであり，精神病院をはじめ，心身障害者施設，非行の矯正施設，普通の教室，家庭，さらには自閉症児の行動変容など広く応用されている．この方法を導入するに際しては，次の点を明確にしておく必要がある．①目標となる行動をはっきりさせる，②交換する物を決めておく，③トークンの種類や与え方，交換の方法を決めておく．

4）レスポンスコスト法

この方法は，トークンエコノミー法と併用されている場合が多い．レスポンスコストとは，ある特定の行動の強化因子として小児に与えられていたトークンを，その適応行動とは逆の不適応行動をとった場合に，その程度に応じて小児からをトークンを取り上げることである．あるいは小児に与えていた特定の権利（たとえば小遣い銭など）を不適応行動を起こした場合には与えないという手続きである．

この種の行動変容手続きでは，その適応行動がその後も定着していくように配慮することが大切である．すなわち物的強化因子から社会的強化因子へ段階的に切り替えていき，特定条件下で形成された行動を自然環境でも長期に持続させるような工夫が必要となる．

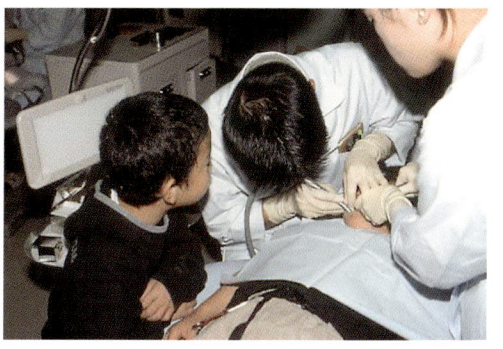

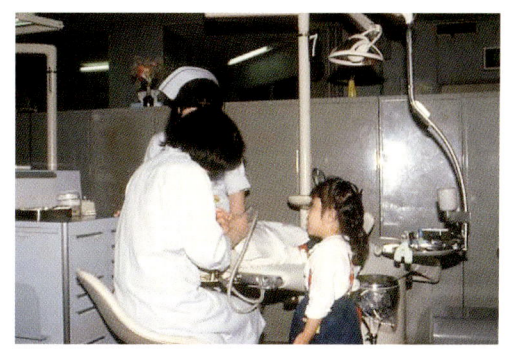

図3-20a, b 治療に慣れた年長者（兄，姉）の治療を弟や妹に見学させる．生モデリング法の応用である．

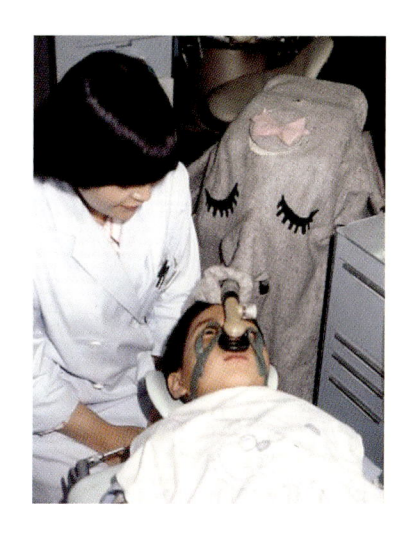

図3-21 あらかじめテレビで観察させたアニメーションの象を使用して，そこに登場した象（麻酔器にかぶせてある）を使用して，笑気吸入鎮静法を行っている．

5）モデリング法（モデリング学習法）

　モデリングは他人（モデル）の行動を観察することで，他人と同じような行動を習得できるものである．恐怖や不安に基づく回避行動をとる小児も，他の小児がなんらの障害もなくその恐怖対象へ接近していく行動をただ観察するだけで，その小児の回避行動は消失するのである．社会的模倣やきょうだい関係のメカニズムがこれに相当する（図3-20a, b）．

　モデルには，①実際の診療場面を見学させる「生モデリング」(live modeling)，②診療場面をビデオテープやスライド，フィルムなどに記録したものを観察させる「象徴モデリング」(symbolic modeling)がある．

　生モデリングのほうが有効ではあるが，象徴モデリングでも現実に診療場面をみたり，聞いたりする場合と同様小児が協力的になることが多い（図3-21）．

　モデリング法が他の技法に比べて有利な点として，次ような利点がある．①モデルの一連の行動パターンを連続的に観察することによって，その行動の変容過程を全体的に把握でき，相当の複雑な行動でも速やかに学習することができる．②モデルが生のもの

であろうと象徴的なものであろうと，いずれもグループ治療ができる．③観察者の行動は，モデルが強化されることによって促進され，観察者が直接強化を受ける必要がない．

　モデリングの成果としては，①観察者がモデルの行動を観察することにより，いままでまったく知らなかった行動様式を，試行錯誤することなく学習できる．②観察者がモデルの行動を観察することにより，いままでに学習されている行動様式をより促進させたり，制御させたりすることができる．③モデルの行動を観察しているうちに，観察者がその行動につられて，その行動を行いやすくすることができるなどがあり，小児が歯科治療という新しい場面に直面した場合の適応の仕方を楽に理解させる手段として，種々の場面に応用できるものである．

3　鎮静減痛法

　患者の意識を失わせることなく，不安や恐怖心による精神的緊張を和らげて，治療に協力させようとする方法である．有意識下鎮静法あるいは精神鎮静法とも呼ばれている．意識消失を伴う全身麻酔とは，異なった範疇に属するものである．

　この方法としては，物理的な原理を応用するもの（聴覚減痛法），薬物を応用する笑気吸入鎮静法，静脈内鎮静法，前投薬の経口投与（内服），心理的なもの（催眠法）などがある．

1）聴覚減痛法（視聴覚減痛法）

　聴覚減痛法は，ヘッドホーンを使用して患者に音楽などを聞かせることによって，切削音などの不快な音を遮蔽し，患者の緊張や恐怖心，疼痛を軽減させることを目的としている．

　音の遮蔽効果には，ヘッドホーンで両耳をおおうことによる効果と，音の物理的効果（二つの音は強さが同じである場合，高い音は低い音に消される効果）の両方がある．すなわち，患者の好む音楽（低い音）がやや大きければ，不快な切削音や金属の触れ合う音など（高い音）は，ある程度消すことができるのである．また，この方法は，音楽によって気分を紛らわしたり，治療に対する集中力を分散させるなど，患者がリラックスするという心理的な効果ももっている．

　聴覚減痛法に使用する音楽は，患者の好みにあうものが望ましいため，できるだけ多くの種類を用意する．小児用のものとしては，テレビマンガの主題歌，童謡，子守唄，物語（昔話）などを使用すると効果がある（図3-22a，b）．最近は，AV機器の発展に伴い，画像と音声を利用した視聴覚減痛法も応用され始めている．

2）笑気吸入鎮静法・静脈内鎮静法

　本法は，低濃度の笑気（20～30％）と高濃度の酸素（80～70％）の混合ガスを患者に吸入させることにより，中枢神経系を抑制し，患者の意識を失わせることなく有意識のもとで歯科治療における患者の不安感，恐怖心，緊張感を取り除き，痛みに対する反応を

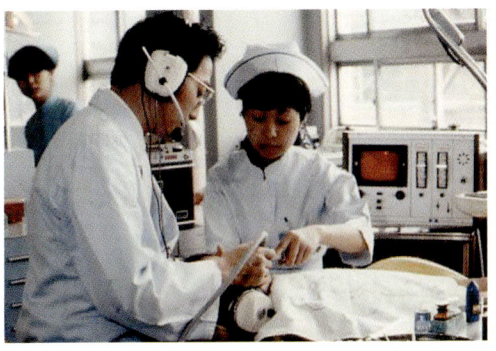

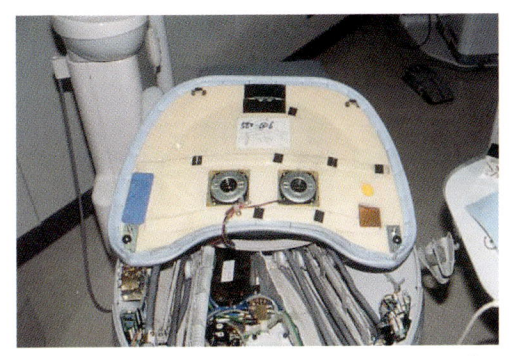

図3-22a, b　聴覚減痛法による治療（左図）．ボディソニック®の応用として，歯科用ユニットにスピーカーと振動装置を取り付けた体感音響装置（右図）．音楽と振動（ステレオ音の低音部に同調）を利用して患者をリラックスさせる．

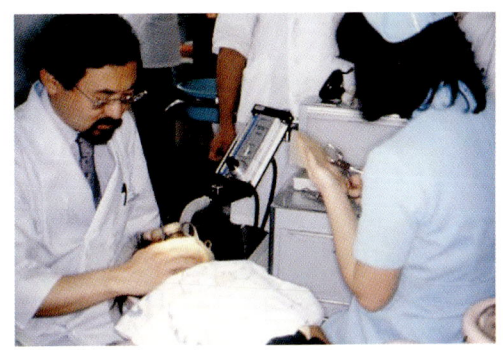

図3-23　笑気吸入鎮静法による治療．

減少させ，歯科治療に協力させる方法である．

　静脈内鎮静法は，精神安定剤や催眠剤（静脈麻酔剤）を少量，静脈内に注射または点滴することにより，鎮静状態を得るものである．

　笑気吸入鎮静法は，正しく行えば安全性の高い方法である．しかし，その鎮静効果は静脈内鎮静法と比較し弱いために，それだけ心理的アプローチが大切である．一方，静脈内鎮静法は，鎮静効果という面で優れているが，術者の麻酔に対する知識と技量が要求され，救急蘇生の設備も要求されるため，病院歯科のような所でないと使いづらい．しかし，これらの方法の利点，欠点を熟知していれば，十分な鎮静効果，鎮痛効果を発揮する（図3-23）．

3）前投薬

　ここでいう前投薬とは，小児の興奮や緊張で歯科治療が行えない場合，あらかじめ治療前に鎮静剤などの薬剤を与えて，治療を行いやすい状態にすることである．小児の歯科臨床での前投薬としては，鎮痛・鎮静剤，催眠剤，精神安定剤，抗ヒスタミン剤などがおもに用いられる．

　精神安定剤は，向精神薬とも呼ばれ，心理面に作用して気分を安定させると同時に，硬くなった筋肉をときほぐし，これを鎮めて心身両面から効果を挙げるもので，副作用

が少ないのが特徴である．これは大別して，major tranquilizer（強力精神安定剤，神経遮断剤）とminor tranquilizer（緩和精神安定剤，抗不安剤）の2種類がある．歯科外来で用いられるのは，minor tranquilizerである．

4）催眠療法

催眠療法は，暗示療法とも呼ばれ薬物を応用することなく，暗示により特殊な意識状態をつくる方法である．催眠状態およびそれによって引き起こされる種々の心身に及ぼす影響を利用して，患者の対応はもちろん，心理療法を含めて広く心身両面から歯科治療に役立たせようとするものである．

催眠法を応用して歯科治療を行う場合は，催眠法について十分理解し，催眠技法に習熟した後に，患者や保護者の了解を得た上で誘導する必要がある．

4　年齢別の対応法

乳児期，幼児期，学童期に分けて，一般的に留意すべき点と対応法について述べる．

1）乳児期（生後1年以内）の対応

乳児は母親の膝の上で診察する．治療が未経験の乳児は，治療前は無関心なことが多く，治療の開始により痛みなどを実際に経験することにより，泣き騒ぐなどの情動変化を表出する．乳児をあやす場合，優しく手を取り，玩具などを持たせると，玩具に気を取られ，治療への恐れは軽減される．あやそうと思って，必要以上に大げさな表情をしたり，大声を出すことは，逆効果を招く．

乳児期の言語理解は，きわめて未熟であり，単に言語音声を聞くだけでなく，非言語的な手がかりが言語理解を助けているといわれている（図3-24a〜c）．

2）幼児前期（2歳以下）の対応

2歳ころまでは術者との会話は，よほど単純なものでないと無理である．しかし，話せないからといって，話がまったく理解できないわけでなく，声の調子，表情や態度などで補いながら話しかけると，ある程度までなんらかの意味を感じ取ることができる．これは理解することのほうが表現することに優先するためである．

この年齢では，未知の人やものはすべて危険なものと知覚する傾向があり，治療室に入ると極端な緊張を示し，歯科医にも不安感，恐怖心を示しやすい．しかし術者の優しい言葉遣いや話しかけによって安心させることができ，簡単な処置などは比較的容易に開始することが可能である．またこの年齢は，注意の集中時間が非常に短く，飽きやすいので，治療時間はできるだけ短時間で終了するように配慮しなければならない．

この年齢の小児も分離不安が強いため，治療時は保護者を同室させたほうがよい．

3）幼児中期（3〜4歳）の対応

この年齢になると，会話が可能になり自分に言われたことを理解し始めるようになる．しかし見知らぬ人や見慣れぬ場所などに対する恐怖心を持ち続けていると同時に，予防

第3章　小児との接し方(対応法)

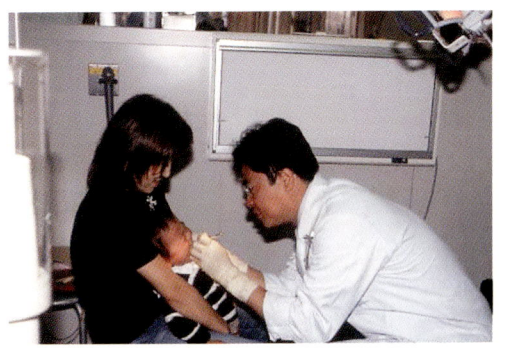

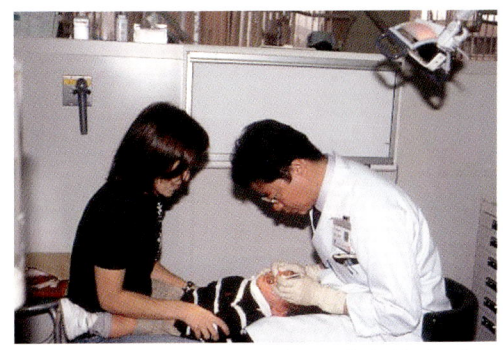

図3-24a，b　低年齢の小児の診察は，母親の膝の上(左図)，あるいは右図のように母親と対面できる位置で行うと，小児の恐怖心を軽減できる．

図3-24c　小児が親しみやすい玩具やぬいぐるみを用意しておき，治療中小児に持たせると有効である．ぬいぐるみはモデリング法にも応用できる．

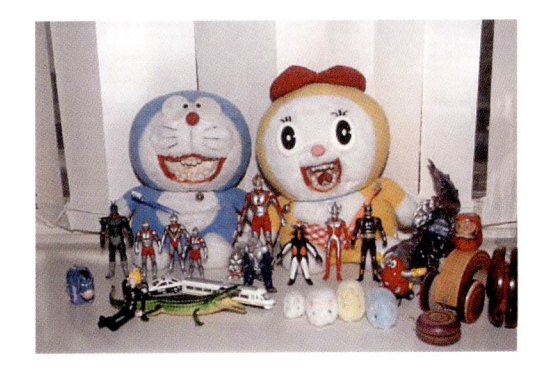

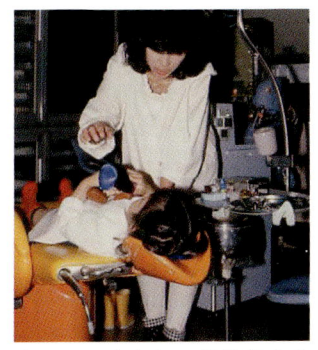

図3-25a　母親を介して，歯磨きの動機付けを行っている．年少な小児は，母親の言葉のほうが理解しやすい．

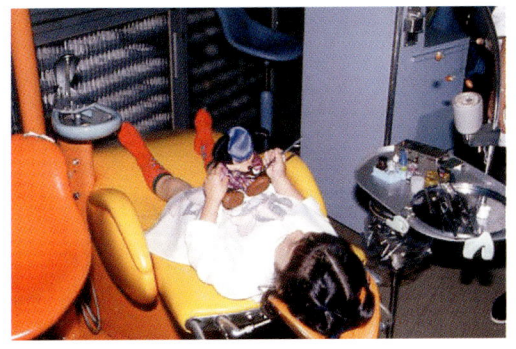

図3-25b　ミッキーマウスを利用して，母親の話を復唱させている．

　注射や病気，ケガなどの治療経験から，医師に対する恐怖心が加わり，歯科医にも転化している．歯科治療に対する情動変化は，タービン切削，エンジン切削，注射，抜歯などのすべての処置において同程度に示され，何をやられても怖いという年齢である．3歳児は4歳児に比べてその程度は強い．この時期の対応は，他の年齢段階と比較して，一番難しい時期といえる．

恐怖心を除去するには，できるだけ優しく話しかけ，決して恐ろしいことではないことを説明し，話し終わったら説明したことを小児に復唱させて，それが理解されたかどうかを確認する．説明には，前述した診療器具のための代用語を用いると，非常に効果的である．この年齢以上の小児は，母親を待合室で待たせて，診療室では一人で治療を受けさせるほうが，術者に早く慣れてくる（図3-25a，b）．

4）幼児後期（5〜6歳）の対応

　この年齢になると言語表現能力も発達し，歯科医の説明や説得を理解できるようになる．身体に対する価値観も高まり，身体を大切にすることの意義も理解できる．しかし反面では，身体に危害が加わることに過敏となり，不安感を持っている．

　歯科処置では，注射，抜歯などに強い情動変化を示す．また術者に対する不安や恐怖とともに，治療行為にも疑いの目を向けるようになり，「どこが痛いか」と尋ねても，「どこも痛くない」と治療に対して自己を防衛しようとすることも多い．術者は，彼らが恐れていることを聞き出し，あらかじめその恐れの内容を表出させ，説得して安心させる．たとえば，タービン，エンジンなどの切削器具を見せて，それに触らせたり握らせたりして，恐怖心を取り除くTell Show Do（TSD）法など一部の行動変容技法を試みることも一方法である（図3-26a〜e）．

5）学童期（6〜12歳）の対応

　幼児期から学童期への移行は，小学校の入学ではっきりと区別され，生活環境の変化をきたし，心身ともに異なった様相を示すようになり，個人差が明瞭になってくる．しかし感情や情緒はまだ不安定で，外界の刺激に影響されやすい時期である．食欲を中心に欲求が強くなり，行動は欲求に支配されることが多い．自我意識の発達が不十分で，自分の行動に責任がもてるところまでは発達していない．これらは低学年の6〜7歳児に著しい．

　この年齢になると，身体安全に関する恐怖は幾分減少し，医師や歯科医師を恐れることも幾分少なくなるといわれている．しかしながら外科処置たとえばケガをしたり，抜歯のような身体的損傷に対する強い恐怖はよくみられる．

　一方，言語的表現能力や理解力は一段と高まり，社会性も備わってくるため，歯科治療における不安や恐怖に対する現実的な検討が可能になる．すなわち小児が恐れているものや不安を抱いていることについて，その内容を十分に説明し，一般的な対応法で鼓舞と激励を繰り返すことにより，治療に適応させることもできる．

　図3-27は初診時に著しい緊張を示したが，各種の対応法により笑顔で来院できるようになった小児である．顔の表情や手からリラックスしている様子がわかる．小児は，表情が非常に豊かである．歯科医は，治療中の小児の態度や表情を観察し，臨機応変に対応する必要がある．いいかえれば，小児患者の出す信号をキャッチするための感受性を備え持つことが，不可欠である．

第3章 小児との接し方(対応法)

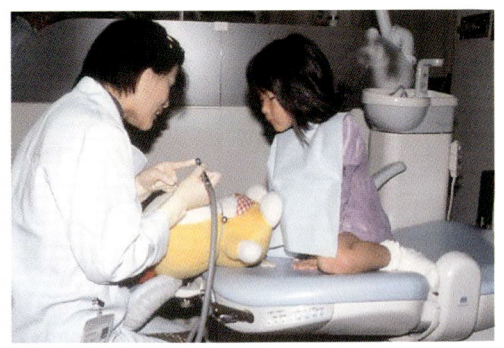

図3-26a　これから何をするかを説明している．

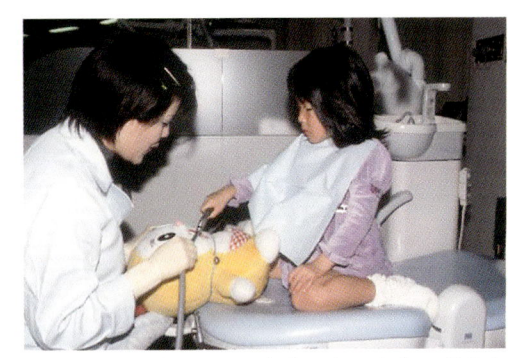

図3-26b　説明したことを，どのように行うかを見せている．

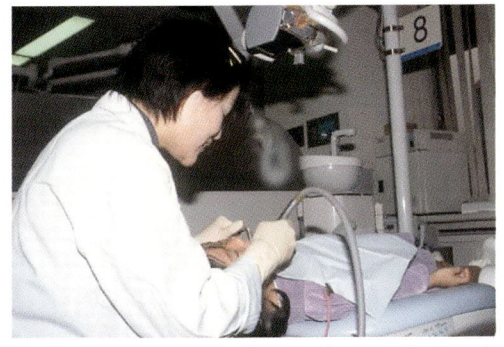

図3-26c　説明して，行って見せたことを，実際の治療で行っている．小児は，照明器具に付けられているリトラックミラー®で治療の様子を観察できる．

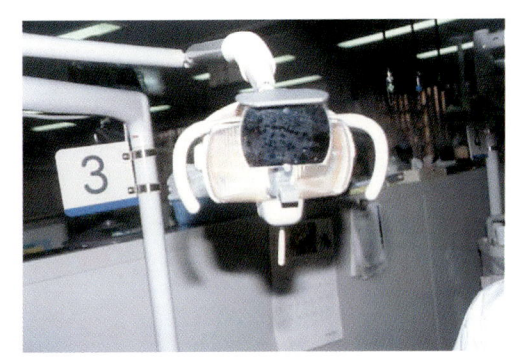

図3-26d　照明装置に設置してあるリトラックミラー®．

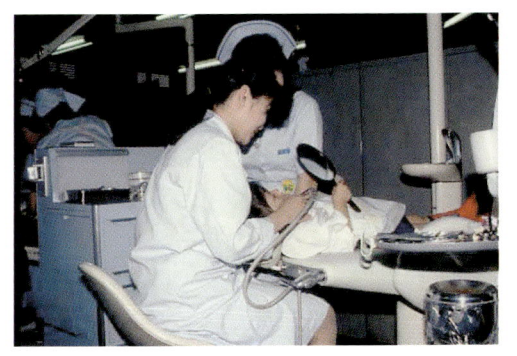

図3-26e　リトラックミラー®が無い場合は，手鏡を小児に持たせて，口腔内を見せながら治療を行う．

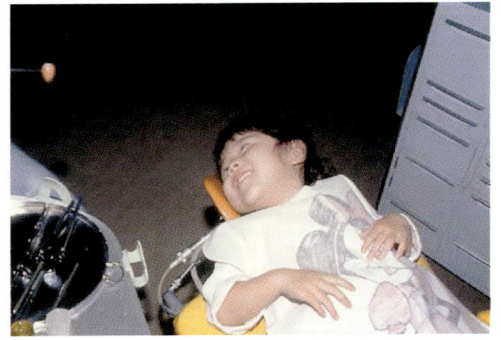

図3-27　種々の対応法を利用することにより，笑顔で治療を待つことができるようになった．

61

4 年齢別の対応法

　図3-28に小児の協力状態と各種の対応法の関係を示してある．各種の対応法は，小児の協力状態に応じて適宜選択するが，小児の協力状態は種々の要因によって左右されるため，その時の小児の身体的心理的状態によって，対応法を的確に選択しなければならない．また各種の対応法は，歯科治療に対する不安感や恐怖心の強い小児を，歯科治療に協力できるようにするための広義の行動変容法ともいえるものであり，その最終ゴールは特殊な装置や薬物，道具を用いることなく，通常の歯科治療が行える一般的対応へと導くための手段であるともいえる．

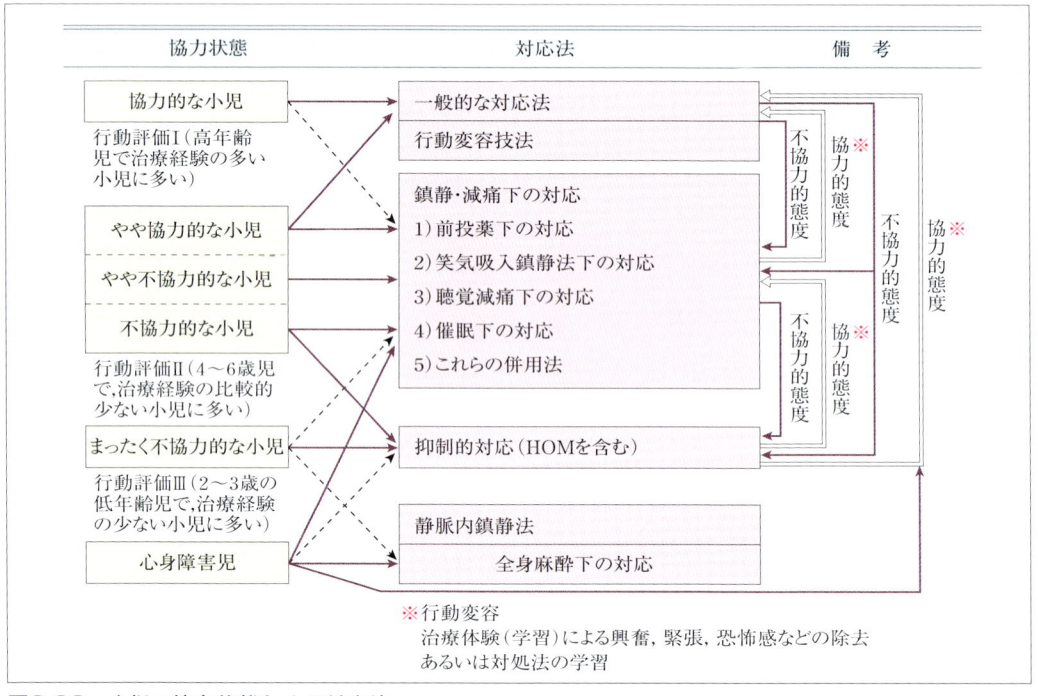

図3-28　小児の協力状態とその対応法．

ひとこと　『子供好きか否か』
(H. K.)

　小児歯科の治療で一番のポイントは，いかに子供に親近感を持ち，寛容に対応できるかということです．的確な診断，治療は当然ですが，それ以前に子供に受け入れられなければ問題外です．子供は本能的に大人の庇護を求めるもので，この先生は自分のことが好きか嫌いかを敏感に察知します．つまり子供の好きな人は子供に受け入れられやすく，治療も比較的円滑に進むでしょう．逆に子供が嫌いな人は，残念ですが小児歯科の臨床には向いていないといえます．訓練したら改善できるものではないので，適正さが要求される分野だと思います．

第3章 小児との接し方（対応法）

初診患者にどう接しているか

岩寺環司（札幌市北区）

　当医院では初診患児の保護者に，まず問診票を書いてもらいます．患児の主訴・健康状態・妊娠中および生後の経過・家族状況・性格・癖・歯磨き・食生活・治療・通院等について記入してもらい，患児の状況を把握します．その後，衛生士が患児と保護者を迎えに行き，診療室に入ってもらいます．診療室では，まず保護者に問診を行い，その後，最初に歯科衛生士が患児の口腔内検査を行います．レントゲン検査が必要な患児にはレントゲンの撮影を行ってから，歯科医師が再度患児の口腔内検査を行い，必要があれば応急処置をします．これは，歯科医師に恐怖を抱いている患児に対し（患児からすれば恐い男の歯医者さんが初めから診察するのではなく），やさしい歯科衛生士のお姉さんが最初に対応してくれることにより，意外とスムーズに診察に入ることができるようです．また，服装やマスク等にも恐怖心を持っている患児もいますので，白衣ではなくTシャツやトレーナーで診察を行い，初診時はマスクをつけずに対応しています．その後，必ず母親教室に参加していただき，歯・ムシ歯・予防・食生活・治療内容・費用等，当医院のシステムをよく理解していただいてから，治療・予防を行います．これも患児にとっては，何度か歯科医院に来院することにより，歯科医院に慣れることから医院に対する恐怖心が薄らいでいくことになるようです．また，診療前にはTell・Show・Doを用い，器具機材に患児が慣れてから治療を行っています．

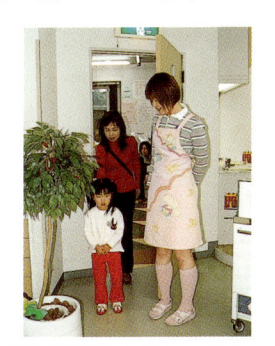

図A　歯科衛生士が患児と保護者を迎えに行く．

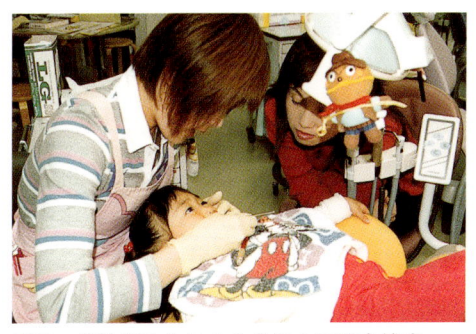

図B　歯科衛生士による患児の口腔内検査．

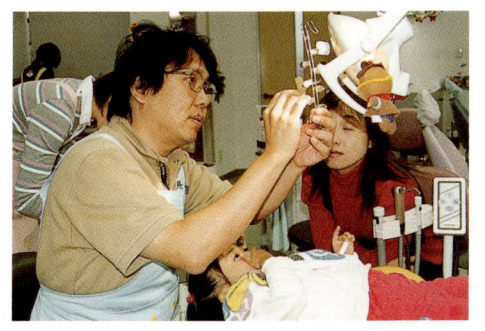

図C　歯科医師が口腔内検査を行い，保護者に説明しているところ．

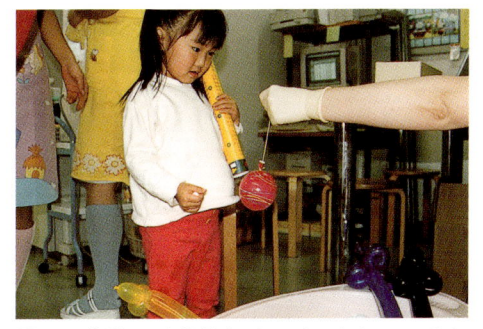

図D　患児にご褒美をプレゼントしているところ．

ケース レポート

診療室への導入（待合室から診療台まで）

前山善彦（北海道美唄市）

1　はじめての方：保護者とともに入室，スタッフが診療台まで案内をする．

図A　入室前にレストレイナーを用意するかを決定する（問診票と患児の様子を参考にし，年齢のみでは判断しない）．口腔内診査後，原則として保護者の方は（治療計画の説明，ブラッシング指導を済ませてから）退室してもらう．希望のある方は，ユニット脇の椅子に座ってもらう．その際は，子供さんの手を握るか，足に触れていてもらう．レストレイナー使用の際は，器具の上から足を触ってもらう．

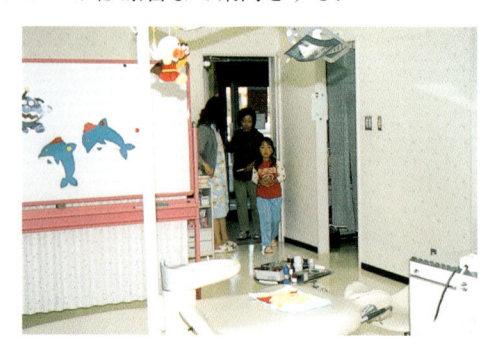

2　再来院の方

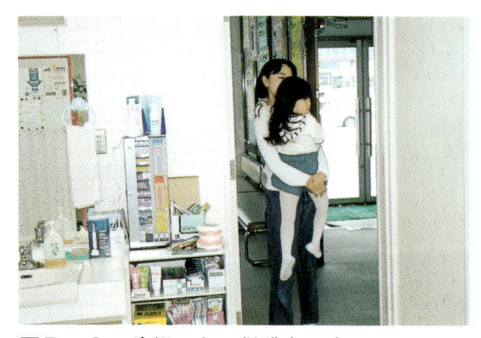

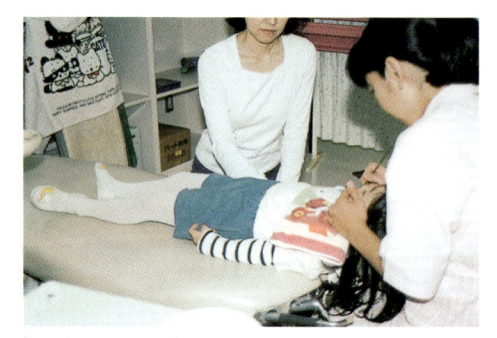

図B，C　希望のある保護者の方のみ，ユニット脇に座ってもらう．処置の内容や患児の様子を考慮し，退室をお願いすることがあり，保護者の方の同意が得られたときは退室してもらう．レストレイナー使用に関しては，処置内容，患児の様子を考慮し，毎回使用するとは限らない．2回，3回と治療が進み，慣れてくると，スタッフが子供を呼びに行き，患児のみ入室し，自分でユニットに上がってもらう．また，保護者と一緒に入室し，ユニットに患児が上がったら，保護者のみ退室してもらう場合もある．

図D　最近は，少子化，夫婦共働きの家庭の増加により，父親や祖父母が患児を連れてくるケースも増えており，問診票の内容の正確さや患児の日常生活の様子をうかがうのが困難となり，レストレイナー使用の有無や同伴入室の中止などの判断がむずかしくなっている．地域性なのか，時代なのか，母子・父子家庭も増加しており，さらに判断が困難となっている．つねに患児の様子をうかがい，保護者の方（連れてきた方）の話を聞き，ケースバイケースで対応しているのが現実である．

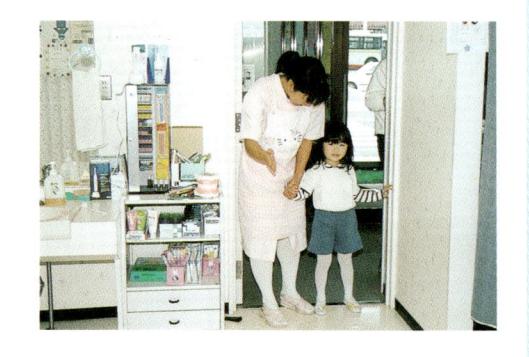

第3章 小児との接し方（対応法）

小児との接し方

石井　香（福岡県前原市）

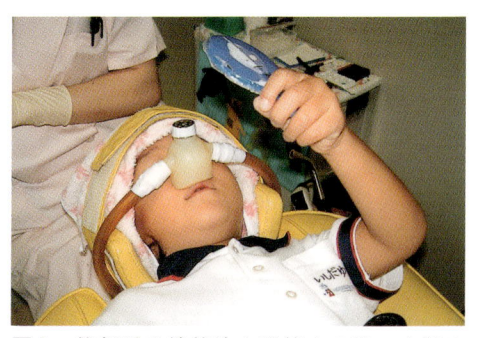

図A　笑気吸入鎮静法：恐怖心の強い小児の治療や外科的処置等の時とても有効である．

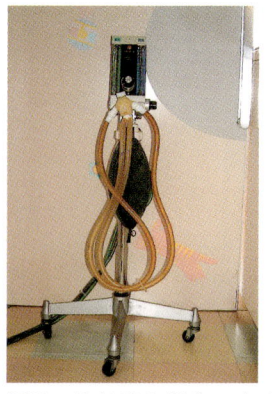

図B　笑気吸入器も，今はこんなにコンパクトで使いやすくなった．

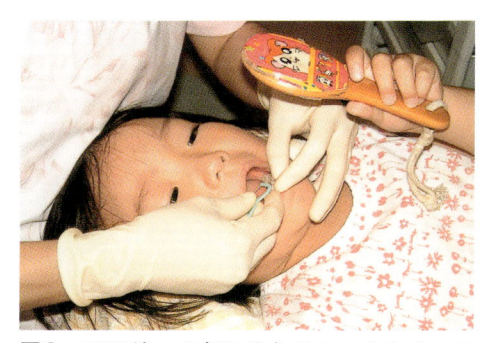

図C　TSD法：お気に入りのキャラクターの鏡を持って治療を見せると恐怖心や不安が軽減する．

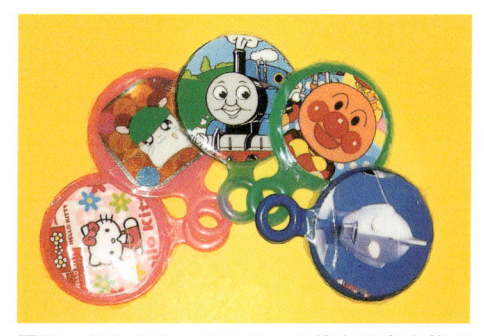

図D　どんなキャラクターの鏡も工夫次第ですぐにできる．

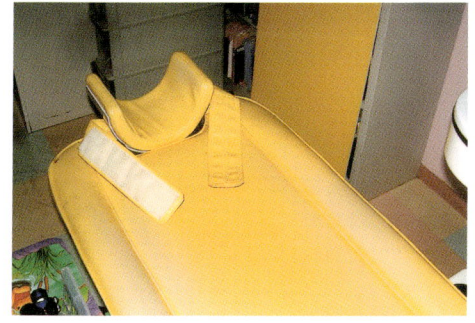

図E　非協力児の治療の場合，保護者の同意を得て抑制治療を行うが，全身を拘束する抑制器具は小児に恐怖心を与える上に，保護者にもよい印象を与えない．頭部のみを固定する抑制用ヘッドレストを特注して使用している．体はスタッフが抑える．

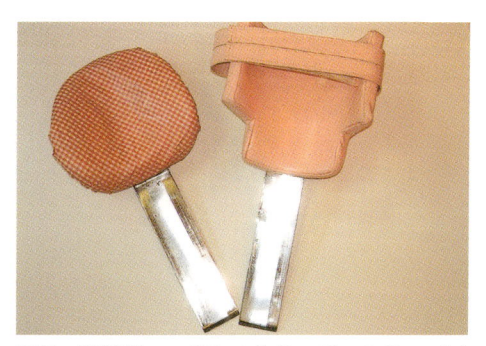

図F　抑制用ヘッドレストはマジックテープで調整ができ，簡単に通常のヘッドレストに，差し替えができる．

ケース レポート

コミュニケーションのはかり方

矢田育男（福岡市東区）

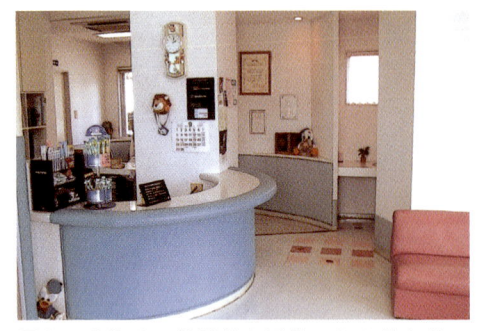

図A　受診は，保護者が同伴のため落ち着いた雰囲気作りの配慮は欠かせない．子供達が歩行中や遊び中の転倒等のアクシデントを防ぐために角を丸くしたり，死角のないオープンスペースの配慮も必要である．

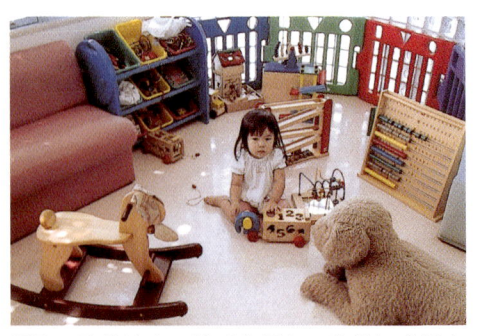

図B　子供達は，遊びを通じて生活に必要な力を身につけている時期であり，玩具も子供達が本来持っている能力を引き出せるものを選択している．

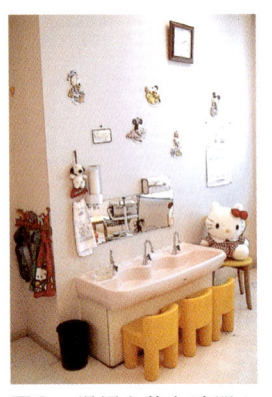

図C　退屈な待ち時間や治療終了後の子供達の心の整理にも，ブラッシングコーナーは有効に利用できる．色使いは，パステル系のものを選択して和むような雰囲気を演出している．

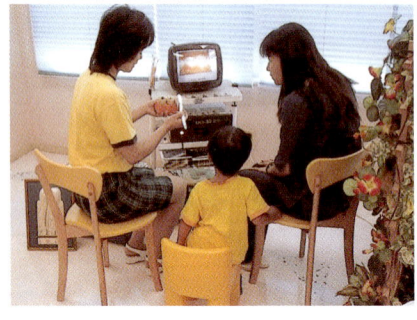

図D　スタッフが，ラポールコーナーにて個別に生活習慣等の何か気になる点について相談の上対処する．この内容は時としてドクターの診査とは異なる．

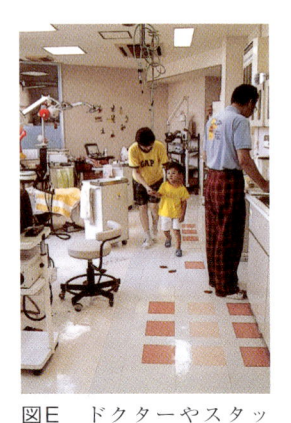

図E　ドクターやスタッフは，子供達の変化や考え方を十分に認識して対応することが大切で，入退室時にも手をつないだり抱きしめたりするのも良い方法である．

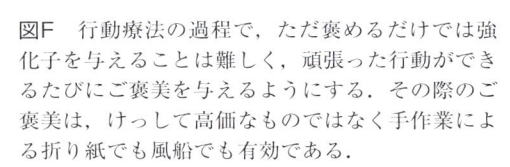

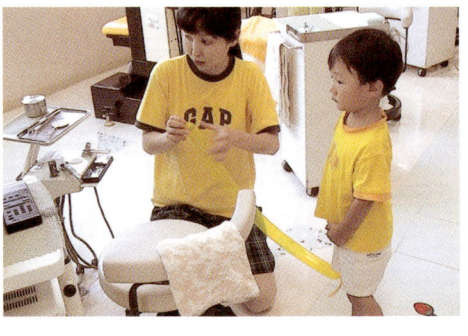

図F　行動療法の過程で，ただ褒めるだけでは強化子を与えることは難しく，頑張った行動ができるたびにご褒美を与えるようにする．その際のご褒美は，けっして高価なものではなく手作業による折り紙でも風船でも有効である．

第4章

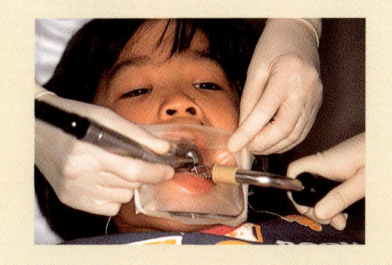

ラバーダムのかけ方・はずし方

1　なぜラバーダムをかけねばならないか

　「ラバーダム防湿のない小児歯科診療はありえない」といわれているが，それは患児の安全性，処置の効率性を高めることが最大の要因である．

ラバーダム防湿を行うとなぜ良いか（利点）

Ａ．対応上の利点
1. 小児を協力的（静か）にさせる
   ※歯科用タービンやスリーウェイシリンジなどの刺激，薬剤などの不快な刺激を遮断し，小児への心理的，物理的保護壁として作用する
2. 水やバキュームの刺激による嘔吐を防ぐ
3. 不協力な態度を防止できる
   ※話をしたり，口をゆすぐといった行動で治療を遅らせたり，中止しようとする行動を阻止できる

Ｂ．作業能率の向上
1. 手術野の明示と患歯への容易な到達
   ※舌や頰，口唇などの軟組織を簡単に器械的に排除できる
2. 開口状態の維持
   ※ラバーダムを装着すると小児に口を開けた状態を思い出させる効果がある
3. 患歯を隔離できるので乾燥した手術野，患歯を含む領域の消毒が可能である
4. 唾液などの汚染を防止できる
5. 補助がいなくても，術者は両手を使える

Ｃ．無菌的な手術野が得られる
1. 唾液による汚染を防止できる

Ｄ．患者・術者の保護
1. 仰臥位の場合の誤嚥の防止
2. 偶発的に生じる患者の損傷を防ぐ
   ※口唇や舌，頰粘膜を排除し，ラバーシートによる防壁があるので，器械的・薬物的損傷を防ぐことができる

Ｅ．患児・保護者の教育上の効果
　　※手術野が明示できるので，修復物を容易に見せられる（患児，保護者）
　☆注１：ラバーダム防湿する時間は短く（数分），効果は高い
　　　２：ラバーダム防湿のない小児歯科診療はありえない

どんなときに使用するか（使用頻度の高い処置）

A．**シーラント処置**：必要に応じて使用

B．**歯冠修復処置（汚染防止）**：窩洞形成と充填（すべての窩洞；Ⅰ～Ⅴ級）

C．**乳歯冠の形成**：形成と試適まで

D．**歯髄処置（感染防止）**：覆髄処置（間接・直接）
　　　　　　　　　　　　　・歯髄切断処置
　　　　　　　　　　　　　・抜髄処置
　　　　　　　　　　　　　・感染根管処置

※不協力児の場合はとくに有効である

2　装着前後の注意点

　装着前や治療中，治療後に配慮しなければならない点は次頁に示す．一般的な注意事項としては，すぐ口唇を閉じる小児の場合には開口器やバイトブロック（図4-4c参照）を使用し，クランプ離脱時の撤去用のフロスをクランプに結紮する（約30cm前後）．装着後に患児が急に静かになったり，今までの反応と異なる動きが生じた場合にはただちに確認する（声かけ，視診など）．またチアノーゼ症状が発現したり，嘔吐反射などが生じた場合には，ただちにクランプとともにラバーシートを撤去し，安全第一に対応する．なお，ゴムアレルギーの想定される場合にはノン・ラテックス製のシート（図4-1a，b）が発売されているので，それを使用する．

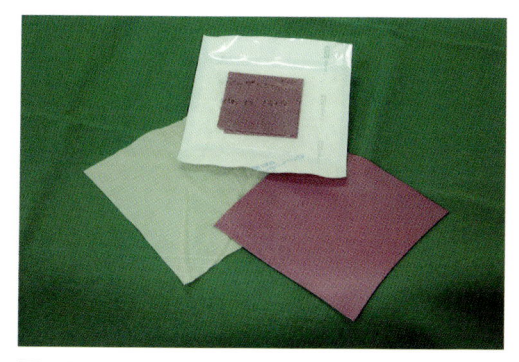

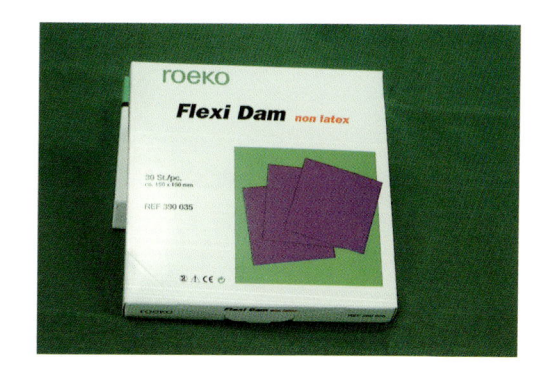

図4-1a，b　ラバーダムシートの各種．
左図：日常使用するシートの各種，右図：ノン・ラテックス製シート（ゴムアレルギーの患児に使用）．

ラバーダム装着前後の注意点

A．装着前の注意点

1．アレルギーの確認

　ラテックス（ゴム）アレルギーの患者がいるので，問診で疑われる場合にはノン・ラテックス製のシートを使用する（図4-1b）

2．鼻呼吸の確認

　年齢的に未発達な小児や障害児，さらに鼻疾患などのために鼻呼吸ができない小児がいるので，装着前に確認する．鼻呼吸は不可能であるが，口呼吸が可能な場合には，ラバーダムを装着しても口呼吸が可能なように，影響のない位置に口呼吸用の孔を開けることを配慮する

3．クランプの試適を行う（適宜）

　危険防止の対応のため30～45cmのデンタルフロスをクランプの弓に結紮する（図4-4b）

　わずかな刺激ですぐ口唇を閉じる癖や習慣のありそうな小児には，保護者や患児に伝えた後，クランプの離脱や誤嚥を防止するために開口器を使用する（図4-4c）

4．必要に応じて無痛処置を行う（表面麻酔・浸潤麻酔）

　局所麻酔下での修復処置のような場合には必要はないが，歯内療法処置を行う場合には，クランプを装着したとき歯肉を極度に圧迫して疼痛を生じることがあるので，このようなときには必要に応じて表面麻酔（ゼリー状，パテ状）を行うとよい

B．治療中および術後の注意点

1．シートが破損した場合はただちに取り替える
2．治療中に嘔吐反射が出た場合には，ただちにクランプとシートを撤去する
3．治療終了後の撤去後には，口唇や歯肉などの損傷の有無を確認する．必要に応じ，洗浄，消毒する

3　防湿に用いる器具

　ラバーダム防湿を行う際に使用する器具一式を図4-2に示す．

　防湿を行うために必要な最少限の器材は，シートを固定するクランプ①とデンタルフロス⑥，シートに孔を開けるパンチ④，クランプを把持して当該歯に装着するフォーセップス③，シートを伸展して固定するヤングのフレーム②である．このほか，より効果的，効率的に防湿を行うための補助的器材として，当該歯を清掃する器材一式，疼痛を軽減・消失させるための局所麻酔（表面麻酔・浸潤麻酔），歯肉を圧排したりシートを固定するクサビ，シートの固定やクランプに結紮するフロス，クランプの翼からシートをはずしたり，当該歯にフロスを結紮するときの平型練成充填器（ストッパー型充填器など）が必要である．

第4章　ラバーダムのかけ方・はずし方

図4-2　ラバーダム防湿で使用する器材一式.

※1：⑩〜⑬は必要に応じて使用.
※2：当該歯が汚れていたり沈着物のある場合には歯面清掃を行う.

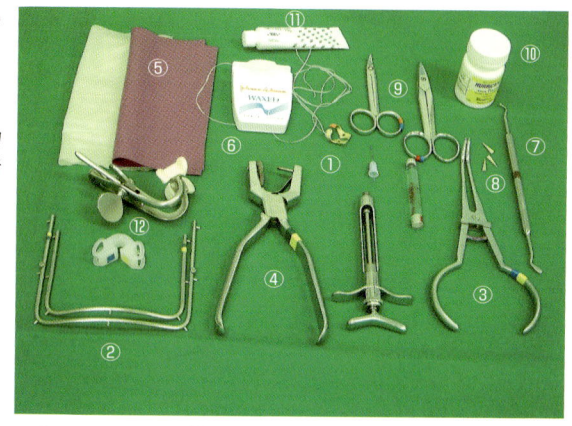

①クランプ各種（無翼型♯26），②ヤングのフレーム，③クランプフォーセップス，④ラバーダムパンチ，⑤ラバーダムシート，⑥デンタルフロス，⑦平型練成充填器（ストッパー型充填器），⑧クサビ（木製・プラスチック製）⑨ハサミ，⑩表面麻酔，⑪ココアバター，⑫開口器やバイトブロック．

4　ラバーダムのかけ方・はずし方

A．ラバーダムのかけ方

　小児歯科の臨床では口腔内を6分割して（図4-3），1回の麻酔で必要な処置をすべて行うことを原則としている．したがって，$\overline{DE}$の処置（修復）の場合，歯肉頰移行部に局所麻酔を行い，最後臼歯である$\overline{E}$にクランプを装着し，$\overline{C}$と$\overline{D}$をフロスで結紮して固定する（図4-4e〜h）．$\frac{D|D}{D|D}$の形態は固体差が著しく，適合するクランプがほとんどなく，特注のクランプとなる．このため前述のように$\overline{D}$のみの処置の場合でも同様に3歯を防湿・固定する．

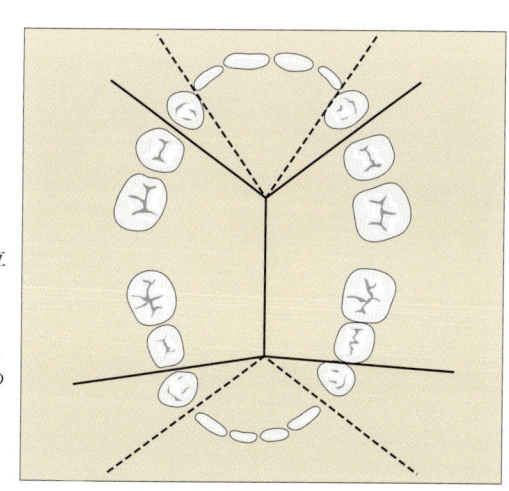

図4-3　口腔内を6分割してブロック単位で治療を行う．

※1：実線は前歯部（C-C；図6-16参照），破線は臼歯部（C-E；図6-15参照）の治療時に主に応用．
※2：必要に応じてブロックを拡大する．
※3：1回の局所麻酔で処置を完了する．

4　ラバーダムのかけ方・はずし方

ラバーダムのかけ方（#26クランプ使用の場合：無翼型）

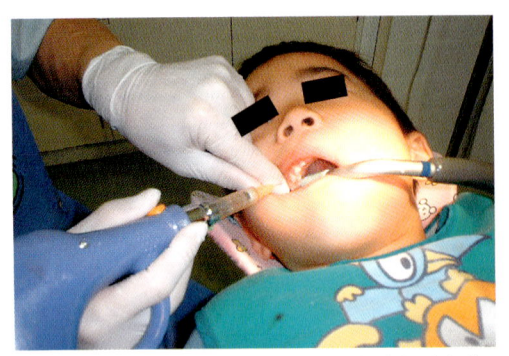

図4-4a　必要に応じて麻酔を行う（表面麻酔，浸潤麻酔）．

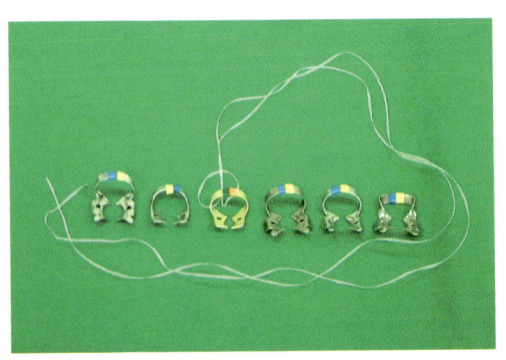

図4-4b　離脱したり誤嚥した場合の徹去用にクランプの弓部にフロスを結紮する（30cm以上）．

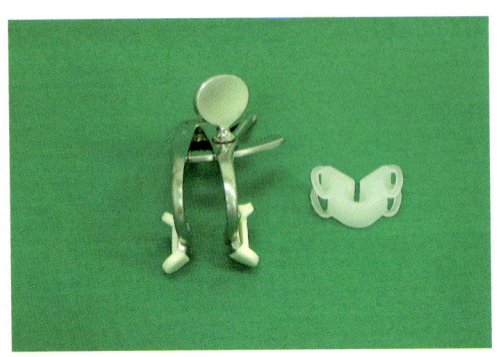

図4-4c　必要に応じバイトブロックや開口器を使用する．

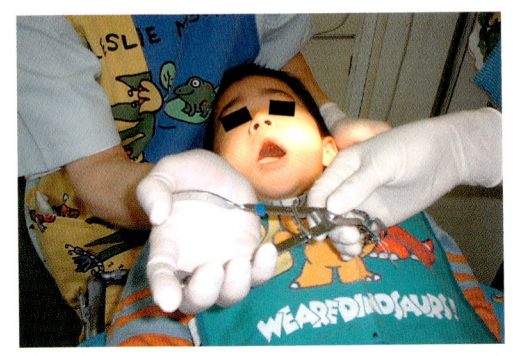

図4-4d　クランプを把持したフォーセップスを受け取る．このときはすでにクランプを開き，ストッパーで固定しておく．

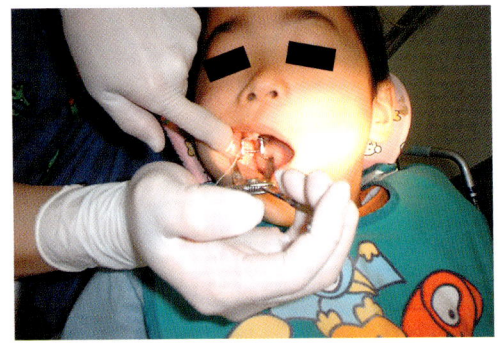

図4-4e　クランプの試適は舌側部より行う．クランプを最後臼歯に装着後，シートを受け取り防湿する．

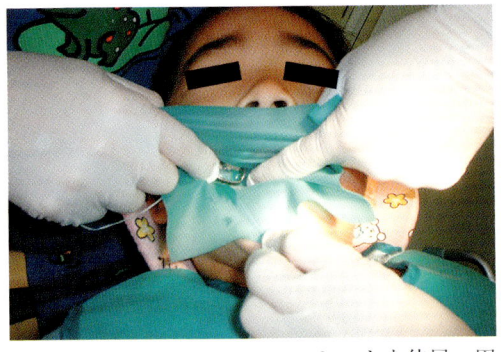

図4-4f　ヤングのフレームでシートを伸展・固定する．

72

第4章　ラバーダムのかけ方・はずし方

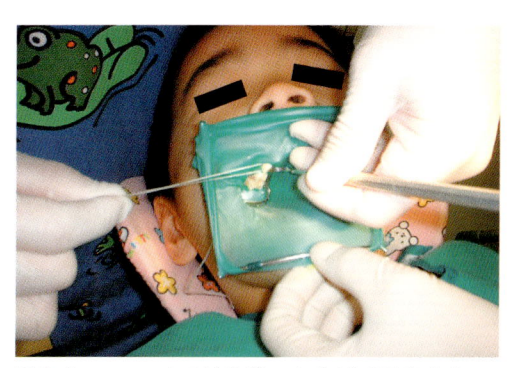

図4-4g　フロスで結紮後，クサビで固定する．

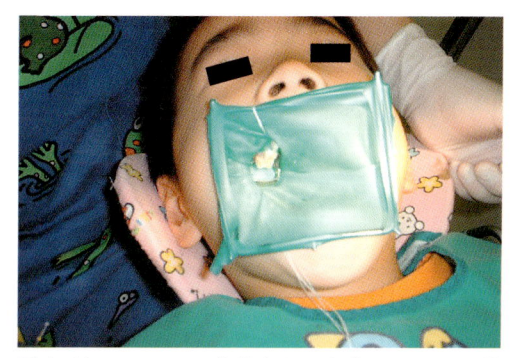

図4-4h　フロス，余分なシートをフレームに巻き付けて整理する（完了）．

B．ラバーダムのはずし方

　治療が終了したら，ラバーダムを撤去する．修復処置の場合には，撤去後に修復歯の咬合をチェックし，必要に応じて咬合調整を行う．乳歯冠の場合は最終試適と装着を行う．歯内療法処置の場合，隣接面部の仮封の緩みを確認する．

ラバーダムのはずし方

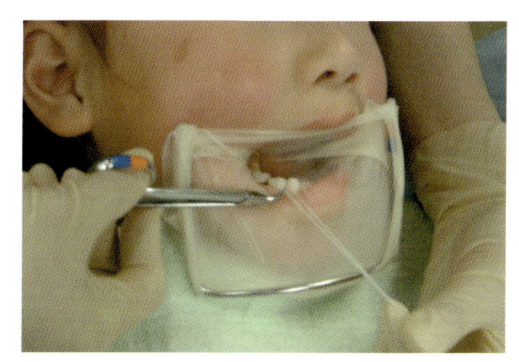

図4-5a　フロスを切断する．

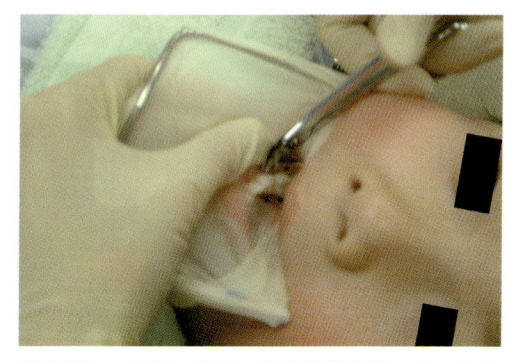

図4-5b　必要に応じ，歯間隣接面部のシートを切断する．

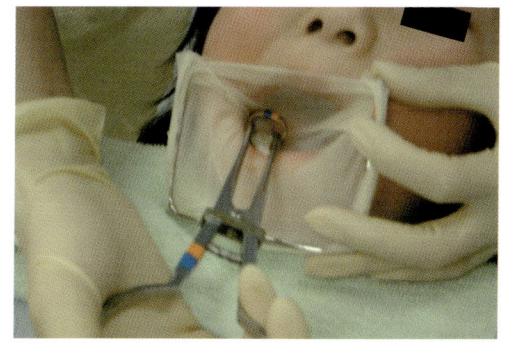

図4-5c　フォーセップスにてクランプを撤去する．

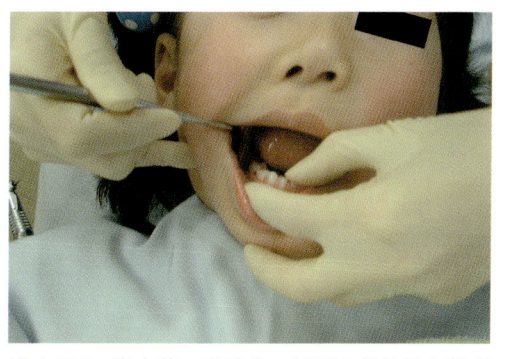

図4-5d　撤去後，当該歯，周囲の軟組織を診査し，必要に応じて洗浄・消毒する．

73

ケース レポート

子供に優しいラバーダム防湿法

庄内喜久子（札幌市西区）

〈目的〉

　ラバーダム装着には，手術視野を確保し，唾液による汚染防止，切削器具薬剤による損傷防止，小器具の誤飲防止，術者の治療効率のアップを果たすなどの利点があり，小児歯科臨床においては必要不可欠な処置である．

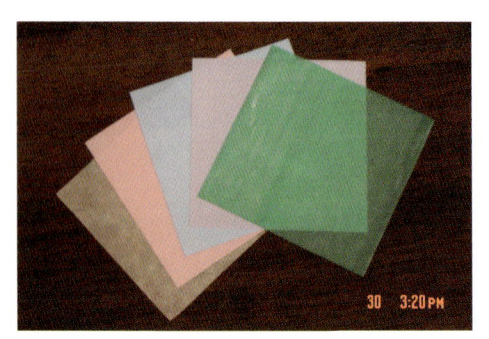

図A　小児は口腔内にお水が溜まることを嫌うのでラバーダムを使用することでスムーズに治療が行える．また，シートの色，厚み，香りを患児にあわせて選択ができる．

〈装着中の注意〉

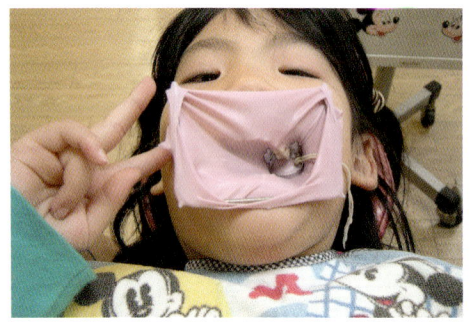

図B　呼吸閉塞への注意（鼻呼吸の妨げにならないように）：バニラの香りに小児はリラックスしている．

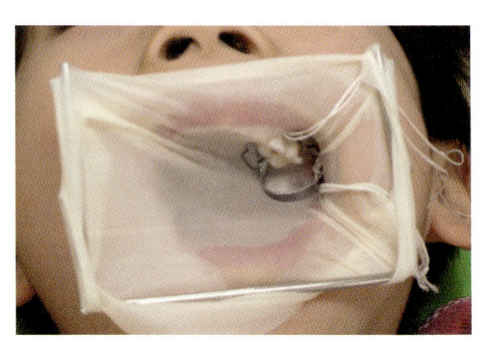

図C　装着中の嘔吐には十分注意をすること：嘔吐しやすい患児には透明の口腔内が見えるラバーを使用する．

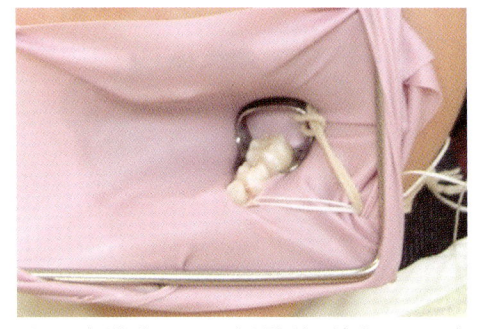

図D　無翼型クランプは翼型の適合しない歯にも適合しやすい．

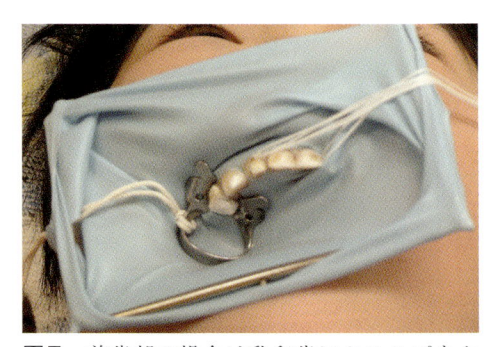

図E　前歯部の場合は乳臼歯にクランプをかけると圧排と止血もしてくれるので操作性に優れている．

ラバーダム防湿の勘所

鬼頭秀明（名古屋市瑞穂区）

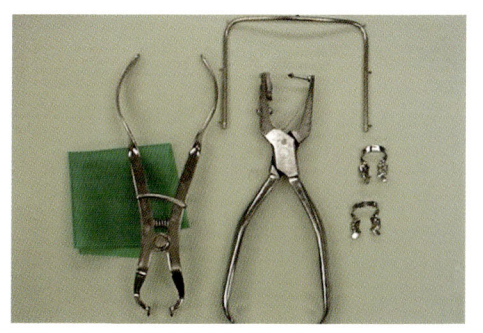

図A　ラバーダム防湿に用いる器具．

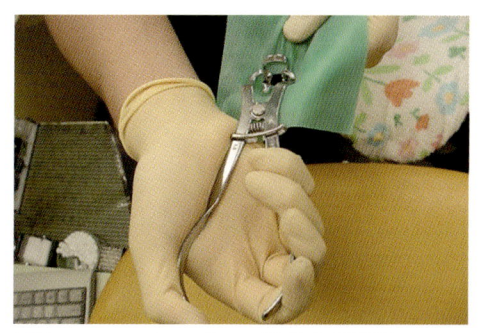

図B　フォーセップスの把持（下顎時）：フォーセップスの持ち方は，上顎と下顎で異なる．

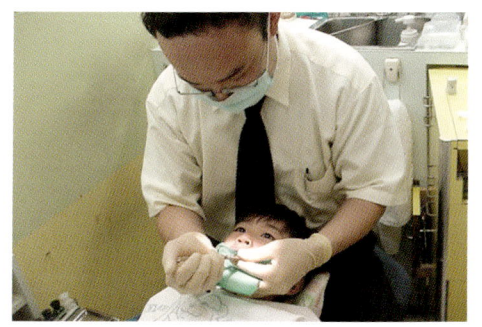

図C　ラバーダム装着①：ラバーダム装着は，患児をリラックスさせるよう，話しかけながら手早く行う．

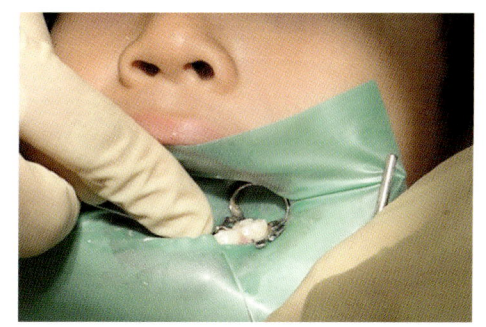

図D　ラバーダム装着②：デンタルフロスを用いて，患歯を確実に露出させる．

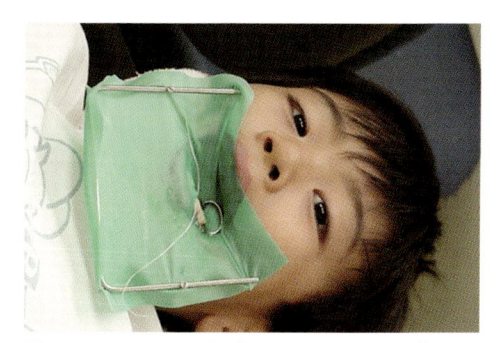

図E　ラバーダム装着完了：ラバーが鼻を覆わないよう注意する．

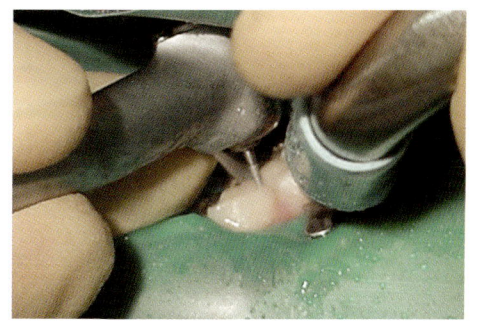

図F　ラバーダム防湿下の窩洞形成：形成時は舌の動きを解除し，患歯のみを直視できるので形成が容易である．

ラバーダムのかけ方

勝俣真里（福岡市東区）

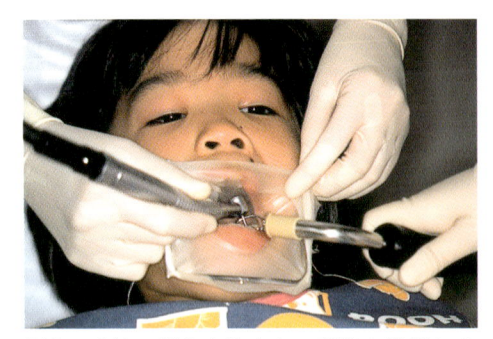

図A　唾液の侵入を防止し，薬液や器械による口腔粘膜の損傷から保護し，さらに小器具の誤嚥防止の意味からもラバーダムは小児の治療に不可欠である．

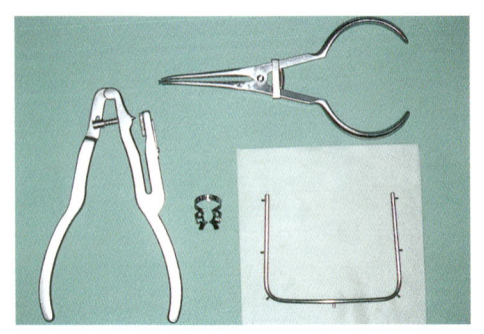

図B　ラバーダム防湿に必要な材料，器具としてはラバーダムシート，ラバーダムパンチ，クランプ，クランプフォーセップス，ラバーダムフレームなどがあげられる．

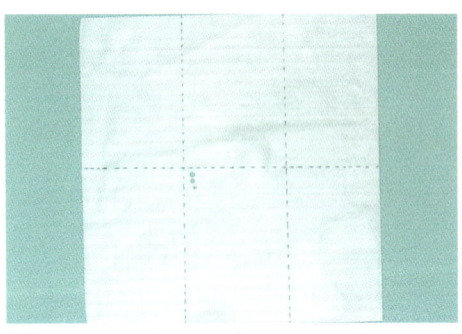

図C　ラバーダムシートにラバーダムパンチで穴を開けたところ．点線は穴の位置を決定するための仮想線であり，図の穴の位置は下顎右側側方歯を想定している．1歯のみの治療の場合には1穴のみ開ける．

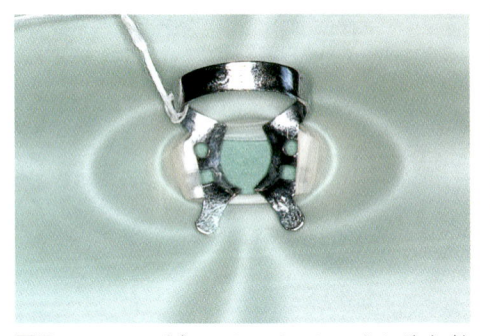

図D　クランプをラバーダムシートに取り付けた様子である．クランプの誤嚥を防止するため，デンタルフロスを結紮して使用している．

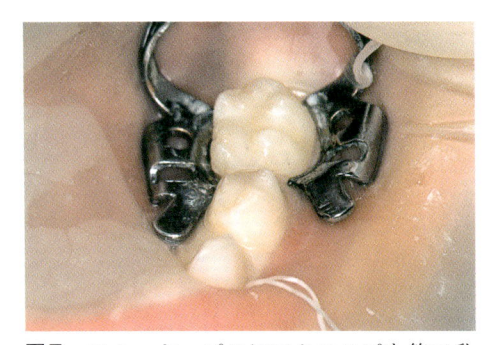

図E　フォーセップスにてクランプを第二乳臼歯にかけ，フレームを装着する．クランプの翼の部分のシートをはずし，手前の2歯もラバーダムシートから露出させ，フロスにて乳犬歯を結紮し，シートを固定する．

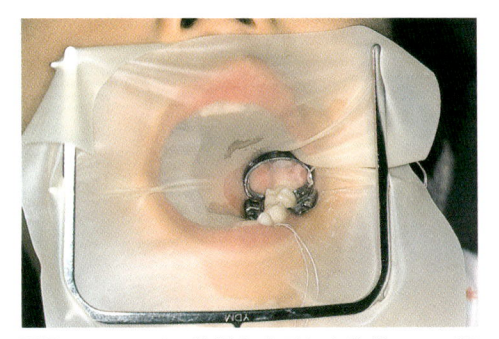

図F　ラバーダム防湿が完了した状態．この際に，シートが鼻孔を覆わないように注意する．また，患児が口呼吸の場合には，患歯と反対側のシートに通気孔を開けるか，片側をめくって呼吸を妨げないように留意する．

第5章

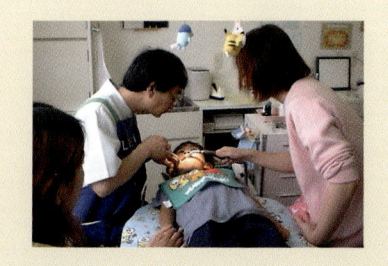

痛くない局所麻酔

1　麻酔の必要性

　局所麻酔（以下局麻と略す）と小児の対応とは切っても切れない関係にある．診療に協力的な小児は，局麻下で無痛的に処置できるため，より一層協力的になる．また不安や恐怖心を持っている小児でも，無痛的に処置がなされることにより，診療に協力的にすることが可能である．反対に，麻酔を行わずに疼痛を我慢させる対応法は，協力的な小児を不安にさせたり，痛みが生じることにより，その後の診療がスムーズに行えなくなる危険性がある．さらに力づくでからだを拘束して治療を行うと，その後の診療にはまったく不協力となるので，局麻を有効に活用することが，小児の対応をスムーズに行うことのできる要因ともなる．局麻の効用を表5-1に示す．

表5-1　局所麻酔の効用

　A．患児や術者の精神的・肉体的不安を軽減する
　B．効率的に処置ができ，能率向上につながる
　C．一度に多数歯の処置が行える
　D．刺入時の刺激を除けば，その後は無痛的に処置が行える

2　麻酔を上手に行うには

　疼痛を伴う場合やそれが予測される場合には局麻を行うが，小児に不安を与えず，刺入時の疼痛も極力抑えるように配慮することが肝要である（表5-2）．

A．表面麻酔

　刺入時の疼痛を可能な限り軽減させるために表面麻酔を行う．表面麻酔薬にはスプレー，ゼリー状（ゲル状），高濃度溶液のものがあるが，近年貼付用のものも発売されている（図5-1）．噴霧式や高濃度のものは液が流れやすく，麻酔部位が拡大しやすいので小児歯科ではあまり使用されていない．とくに年少者では使用しない（注：咽頭部に流れると予測不可能な反応を示すことがあるので注意する）．通常はゼリー状のものか，貼付用のものを使用する．このとき，粘膜面を乾燥し，使用指示書どおりに使用する．30秒～1分で効果のあるものを使用する．

第5章　痛くない局所麻酔

表5-2　麻酔を上手に行うための注意点

Ａ．不安や恐怖心を与えないように配慮する
1．状況，経過などを説明する：理解できることばで具体的に
2．目に触れさせない
3．表面麻酔を行う
4．目を押さえたり，強く拘束しない
　※不意の動きに対処するためには，補助者は患児と握手したり，腕をかるく押える（図5-5b, c）
5．怒鳴ったり，怒ったりしない；優しい言葉づかいをする
6．励ましたり，ほめたりする：行動療法の正の強化

Ｂ．適切な器材を使用する
1．針は細く鋭いものを使用する（疼痛軽減）
2．局麻液は体温に近くする（疼痛軽減）
　※冷蔵庫保管の場合は常温に戻す

Ｃ．技術上の注意点
1．刺入時，患児の目に触れない位置で行う
　※術者は9〜11時の位置で，注射器は死角となるように操作する
2．強い圧を加えない（疼痛軽減）
3．左手は患児の頭部を固定するように巻く（不意の動きに備える）
4．必要に応じて開口器を使用する
5．補助者は患児の手や頭部の不意の動きに備え患児に手を添える

Ｄ．術後の対応：
1．麻酔後の麻痺感を説明する．
2．処置前には確実に麻痺されているかを確認する
　※当該部の軟組織に探針などで確認する

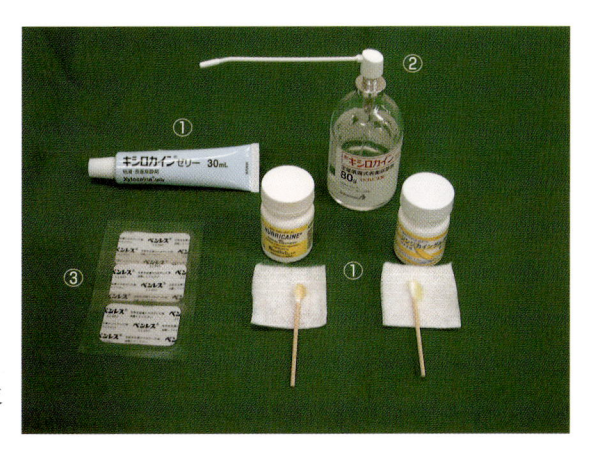

図5-1　各種の表面麻酔剤．①ゼリー状，②液状，③貼付用．

B．注射麻酔

　限局した部位を可逆的に確実に麻酔するために多用される方法が，各種の注射麻酔法である．この中には浸潤麻酔，伝達麻酔が代表的なものであるが，小児歯科臨床の場では，局麻の適応を調べるには十分問診を行い，局所麻酔の経験の有無を確認し，必要に応じてアレルギーの有無を確認する．はじめて局所麻酔を行う場合には，薬剤注入後十分に経過を観察し，異常が生じたときには直ちに対応できる態勢を整えておく(図5-2)．

※注：局麻剤とアレルギー反応

(1) アナフィラキシーショックの発現率

　歯科領域で使用されている局麻剤の95％以上は塩酸リドカイン系(アニリド型)のものである．この局麻剤にはアミド基がリンクされており，エステル基がリンクしているプロカイン系(エステル型)薬剤に比べ，極端にアレルギー反応が少ないといわれている．

　報告によると，1966年から現在までにIndex Medicusで死亡例を含む50例の局麻剤によるアナフィラキシーショックが報告されている．わが国においても年間1例あるかないかの率で，アナフィラキシーショックが報告されている．わが国における年間の局麻対象者は3000万～4000万症例と推測されていることより，数千万分の1の発生率となる．静脈麻酔や血管造影剤によるアナフィラキシーショックの発症率が数万例に1例なので，歯科用局麻剤による発症率はきわめて低いことになるが，皆無ではないので注意する．

(2) 歯科用局麻剤の成分

　市販されている局麻剤には，麻酔剤のほかに，少ない使用量で麻酔効果を高めるために，末梢血管収縮剤(アドレナリン，ノルアドレナリンなど)が添加されており，このほか製剤の安定供給のための防腐剤(メチルパラベンなど)，酸化防止剤(亜硫酸塩など)pH調節剤(NaOH)，浸透圧調整剤(NaCl)が極微量添加されている．この中でもとくに防腐剤のメチルパラベンは，アレルゲンになりやすいと推測されている．

(3) 合併症を避けるには

　近年，パラベン(防腐剤)や亜硫酸塩(酸化防止剤)などのアレルゲンとなる薬剤の配合されていない短時間作用型の局麻剤(スキャンドネスト®：塩酸メピバカイン3％含有，日本歯科薬品)が日本でも販売された．術後のしびれ消失時間は上顎側切歯に1ml浸潤麻酔した場合，2％リドカインの約1/2(86分)と報告されている(Peterson, JK et al, Int Oral Surg. 1977, 6, 51-59)．したがって，アレルギーの疑われる場合には，合併症を避けるために本剤の使用を検討するとよい．

(4) その他の合併症

　このほかの局麻の全身的合併症としては，疼痛が原因で生ずる①神経性(疼痛性)ショック，末梢血管収縮などに起因する②異常高血圧症，不安やストレスに誘発される③過換気症候群，④局麻剤そのものによる中毒症，アミド型局麻剤の代謝産物が原因の⑤メトヘモグロビン血症なども皆無ではないので，異常の徴候が現れた場合には，ただちに診療を中止し，適切な対応をする．

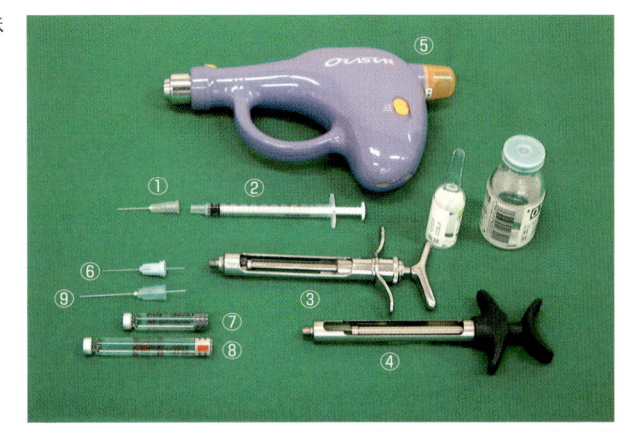

第 5 章　痛くない局所麻酔

図5-2　小児歯科領域で使用される注射麻酔の器材一式.

1．皮内テスト用：1 mlの皮内テスト用にはツベルクリンまたは予防接種用を代用して注射針①と（25G，26G）と注射筒（1 mlのディスポーザル）②を使用する．
2．浸潤麻酔用：カートリッジシリンジロックタイプ（歯科浸麻用：種々の形状のものが市販されている（③④⑤）．とくに⑤の電動タイプのものは，弱い圧で一定の量の薬液が注入されるので疼痛が少ない．最近ではコンピュータ制御によるものも高価であるが市販されている．注射針⑥はネジタイプの30G，または31Gの細いものを使用する．薬液は⑦1 ml用，⑧1.8ml用がある．
3．伝達麻酔用：注射筒はネジかカギタイプのもので刺入後吸引できるものを使用するほかは浸麻用と同じである（③④）．注射針は浸麻用と同じであるが，ロングタイプ⑨のものを使用する．

1）浸潤麻酔（法）

　浸潤麻酔（以下浸麻と略す）は，無痛的処置を必要とする大部分の症例に適応される一般的な麻酔法である．皮内テスト，浸麻を行う際に使用する器材一式を図5-3に示す．
　消毒，保管，管理，手軽さなどから，近年ではほとんどディスポーザブルの注射針，薬液（カートリッジ型）が使用されている．注射筒については骨膜下に薬液を注入することもあるので，圧に耐えられるような作りになっている．

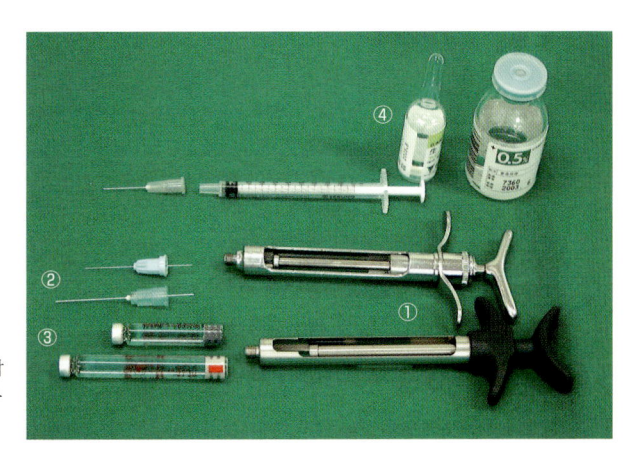

図5-3　浸潤麻酔で使用する器材．①注射器，②注射針，③各種麻酔薬，④皮内テスト用．

81

a．麻酔時の配慮（痛くない麻酔）

Ⅰ）恐怖心を与えないようにするには

①理解できる言葉（代用語を使用）で説明する（3歳以上）．
　・しびれること，または歯が眠ること
　・しびれたり眠っているときは痛くないこと
　・刺入時の疼痛感覚を口唇や頬，歯肉に痛くない程度の刺激を与え，具体的に理解できるようにする．

②目の前で器具を操作しない（図5-4a）．

③刺入するときは死角の位置から行い，直接見えないようにする（図5-4b）．

④薬液が注入されると「だんだんしびれてくるよ」と説明する．

Ⅱ）刺入時の疼痛緩和（痛みを和らげるには）

①表面麻酔を行う（図5-1の②または③．最近は手軽で確実，操作のしやすい貼布タイプのものが使用されつつある）．

②細く鋭い針を使用する；刺入時の痛みを和らげる（31G：0.28mm，30G：0.3mm：図5-3の②）．

③針を刺すと痛い；針は刺すのではなく粘膜を伸展させ，そこに針の尖端を置いて粘膜を戻すと針先が少し刺入される．

④話し掛けながら操作を行う．
　・突発的な動きに備える（補助者の活用）（図5-4c）．
　・術者の左腕は患児の頭部を抱え込むように軽く触れている（図5-4c）．

Ⅲ）注入時の配慮

①刺入時，注入時に経過を説明．

②だんだんしびれてくることを説明．

③薬液の注入はゆっくりと行う．
　・薬液は体温に近い温度とする．

④注入時強圧をかけない．

Ⅳ）終了時の対応

①よくできたことをほめる．

②麻酔の効いていることを確認する．
　・その後，必要に応じて開口器やバイトブロックを装着し，ラバーダム防湿を行う．

b．浸潤麻酔の刺入点（どこに針を刺すか）

　乳歯列期の浸麻は通常歯肉頬移行部に刺入しても十分麻酔効果は得られるが，永久歯が萌出する6歳以降の下顎臼歯部の浸麻は，麻酔効果が十分でない場合がある．

　浸麻の薬液は，骨小孔を通じて骨膜，骨髄へと浸潤するので，骨の多孔性，緻密骨の厚さなどによって麻酔効果が左右される．一般的には，乳幼児では成人よりも麻酔効果が高く，上顎より下顎のほうが麻酔効果は劣る．

　刺入部位が歯肉頬移行部の麻酔で効果が疑わしいことが想定される場合には，図5-5

注射器具類の操作

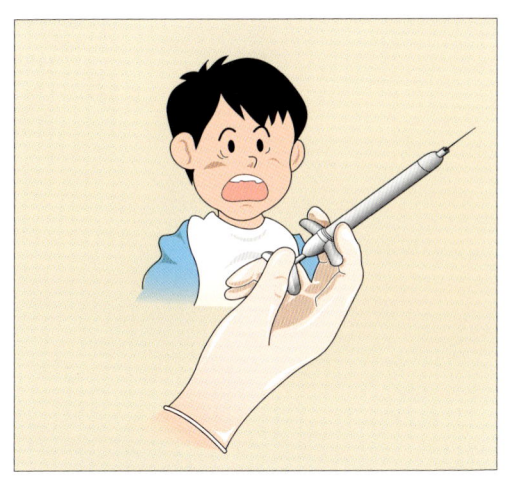

図5-4a 注射器を目の前で操作すると恐怖を与えるので，注意する．

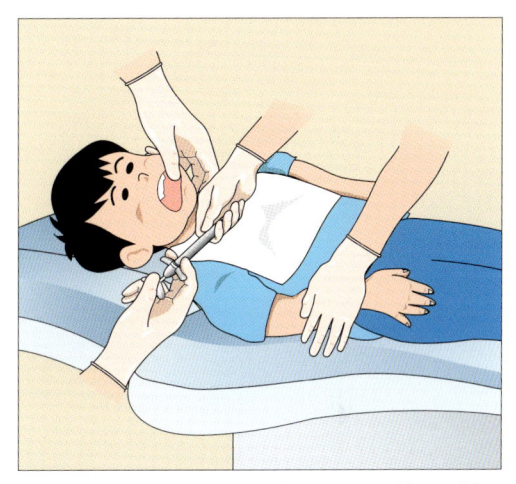

図5-4b 注射器は小児の視界からはずし下顎の下のほうより口腔内に移動する（死角の位置をうまく使う）．

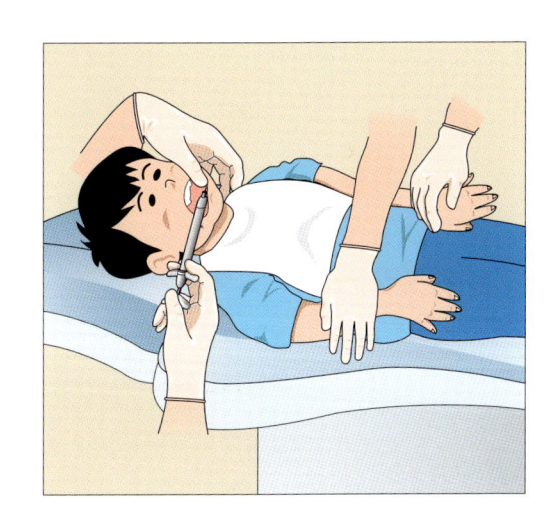

図5-4c 突発的な動きを生じさせないように術者の左手で頭部を固定する．アシスタントは小児の腕に軽く手を置く．

　　a，cのように歯間乳頭部の骨膜下に浸麻を行う．
　c．痛くない浸潤麻酔
　　小児の理解できる言葉で説明し，表面麻酔を行った後，麻酔を上手に行うための注意点（表5-2），恐怖心を与えない注射器の操作（図5-4b）を参考にし，上記のａ．麻酔時の配慮を十分に行って以下のとおり浸潤麻酔を行う．

浸潤麻酔時の刺入部位

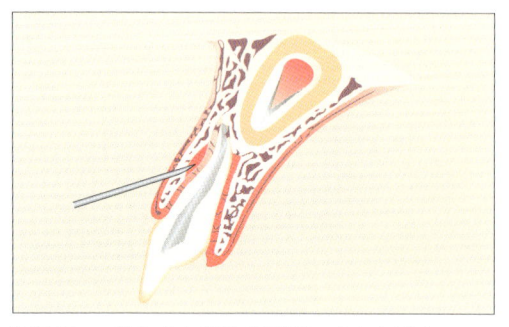

図5-5a　刺入点を歯間乳頭部に求めた場合.

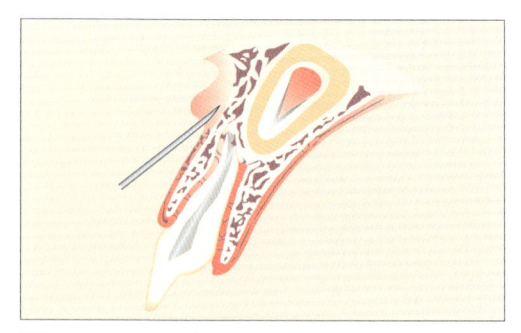

図5-5b　同，歯肉頰移行部に求めた場合.

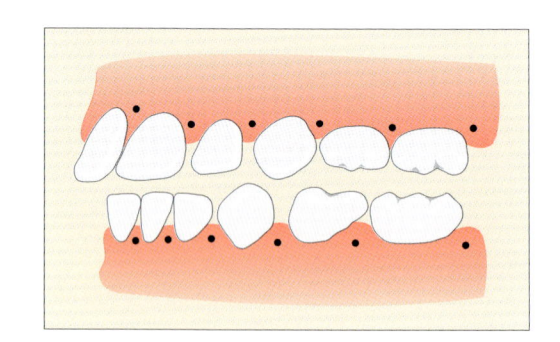

図5-5c　歯間乳頭部の刺入部位（図5-5a～c；甘利英一，五十嵐清治ほか：小児歯科診療の手引き，書林，東京，1984より改変）.

3）伝達麻酔

　伝達麻酔は末梢知覚神経線維を途中でブロック（遮断）し，その末梢領域を麻痺させる麻酔法である．しかし，小児歯科領域での歯科治療では，大部分の処置は浸麻で済むことが多く，特別な場合を除いて使用されることはなく，使用頻度は少ない．とくに幼児期では使用しない（使用を推奨している一部の先生もいる）．歯科領域で使用される伝達麻酔は部位によって数箇所あるが，小児歯科領域では下顎孔の伝達麻酔（下歯槽神経ブロック）が一般的である．

　手技の詳細は歯科麻酔学の成書を見ていただきたいが，下顎孔伝達麻酔を行うと，下歯槽神経のほか，舌神経がブロックされるので，簡単にいうと，下唇や舌を含む下顎の半側が麻痺する．術前，術後の説明と対応を十分に行う必要がある．

第5章　痛くない局所麻酔

局所麻酔時の配慮（1）

池田元久（北海道函館市）

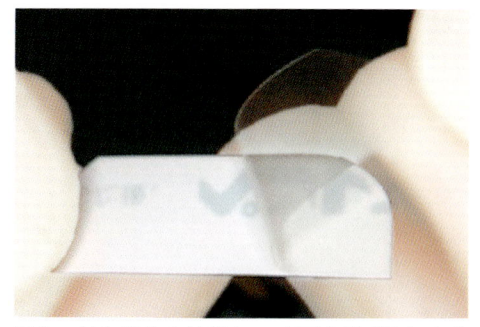

図A　刺入部位を乾燥し，表面麻酔（貼布麻酔ペレンス®）を行う．

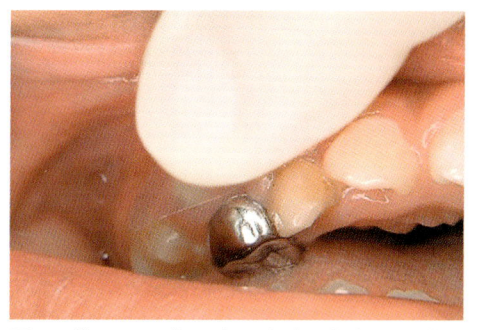

図B　約30〜90秒間表面麻酔を行う．麻酔時は，刺入部位を直視できるよう口唇を排除する．

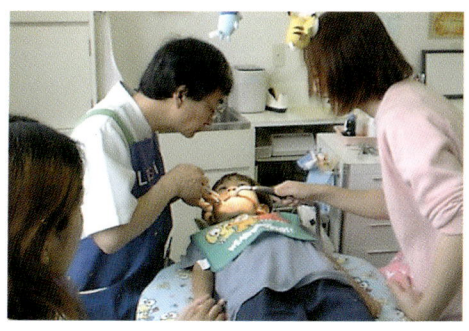

図C　ゆっくり圧を加えず薬液を注入する．麻酔効果を確認して浸麻を終了する．できたことをほめることが大切．

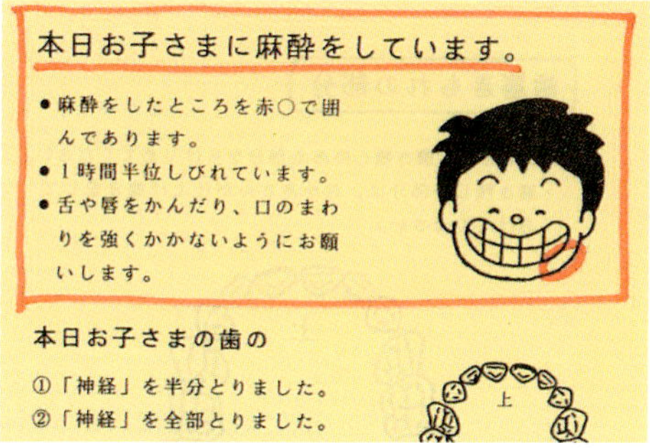

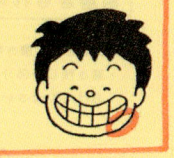

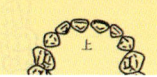

図D　注射麻酔後のトラブルに咬傷がある．帰院時には保護者に説明，注意する．

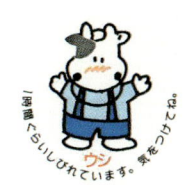

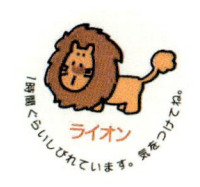

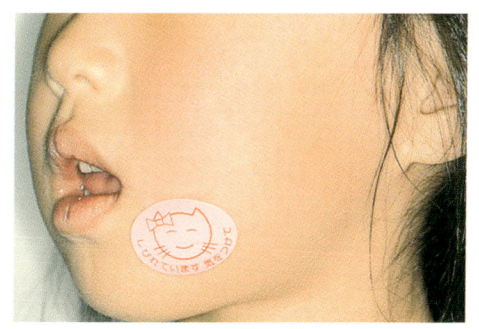

図E，F　咬傷防止にはシールが有効な場合が多い．キャラクターのシールに「しびれているので気をつけて」と書いてある（非売品）．

ケース レポート

局所麻酔時の配慮（2）

坂口繁夫（福岡市南区）

　小児歯科臨床における無痛下での治療に浸潤麻酔（以下浸麻と略す）は欠くことのできない処置である．当院では浸麻時の疼痛を軽減するため種々の配慮を行っているので，その一端を紹介する．

図A　表面麻酔には種々のタイプのものが市販されている．ゲル状（ゼリータイプ）のものは操作性に優れているが，苦味もあり香りも好ましくない．この点，貼布用の麻酔剤（ペンレス®）は粘膜面の乾燥を十分に行うと効果もあり無味無臭である．筆者は5年以上前より使用して好結果を得ている．

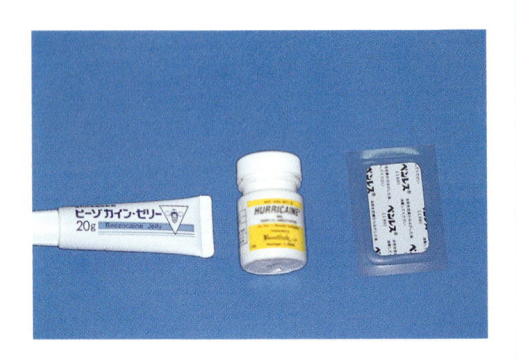

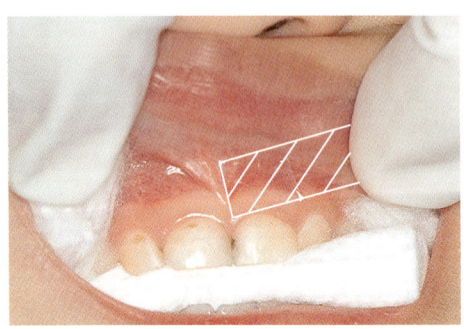

図B　刺入点の粘膜を十分に乾燥してから貼布する．貼布したまま約2分間マッサージして撤去後浸麻を行う．注射針はできるだけ細いもの（33G）を使用する．

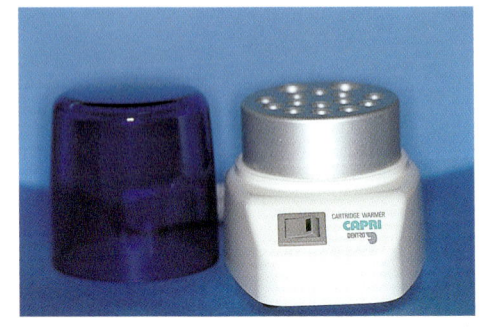

図C　麻酔剤が冷たいと薬液が注入される時痛みを生じるので，カートリッジウォーマ（cartridge warmer）で体温に近づけて使用している（痛み軽減）．

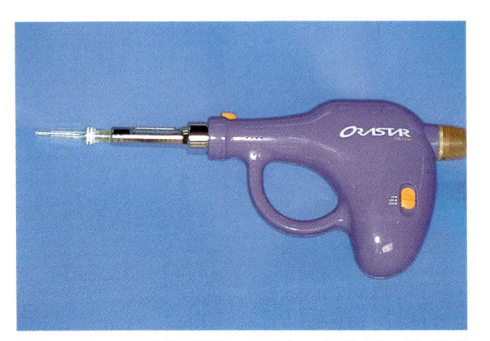

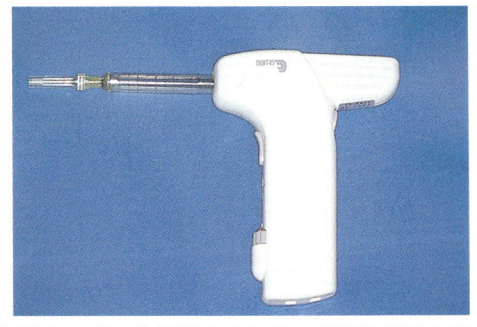

図D，E　電動注射器の使用．麻酔剤の注入時に起因する痛みを軽減するため，電動注射器を使用している．年齢や部位，処置，容量等により1.0ml用（図E：1.8ml用）を使い分けする．

第5章 痛くない局所麻酔

痛くない局所麻酔法（1）

河田典雄（愛知県豊田市）

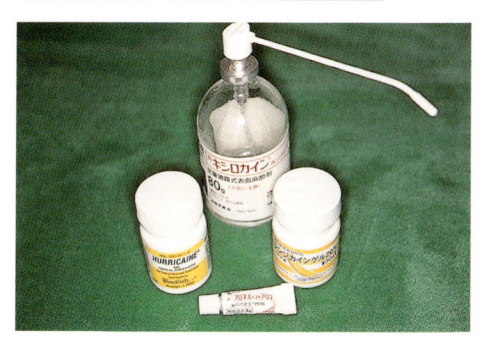

図A　刺入点の表面麻酔は有効であり，いくつもの表面麻酔剤がある．香りは子供達が好むものが喜ばれる．

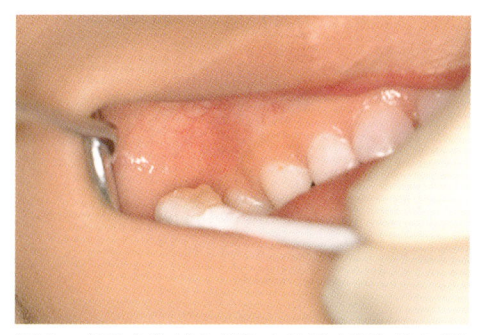

図B　表面麻酔剤を刺入点付近（根尖相当部）に塗布し，2分ぐらいは刺入を待ちたい．ゲル状のものが流れなくてよい．

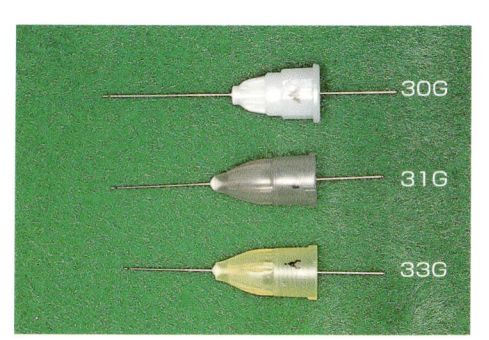

図C　注射針はできるだけ細いものが望ましく，33Gの針を使用している．しかし，針の長さが短いため刺入に注意を要する．

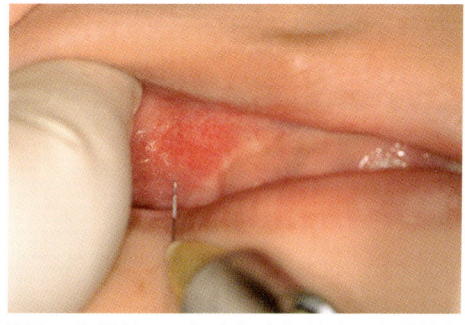

図D　注射針は，根尖相当部付近にまず針先のカットされている部分だけが粘膜内に入る程度薄く刺入する．その際，刺入前に薬液を針先より出しておくとよい．

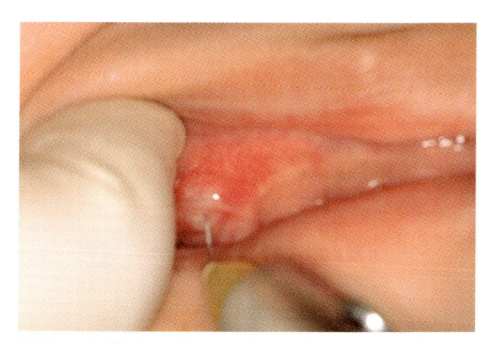

図E　麻酔時の痛みは針の刺入と，麻酔剤の注入に起因するものがあり，注入に関しても強圧を加えることなくゆっくりと行いたい．

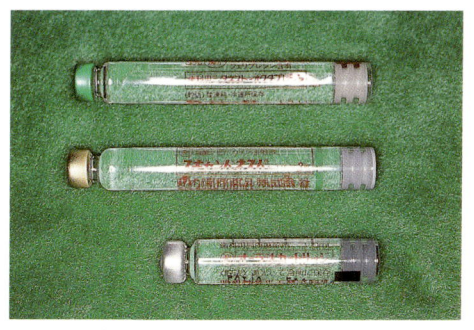

図F　麻酔の効果は，治療終了後，早く消失した方が望ましい．よって治療内容により局所麻酔剤を選択している．

87

ケース レポート

痛くない局所麻酔法（2）

一木数由（佐賀県鳥栖市）

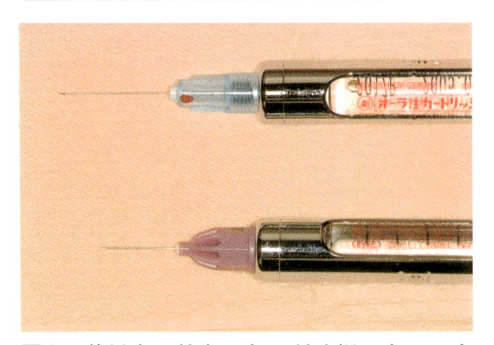

図A 使用する針をできるだけ細いものにする．歯根膜麻酔などで使用している31Gまたは33Gの針を使用すると，刺入時の疼痛を軽減することができる．ただし，針の長さも短くなるので刺入点と深さに注意する．

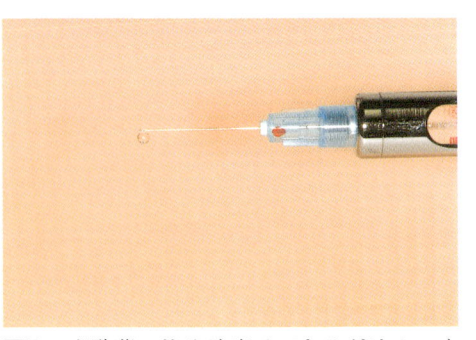

図B 麻酔薬の注入速度はできるだけゆっくりと行う（約1ml／min）．使用済みのカートリッジを使用して，液が1滴ずつ落ちるよう練習すると分かりやすい．

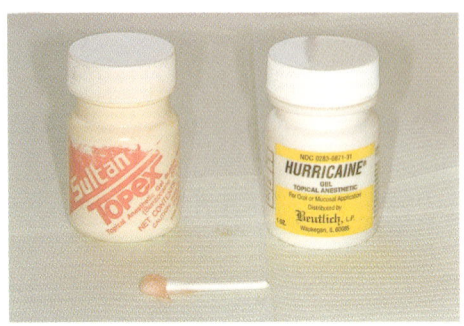

図C 麻酔をする前に，表面麻酔を使用する．現在，種々の表面麻酔薬が市販されているので，説明書の指示に従って使用する．

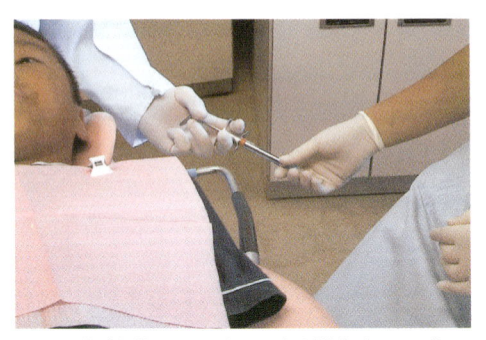

図D 注射器具はできるだけ見えないように操作する．子供は注射器を見ると急に怖がりだすことが多いので，できるだけ見せないよう，受け渡しなどにも注意する．

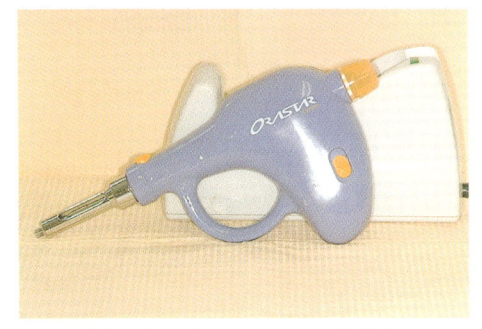

図E 市販の電動注射器などを使用する．電動注射器はゆっくりと麻酔液を注入するので，術者に関係なく比較的無痛的に麻酔ができる．

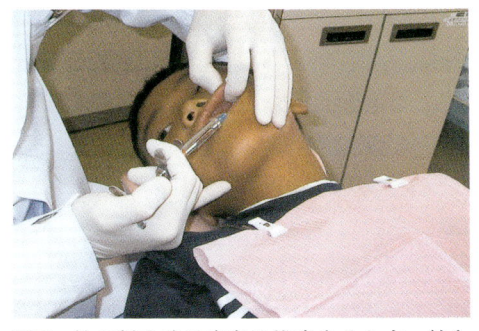

図F 針の刺入時に患者の注意をそらす．針を刺す時，唇を軽く引っ張ったり，患者が興味を引く話などをする．

第6章

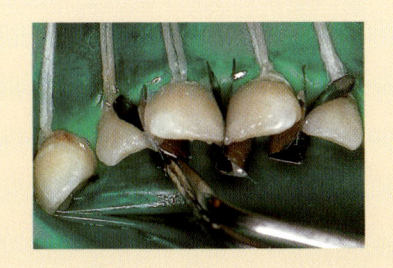

齲蝕治療に対する考え方と処置法

1 予防法

A．背景となる考え方（カリオロジーに基づく齲蝕発症と予防）

　齲蝕は多因子性の疾患（図6-1）であり，食生活に左右される（図6-2）生活習慣病の1つである．Keyesは齲蝕の成因を宿主（歯質），細菌（プラーク），食餌（砂糖）の3つの因子に簡素化し，齲蝕が発症するには3つの主要因子がすべて満たされた時と説明し，Newbrunはそれに時間的要因を加味した．すなわち①齲蝕感受性を有する条件にある歯が存在し，②齲蝕原性菌（酸産生菌：プラーク）が歯面に定着し，③細菌の栄養源となる齲蝕誘発性食品（砂糖：糖質：含水炭素・炭水化物）の存在によりプラークが形成され，①，②，③のかかわり合う作用時間の継続（口腔内環境が一定の条件下で固定されること）することにより齲蝕が発症する．

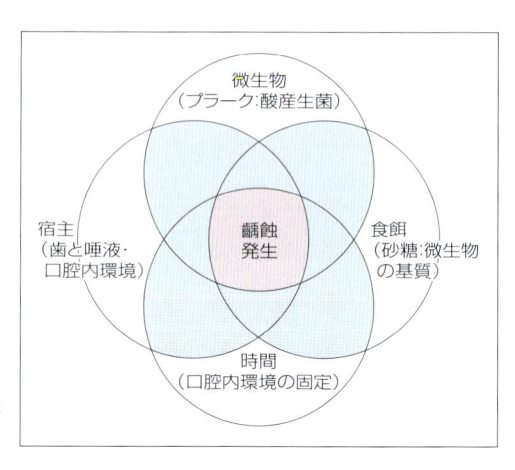

図6-1　齲蝕の4大要因（Newbrun，1978より）．

1）宿主側の要因（広義の口腔内環境）

　　初期脱灰（表層下脱灰）と再石灰化
　　　　↕
　　萌出後成熟とフッ素の取り込み（フルオロアパタイトの形成）

a．エナメル質表層と唾液中の成分との関係（未成熟→成熟）

　宿主側の要因を整理すると図6-3のようになる．乳歯・永久歯を問わず，エナメル質（歯冠部）は萌出する前に歯槽堤内で完成している．しかし，乳前歯においては，出生時に3/4〜4/5程度しか歯冠が完成しておらず，残りの部分は生後形成される．このため乳汁の哺乳・吸啜・嚥下・消化・吸収と老廃物の排泄などの一連の作用が，環境適応期である新生児期に不都合を生じると歯の形成が均一に行われないことがある（新産線：

第 6 章　齲蝕治療に対する考え方と処置法

```
1．授乳　①方法：母乳，混合乳，人工乳
　　　　　②規則制：自律制，時間制
　　　　　③期間：1年未満と1年以上
2．間食　①回数：量より回数，頻度に比例する（Weiss，1960）
3．砂糖の摂取
　　　　　①摂取量に比例（戦時中の摂取量，竹内，1961）
　　　　　②唾液中のpHの低下作用（ステファンの曲線，1940，篠宮，1982）
　　　　　③高砂糖高脂肪から菜食中心に食事内容を変更すると齲蝕が減少（オースト
　　　　　　ラリアの孤児院，Mopewood house Harris，1963）
　　　　　④摂取量の増加，粘着性食品の摂取，含糖食品の食間時の摂取により齲蝕が
　　　　　　増加（スウェーデンVipeholm精神病院，Gustafsson，1954）
　　　　　※パラチノースは抗齲蝕性
4．キシリトール（糖アルコール：ベンチトール）の摂取は齲蝕を減少（スウェーデンの
　　ツールク，Scheinen & Makinen，1975）
5．食品の特性
　　　　　①粘着性，停滞性の高い食品は齲蝕発生率が高い（潜在脱灰能が高い，Bibiy，
　　　　　　1951）
```

図6-2　食生活と齲蝕．

```
1．歯
　　a．萌出時期による感受性　・萌出直後が一番感受性が高い
　　　　　　　　　　　　　　　・萌出後成熟により感受性が低下
　　b．結晶　　　　　　　　　・格子不正があり不安定
　　（ハイドロキシアパタイト）（OH⁻とF⁻の置換が起こる＝フルオロアパタイト）
2．唾液
　　a．イオン化した物質の存在：$Ca^{++}$，$PO_4^{---}$，$HCO_3^-$，$CO_3^{--}$，$Mg^{++}$，$F^-$など
　　b．分泌量　　　　　　　　・希釈・洗浄作用（嚥下による排出）
　　　　　　　　　　　　　　　・緩衝作用（pH値の調節）
　　　　　　　　　　　　　　　　$H^+$が増加すると酸性となる
　　　　　　　　　　　　　　　　$H^+$が減少するとアルカリ性となる
　　c．抗菌物質の存在　　　　・リゾチーム，ラクトペルオキシダーゼ，ラクトフェ
　　　　　　　　　　　　　　　　リン，分泌型免疫グロブリンAなど
　　d．唾液タンパクの存在　　・ペリクル（獲得被膜）の形成
　　　　　　　　　　　　　　　　　　　　　↓
　　　　　　　　　　　　　　　　　　細菌の定着，増殖
　注1：裂溝部の形態や歯の配列状態（歯列形態）と咀嚼能（自浄作用）は個体差がある
　注2：唾液pHの変動は，食生活（糖質の摂取状況など）により変動する（ステファン
　　　　の曲線など）
```

図6-3　宿主側の要因．

1 予防法

表6-1 下顎中切歯唇面におけるエナメル質表層F濃度：萌出直後(n=15)　6か月後(n=15)　6年後(n=6)　抜去歯(n=15)．（松本，2002より）

層	F (ppm) 平均値±S.E.	F (ppm) 平均値±S.E.	F (ppm) 平均値±S.E.	F (ppm) 平均値±S.E.
1 μm	738±78	1511±216	3702±1564	1757±277
3 μm	501±38	867±113	1899± 476	1301±132
5 μm	425±30	678± 86	1474± 327	1033±107
10 μm	342±26	492± 60	1100± 264	763± 83
20 μm	279±24	361± 43	861± 250	571± 65

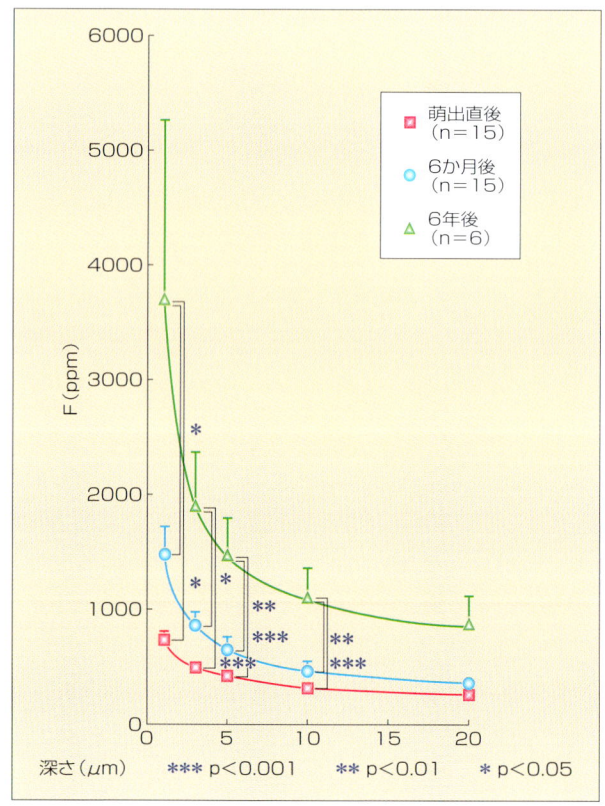

図6-4 下顎中切歯唇面におけるエナメル質表層フッ素濃度：有意義検定はSoheffの多重比較検定による（松本より，日歯医学会誌21，60-67，2002）．

石灰化不全層：初期齲蝕病巣となりやすい）．さらに萌出直後のエナメル質はミュータンスレンサ球菌を含む酸産生菌にもフッ素に対しても感受性が最も高い．しかし萌出後の時間の経過とともにその感染性は低下する．これは萌出後成熟によるもので，in situ（口腔内）による萌出直後のエナメル質生検（エナメルバイオプシー）による分析結果からも明らかである（表6-1，図6-4）．これは唾液中にイオン化して存在しているCa^{++}やPO^{---}あるいはF^{-}が歯質（エナメル質表層）に取り込まれ，未成熟な結晶が成長・成熟するためである．とくにフッ素の取り込みは唾液分泌量とその流れに左右されるといわ

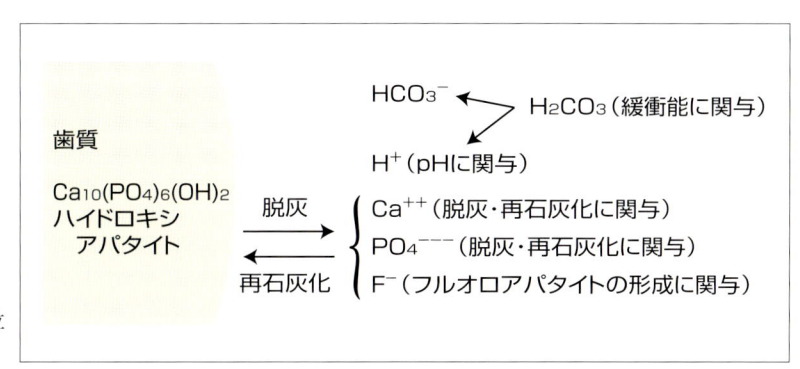

図6-5 唾液流量と部位特異性.

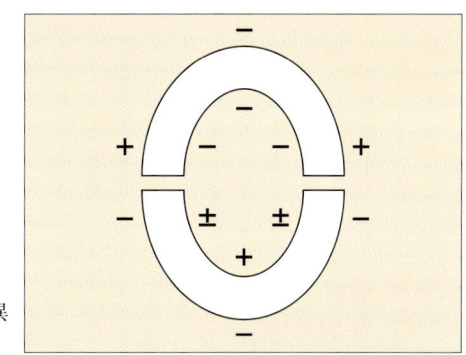

図6-6 唾液流量と部位特異性.

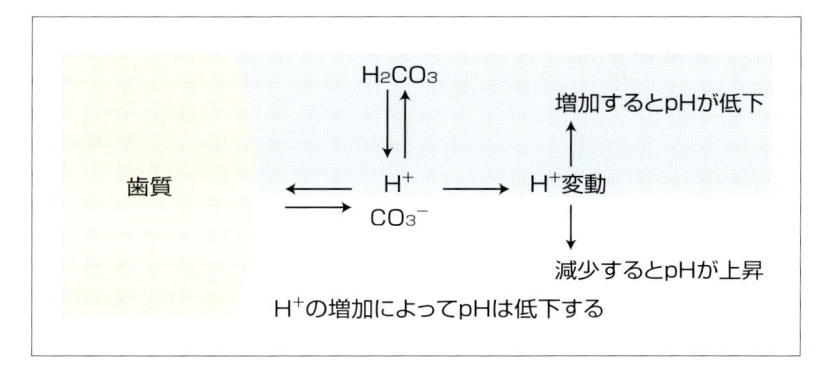

図6-7 唾液の緩衝能.

れ，エナメル質表層のフッ素の濃度勾配とも関連し，Ca^{++}の取り込みとフッ素のハイドロキシアパタイト$Ca_{10}(PO_4)_6(OH)_2$におけるフルオロアパタイト$Ca_{10}(PO_4)_6F_2$の形成が促進される（図6-4〜6）．

b．唾液の緩衝能（図6-3，7）

唾液中にはH_2CO_3がイオン化$H^+ + HCO_3^-$して存在し，唾液の緩衝能が高いと食直後に低下するpH値はただちに中性に戻るように作用し，緩衝能の低い場合にはH^+イオンは増加したままの状態が継続し，pH値が中性に戻るのに時間がかかる．さらに唾液の分泌量が多ければ唾液は希釈され，嚥下等により口腔内より排出される．このように唾液の分泌量と作用も齲蝕発生，齲蝕の進行に大きく作用している．

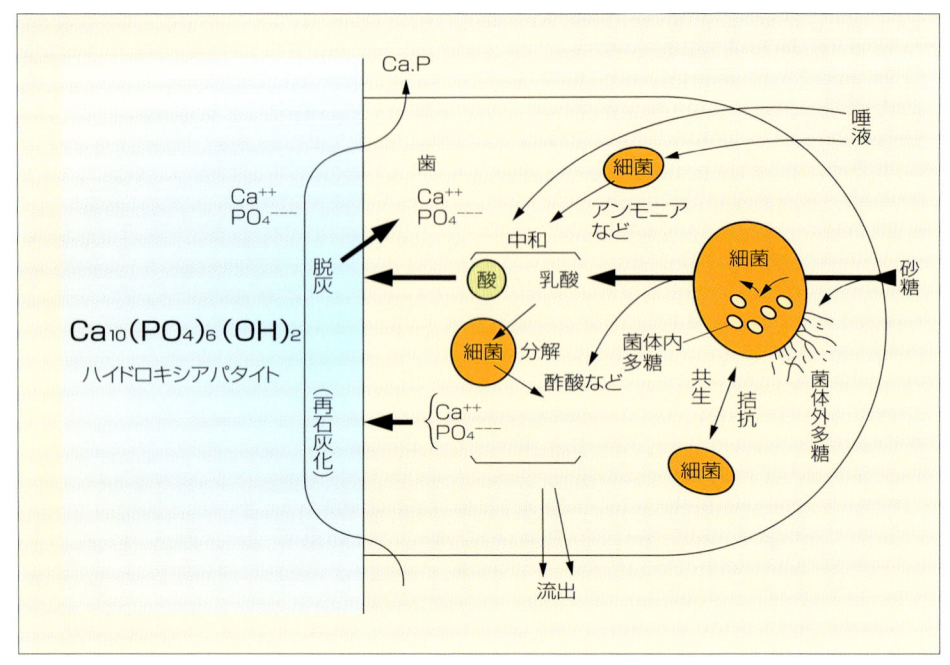

図6-8 齲蝕のメカニズム．ミュータンスレンサ球菌と砂糖の関係（星野より改変）．

2）細菌（ミュータンスレンサ球菌を含む酸産生菌）側の要因

新生児から検出される最初の細菌は*Streptococcus salivarius*で，新生児の約半数から検出される．ミュータンスレンサ球菌は乳歯萌出前の乳児からは検出されない．しかしレジン床を装着した乳児の口腔内からは検出されることから，この菌は硬い組織があると着床する性質があるといわれている．さらに母親と子供の唾液中のミュータンスレンサ球菌を調べたところ，回収されるミュータンスレンサ球菌の由来は同一であることが明らかとなり，子供のミュータンスレンサ球菌の感染は母親の唾液を介して伝播することが判明した．さらに乳歯の数が増すごとにミュータンスレンサ球菌の着床場所（棲息場所）は増えることになり，菌の存在とともに齲蝕発症の危険性が増大する．

3）砂糖（蔗糖＝シュクロース：糖類＝炭水化物）側の要因

ミュータンスレンサ球菌を含む酸産生菌（齲蝕原性細菌）の代謝と増殖に欠くことのできない物質が砂糖（シュクロース）である．砂糖は細菌により容易に代謝分解され，酸とその代謝産物である多糖体（デキストラン）を産生する．

一方，齲蝕原性菌であるミュータンスレンサ球菌は，蔗糖より多量の菌体内，菌体外の多糖体をつくり，この多糖体が歯面に付着する．この時他の細菌も同時に付着させ停滞させる．すなわち細菌体としてのプラークの形成である．この時のエネルギーを利用して，単糖を重合し，菌体の内外にデキストランとレバンがつくられ，プラークの形成にはデキストランが，プラーク中の酸の産生にはレバンが関与しているといわれている．

第6章 齲蝕治療に対する考え方と処置法

1．齲蝕原生菌に対して	カリオロジーにもとづく各種検査法，齲蝕活動性試験，位相差顕微鏡によるプラークの観察
2．歯磨きに対して	回数，歯磨きカレンダー，方法，ブラッシングの練習，歯磨き点数，10回磨き，染め出し液の活用
3．食習慣に対して	生活習慣アンケート，シュガーコントロールなど
4．年齢に応じた予防指導	定期健診

図6-9　具体的な動機づけ．

とくに不溶性デキストランであるグルカンとミュータンスレンサ球菌は齲蝕発生に重要なかかわりをもつと考えられている．すなわちミュータンスレンサ球菌により産生された不溶性グルカンは，歯面に粘着し酸産生菌も着床させる．この時蔗糖（糖類）が頻繁に摂取されると，プラーク中に浸透し，酸産生菌が酸（乳酸）を醸酸し，この酸が歯質を脱灰すると考えられている（図6-8）．唾液中に脱灰遊離したCa^{++}やPO_4^{---}は唾液中のpHが中性に戻るに伴い再石灰化する動的変化が口腔内で生じており，脱灰の頻度と量が多いと齲蝕発症につながることとなる．したがって齲蝕を予防するためには頻回な砂糖の摂取や長時間砂糖付けの口腔内にならないような指導と対応が歯科医に求められるゆえんである．

B．動機づけは？（齲蝕予防に対する指導）

まず我々が肝に銘じておくことは「おどしの指導」を行わないことである．ところが，我々歯科医療関係者が患者（患児や保護者）に種々の指導を行う場合，往々にして陥りやすいのが「おどしの指導」である．すなわち「○○しないとダメになるよ」とか「××すると腫れるよ」のように，ネガティブな結果を予告する指導である．症状を伝えたり，治療を進める時に使いやすい安易なアプローチであるが，できれば患者に夢と希望を与えるようなポジティブな結果を想定させる指導がより好ましい指導である．

それを行うためには従来の発想法を転換し，我々は患者を健康で幸せにするプロの「ヘルスプロモーター」であるという認識をもつことが重要である（第9章；図9-1参照）．

[齲蝕予防に対する動機づけをどう行うか]

まず歯は咀嚼器官であり，小児は咀嚼することにより口腔周囲の筋や顎の発育を促し，健全な総合咀嚼器官を育成することにつながることを保護者に訴える．その歯を齲蝕から守るためにはどうすればよいかを次に伝える必要がある．そのためには，乳歯齲蝕の発生や臨床症状の特性，幼若永久歯の特徴などを情報として提供し，保護者の納得のもとに，患者や保護者の指導を行うことが望ましい．見た目が悪かったり（審美的障害），食物が上手に咬めなかったり（咀嚼障害），あるいは疼痛があったり，腫れたりした場合（急性症状のある場合）は，実際に患者は困っているわけだから，とくに動機づけに

1　予防法

気を使う必要はないが，予防処置に対しては前述の考え方に則り，平易にかつ確実に指導する必要がある．とくに齲蝕発生の4大要因の解説のもと，具体的な指導と動機づけが必要である（図6-9）．

C．フッ化物の応用

フッ化物の応用は全身的なものと局所的なものに大きく2つに分けられるが，わが国においては現状では局所的応用に限定される．局所的応用には①フッ化物塗布，②フッ化物溶液の洗口，③フッ化物入り歯磨剤の使用の3つの方法が現在適応される．臨床的には診療室と家庭での応用となる．

一方，フッ化物の応用はエナメル質の結晶であるハイドロキシアパタイトの$(OH)^-$とF^-が置換することにより構造的に安定した耐酸性の高いフルオロアパタイトを形成させることである．したがってより効果的にF^-を作用させるためには歯の萌出直後より開始し，萌出後成熟が完了するまで最低でも継続する診療・予防システムを治療室に構築することが重要である．

1）診療室での応用

診療室用に種々のタイプのものが市販されている．液状，ジェル状のものが入手しやすく，簡易防湿下で塗布する場合とトレー法により塗布する場合の二通りの方法がある．液状，ジェル状ともに2％NaF，酸性フッ素リン酸溶液（APF：溶液のみ），8％SnF_2を歯面に適用する．

2）家庭での応用

フッ化物の混入された歯磨剤を使用するのが一般的であるが，最近では低濃度のフォーム（泡状）として，あるいは液状の噴霧としての製品も市販されているので患児に合わせて適切なものを選択して指導する．

一方，洗口用には溶解した後，低濃度（0.025～0.05％F濃度）のフッ化物溶液となるような粉末製剤として市販されているので，専用の容器を使用し，間違いを生じさせないように確実に指導する．適応年齢はブクブクうがいのできる時から開始する．

D．コート剤の応用（図6-10a～d）

齲蝕活性度の高い口腔内を有する患児の平滑面，石灰化不全のある歯面，あるいは平滑面の初期齲蝕病巣（表層下脱灰部：CO歯）に対してはフッ素徐放性のコート剤によって歯面を被覆することにより，齲蝕の進行を止め，再石灰化も期待してコート剤が使用される．

E．フィッシャーシーラント（図6-11a～d）

齲蝕好発部位である小窩裂溝部を封鎖することにより，齲蝕発生を予防したり，齲蝕の進行を停止させる目的でフィッシャーシーラントが適応される．シーラント材には歯質に接着性を有するセメント系（グラスアイオノマーセメント）と，酸処理して裂溝部

コート剤の応用

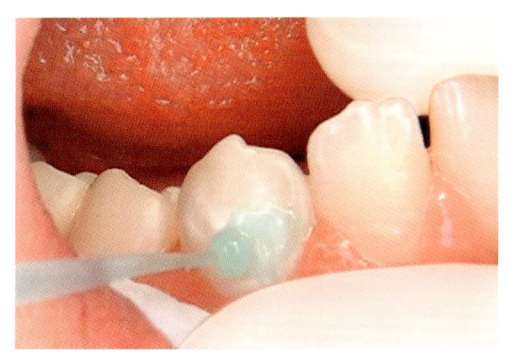

図6-10a　C̄研磨または歯面清掃後に酸処理．

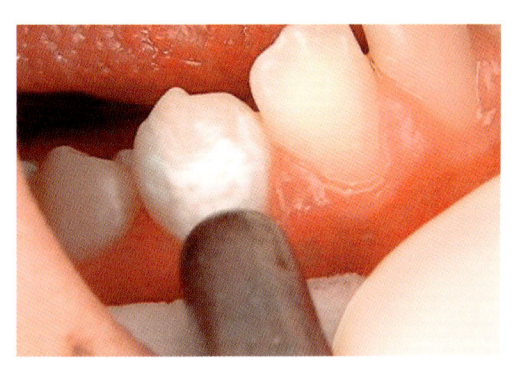

図6-10b　酸処理後，水洗・乾燥．

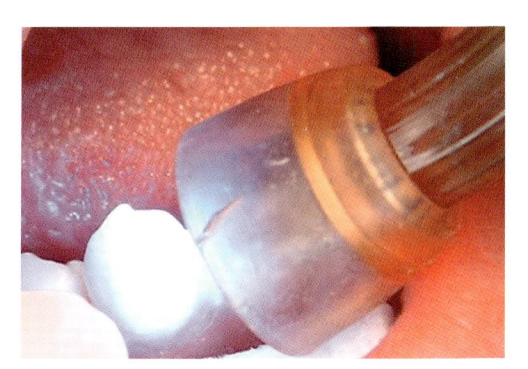

図6-10c　コート剤の塗布，照射による硬化．

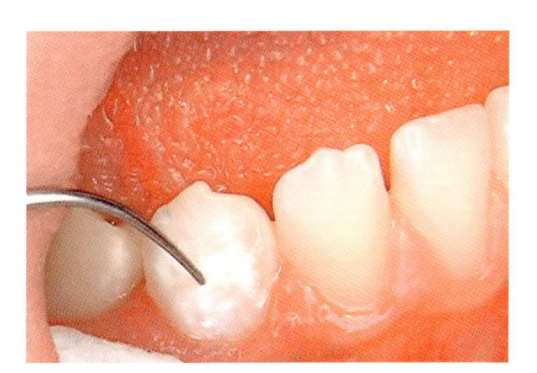

図6-10d　歯面コート完了．

を封鎖するレジン系シーラント材の2種類がある．

　グラスアイオノマーセメントは，硬度や耐久性はレジン系シーラント材より劣るが，粉末の酸化防止剤としてフッ化物が含有されていること，さらに化学的に歯質に接着することにより，萌出途上のラバーダム防湿の不可能な歯に，簡易防湿下で適応されることが多い．

　一方，レジン系シーラント材は，酸処理を行うことからクランプの装着が可能な歯に適応される．唾液に溶解することなく，かつ接着も強固でグラスアイオノマーセメントより耐久性に優れている．

フィッシャーシーラント

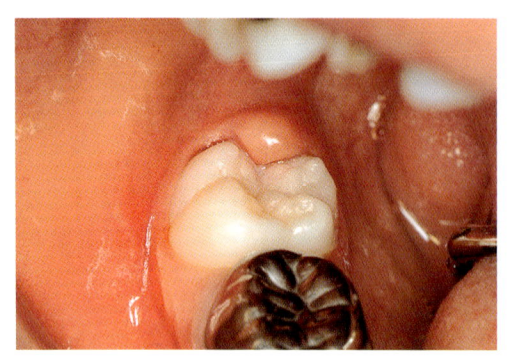

図6-11a　6|半萌出.

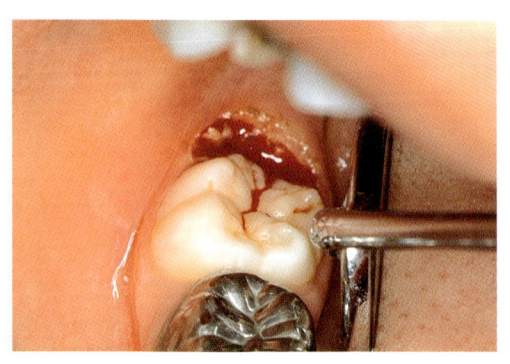

図6-11b　歯肉弁切除.

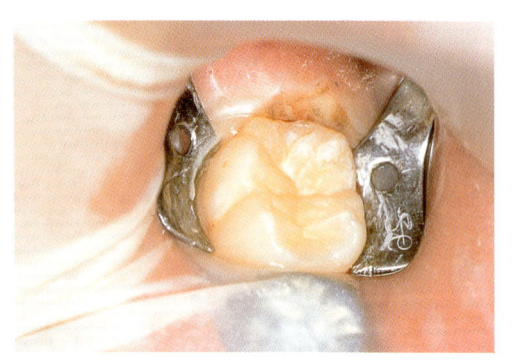

図6-11c　ラバーダム防湿.

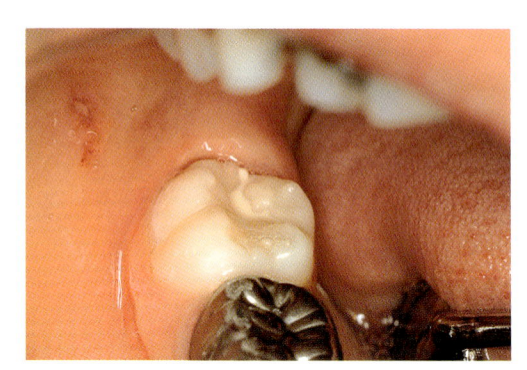

図6-11d　シーラント填塞.

ひとこと　『小児への対応と説明の大切さ』

(M. K.)

　小児歯科診療において，小児への対応が大きなウェイトを占めるのはもちろんであるが，その前に一番影響力が大きい母親（もしくは父親，祖母など診療につれてくる保護者）との信頼関係を築くことが治療をスムーズに行う上で重要なことだと思う．治療前のインフォームドコンセントは基本であるが，治療手段についてもわかりやすく説明するとよいと思う．たとえば，ラバーダム一つをとっても，患児の保護者からみると窮屈なビニールをかぶせられているとか，呼吸は苦しくないのかなど，あまり良いイメージは抱かない．それを実際患児に装着する前に，装着した状態の写真を見せ，何のために必要なのかをよく説明し，それから患児に装着すると，もし患児が泣いてしまったとしても母親の受け取り方はまったく違ってくるのではないでしょうか．これはほんの一例ですが，なにをするにしてもまず母親の治療に対する不安を取り除いてやることにより，安心感が患児に伝わるのではないでしょうか．

2　修復法

　表層下脱灰（白濁）を示す初期齲蝕の段階から，さらに齲蝕（脱灰）が進むとエナメル質に実質欠損（C₁）が生じてくる．そのような場合，歯質の削除を極力おさえた方法で歯冠修復処置を行う．使用材料と適応症を図6-12に示す．なお近年では水銀の環境汚染の問題から日本では小児歯科臨床でもアマルガム修復はほとんど行われていないので，本項では割愛する．

　修復処置は患児の年齢，診療への協力度，食生活や口腔内清掃状況，保護者の希望や協力度により左右される．このため同じような齲蝕程度でも処置内容は同一でなく，使用材料や修復法も症例（患児）によって異なる．したがって，保護者によく説明し，同意を得てから処置内容と方法を決定する必要がある．

　Ａ．コンポジットレジン（CR）修復
　　1）咬合面（臼歯）
　　2）唇（頰）・舌側面（前歯・臼歯）
　　3）隣接面（前歯・臼歯）
　　4）冠（前歯）：ジャケット冠（直接法）
　Ｂ．グラスアイオノマー（GI）セメント修復
　　　適応症はCR修復と同様
特徴１．歯質に接着性を有し，色調や透明感は歯質に調和しやすい
　　　２．CRより理工学的性質がわずかに劣る（強度，溶解性がある）
　　　３．フッ素が含有されている（フッ素徐法性）
　Ｃ．インレー修復
特徴１．咬合面・隣接面を含むすべての窩洞に適応
　Ｄ．乳歯冠（乳歯既製冠）
　　　乳臼歯の歯冠修復に適応

図6-12　使用材料と適応症．

Ａ．窩洞形成時の注意点

　歯科治療が大好きという人はいない．ましてや小児歯科を訪れる患児の大部分は不安と緊張をもっており（第３章参照），わずかな刺激にも反応を示す．したがって，無痛的処置を行うための局所麻酔（第５章参照），窩洞形成中さらにはラバーダム防湿を撤去した後の仕上げ研磨時でも突発的な動きを示すことがあるので，患児にケガをさせないように十分に配慮・注意する必要がある．

　低年齢児やまだ治療に慣れていない患児の場合には母親に患児の手を握ってもらう

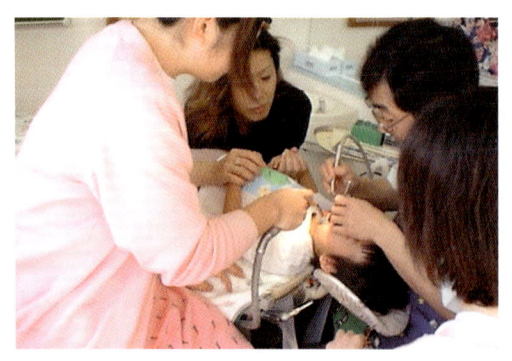

図6-13 患児を安心させるために，母親に手を握ってもらう．

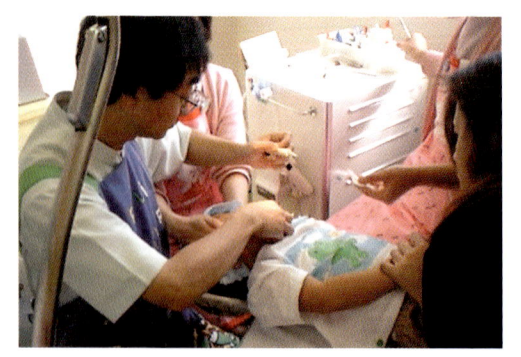

図6-14 動きそうな小児の場合には，術者と補助者の間にもう一人スタッフを待機させる．

（図6-13）．それだけでも患児は安心することも多く，声かけを行い，励ましてもらうとさらによい効果がある（母親と患児の母子関係や患児の不安や恐怖心の程度，患児の性格にもよるので，よく判断する必要がある）．

　動きそうな小児の場合には術者と補助者の間にもう一人スタッフを待機させ，不意の動きに対処する（図6-14）．また小児は手を口腔にもってくるだけでなく，口を閉じたり舌を動かしたりと何かと多動である．このため治療中の事故を未然に防ぐために開口器やバイトブロック，ラバーダム防湿は必要不可欠な対応である．

B．材料別修復法

1）コンポジットレジン（CR）修復

　CRはアマルガムに代わる成形充填材として小児歯科臨床では欠くことのできない使用頻度の高い歯冠修復材である．大小のフィラーがレジン基材中に多量に含まれている（約70％以上．）ため審美性に優れ，歯髄刺激や重合収縮が少なく，材質的強度も高い．

　エナメル質表面を酸処理することにより高い接着性が得られ，窩洞をプライマー処理することにより象牙質にも接着するため，辺縁漏洩が少なく二次齲蝕の発生頻度も低い．

　近年は光重合型CRが主流で，操作時間に制約を受けることなく，また基材を混和することがないので気泡も混入しない緻密な材料が提供されるので，技術的，操作上の失敗も少ないなどの利点がある．

【術式】
　患歯の麻酔後，ラバーダム防湿を行い，下記の流れに沿って修復処置を行う．

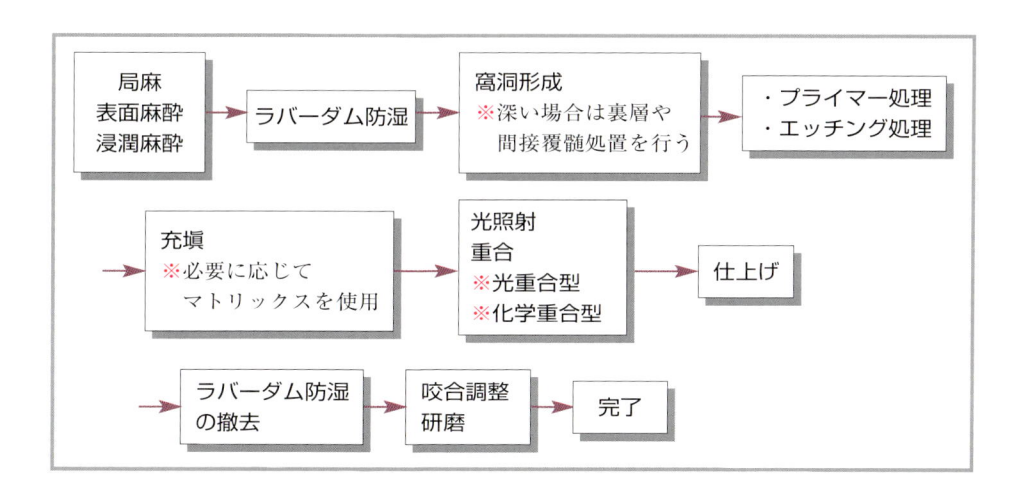

局麻
表面麻酔
浸潤麻酔 → ラバーダム防湿 → 窩洞形成
※深い場合は裏層や間接覆髄処置を行う → ・プライマー処理
・エッチング処理
→ 充填
※必要に応じてマトリックスを使用 → 光照射
重合
※光重合型
※化学重合型 → 仕上げ
→ ラバーダム防湿の撤去 → 咬合調整
研磨 → 完了

①臼歯部修復（図6-15）　DE 隣接面齲蝕：C₂

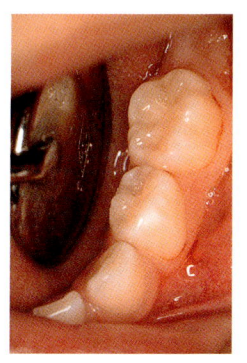

①術前．

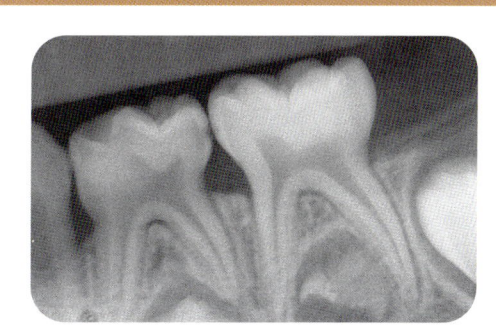

②術前のX線写真．

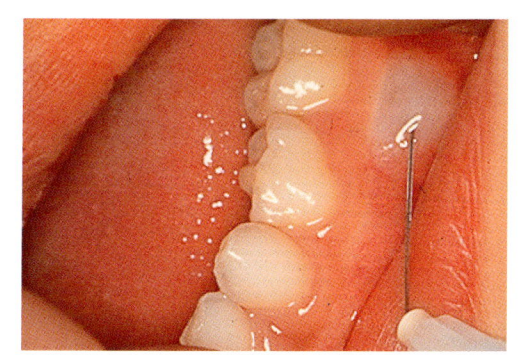

③局麻．

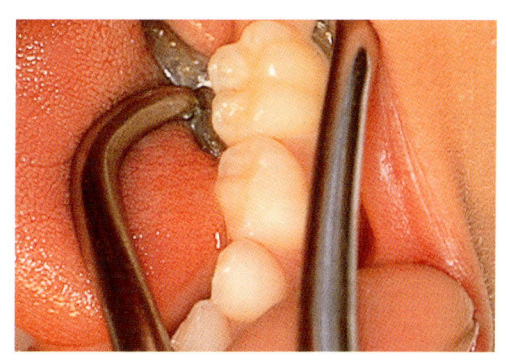

④クランプの試適．

101

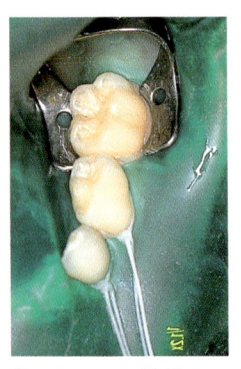

2　修復法

⑤ラバーダム防湿． 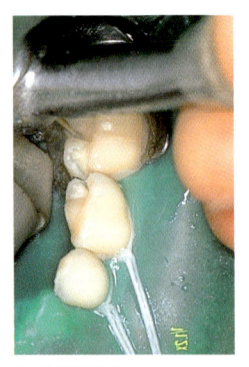　⑥窩洞形成． 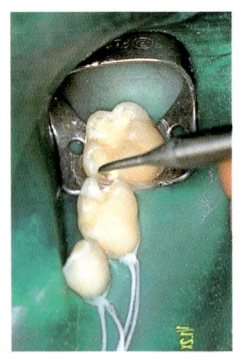　⑦裏層． 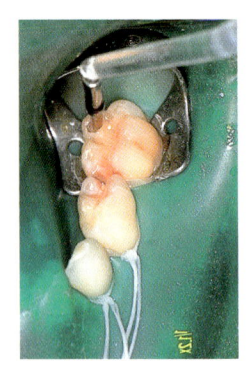　⑧酸処理．

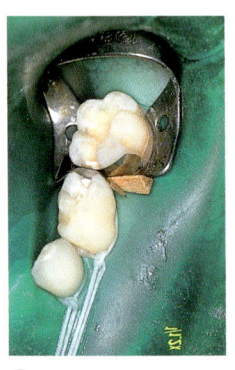

⑨マトリックスバンド（石塚式イージーマトリックス）＋クサビの装着． 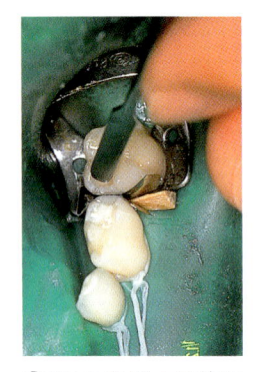
⑩CRの充填：隣接面部に気泡の入らないように緻密に填入する． 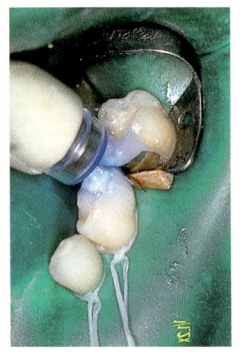
⑪填入後，CRの重合前に余剰部分を整理してから照射する． 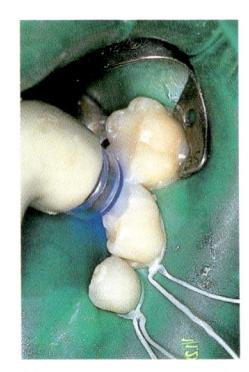
⑫マトリックスバンドとクサビを撤去した後，硬化を完全にするため再度照射する．

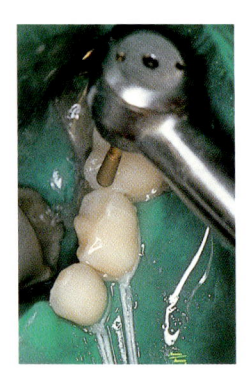

⑬窩縁部の余剰部分をバーにて除去．
⑭メタルストリップスにて隣接面部を研磨． 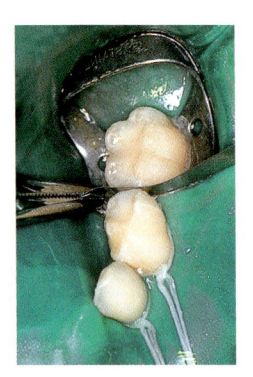
⑮修復終了． 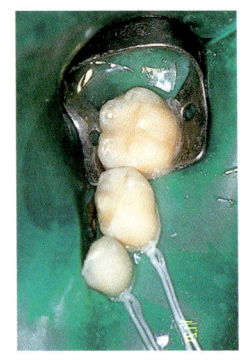
⑯ラバーダム防湿撤去後，再度咬合関係を診査して終了する． 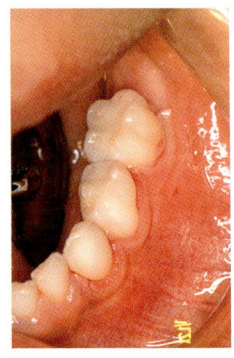

（一連の写真は，サム小児歯科，石塚治先生のご厚意による）

第 6 章　齲蝕治療に対する考え方と処置法

②前歯部修復（図6-16）　　BA|AB 隣接面・唇面齲蝕：C₂

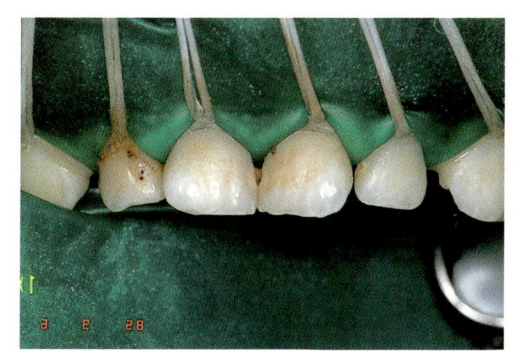

①ラバーダム防湿後の窩洞形成前（術前）．

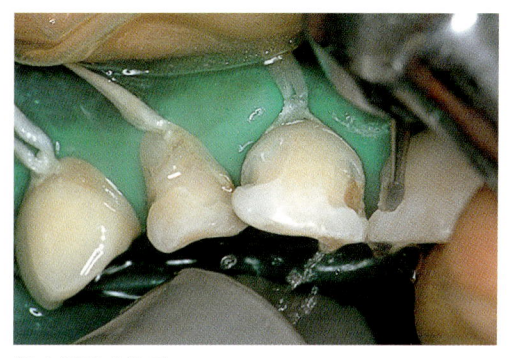

②窩洞形成終了．

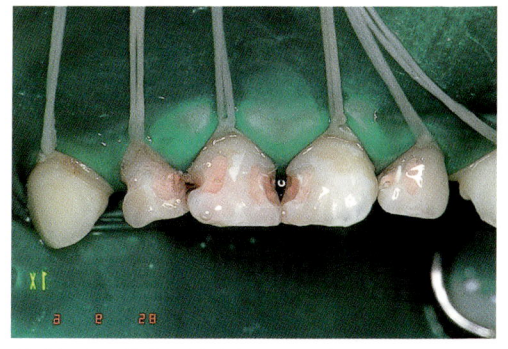

③酸処理：④終了後酸処理してもよい．

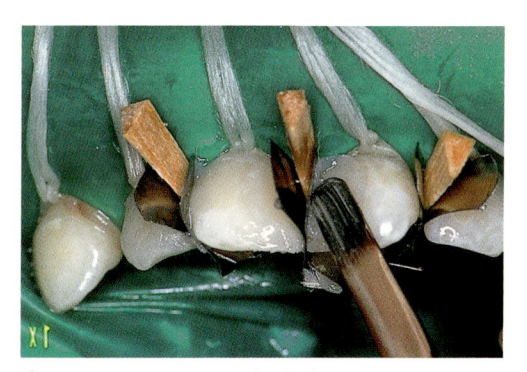

④マトリックスバンド（石塚式イージーマトリックス）＋クサビの装着．

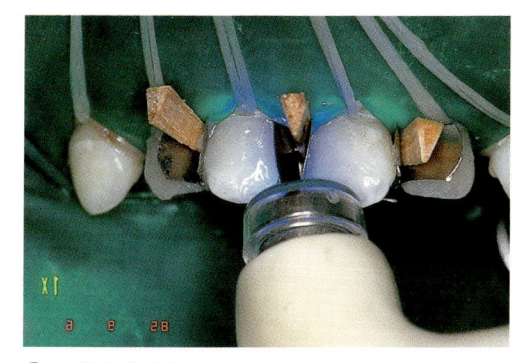

⑤CR填入後照射．

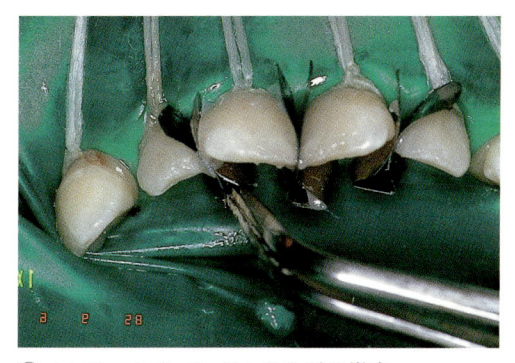

⑥マトリックスバンド＋クサビの撤去．

103

2 修復法

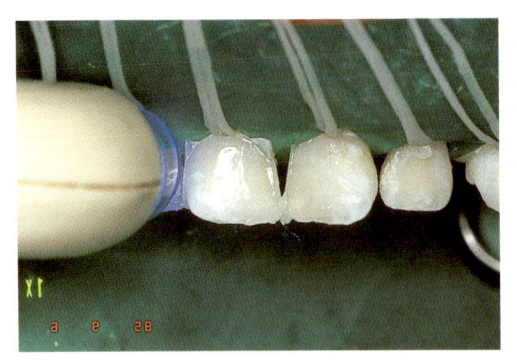

⑦隣接面の硬化を確実にするため再度照射．

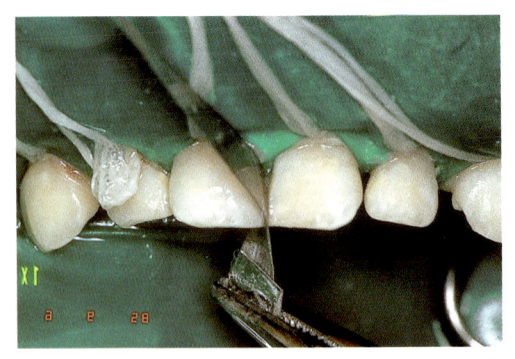

⑧仕上げ・研磨：隣接面はメタルストリップスを使用．

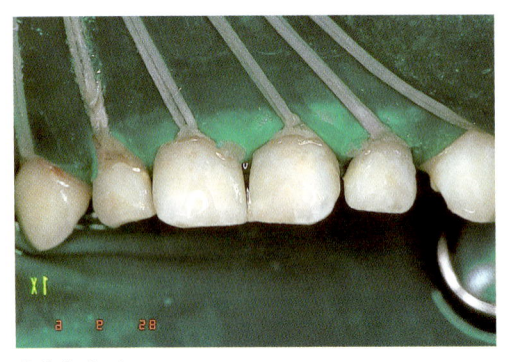

⑨修復完了．

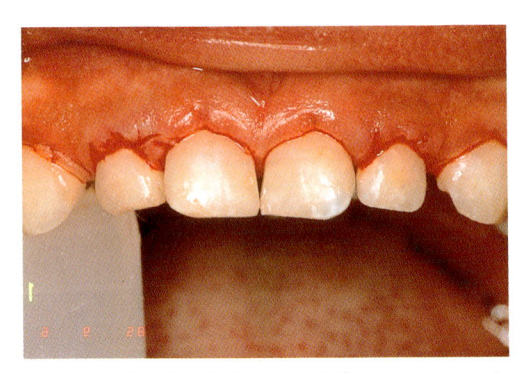

⑩ラバーダム防湿撤去後の口腔内：ラバーシートと結紮により歯肉が圧排されたため軽度の出血が認められる．必要に応じて洗浄，消毒，貼薬を行う．

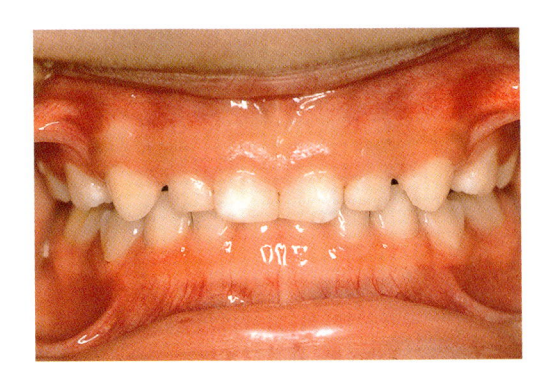

⑪処置完了3日目の口腔内：炎症，出血は改善している．

（一連の写真は，サム小児歯科，石塚治先生のご厚意による）

③CRレジン冠（図6-17） A 遠心隣接面・頬舌側面齲蝕：C₂

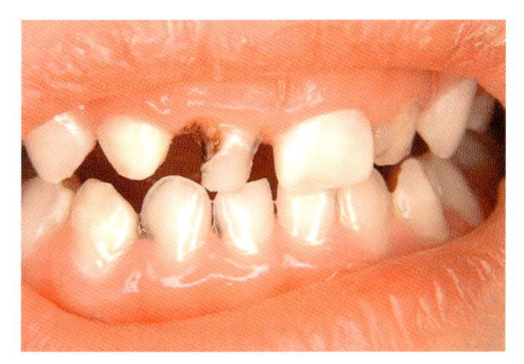

①術前．

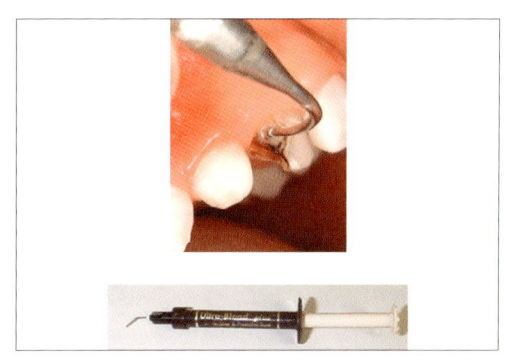

②窩洞形成後，窩洞が深い場合は裏層する．下図のシリンジに填入されているCa(OH)₂製剤（ウルトラブレンド®）は，光硬化型で便利である．

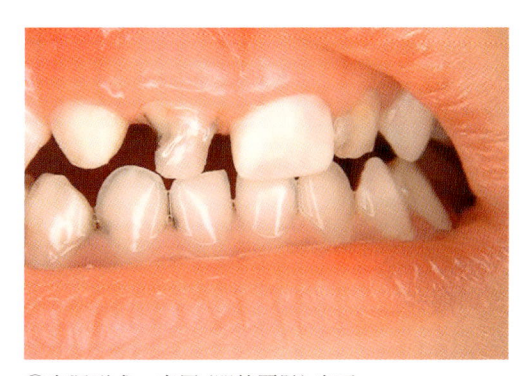

③窩洞形成，裏層（間接覆髄）完了．

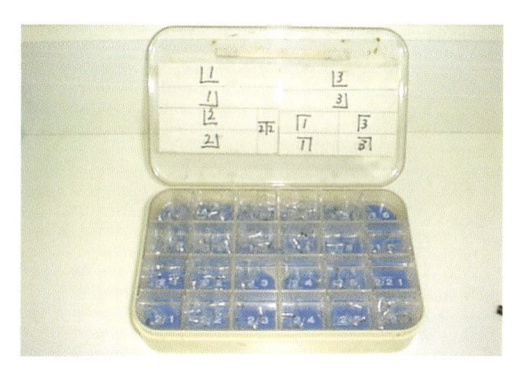

④ストリップクラウン（フラサコ冠：ジーシー社製，ピドフォーム：3Mヘルスケア社製）の選択：キットより歯冠近遠心幅径を基準にして選択する．

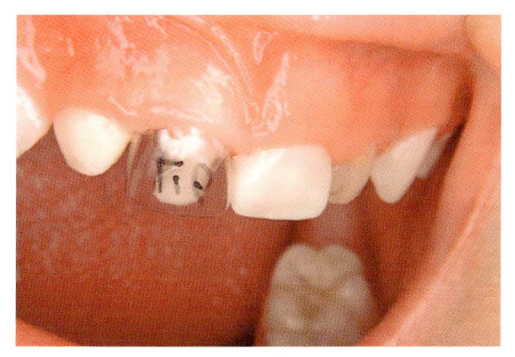

⑤ストリップクラウンの試適：金冠バサミ（曲・小型）で冠縁を調整．

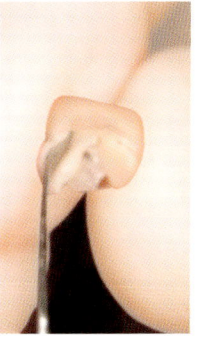

⑥調整した冠内にCRを填入：気泡を混入させないように注意する．

2 修復法

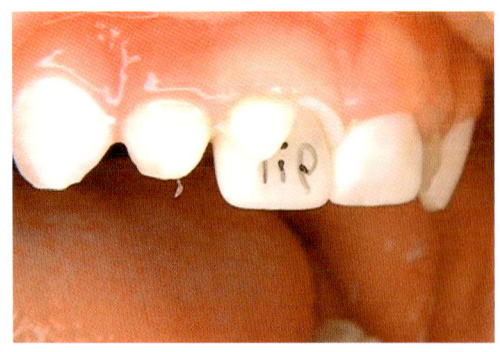

⑦ボンディング後CRの入った冠を支台歯に圧接：エアベントとして切縁隅角部に探針で微少な孔を開けておく．

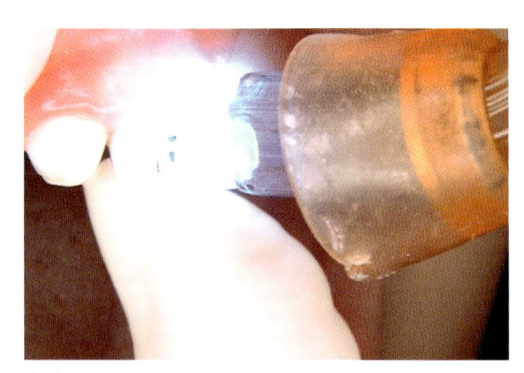

⑧余剰のCRを除去後照射．

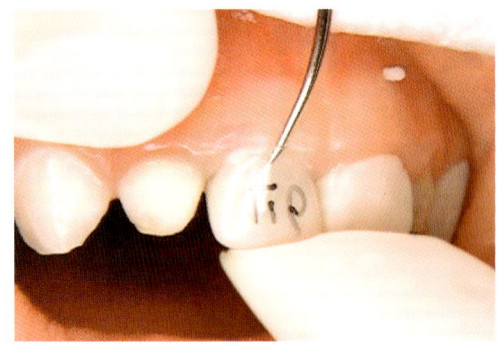

⑨硬化後，ストリップクラウンを除去する．

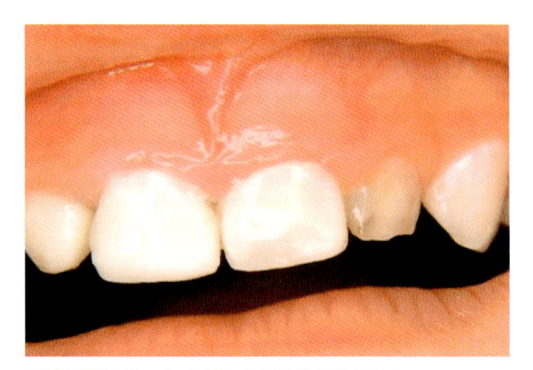

⑩形態修正，仕上げ・研磨後修復完了．

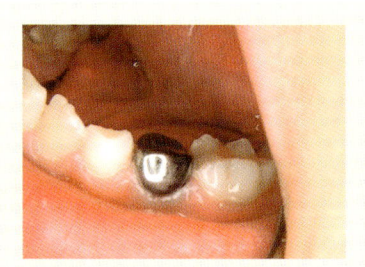

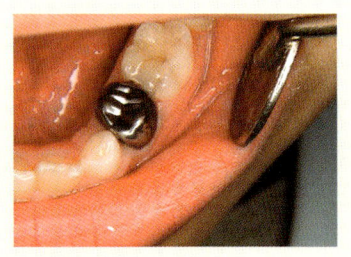

ワンポイント ▼ アドバイス

齲蝕により近遠心径が失われている場合は無理に調節しないで，反対側対合歯の乳歯冠を装着することがある．

2) グラスアイオノマー（GI）セメント修復

GIセメントは前処理することなく歯質に接着性を有する歯冠修復材で，コンポジットレジン（CR）より透明性，審美性に優れ，組織への親和性がよく，歯髄為害作用が少ない．さらに酸化防止剤として粉末にフッ化物が含有されているので，歯質へのフッ素の取り込み効果があり，溶解しても二次齲蝕の発生がほとんどない．修復用，合着用のほか，フィッシャーシーラント材として応用されるなど，用途は広い．

適応症はCR修復と同様であるが材質的には溶解するなどの欠点もある．しかし近年では理工学的性質も向上しており，使用頻度の高い修復材である．

【術式】

酸処理などのような接着のための前処理を除けば修復術式はCR修復と同じである．

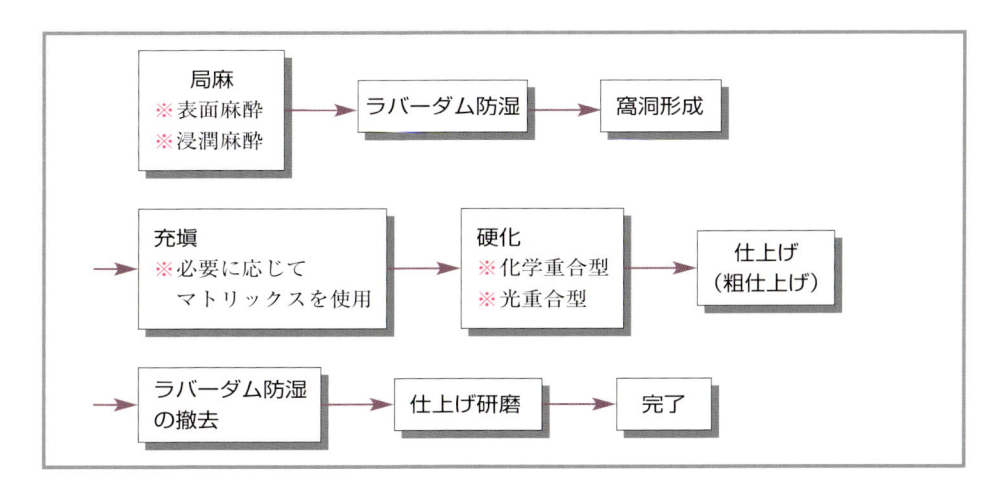

局麻（※表面麻酔 ※浸潤麻酔）→ ラバーダム防湿 → 窩洞形成 → 充塡（※必要に応じてマトリックスを使用）→ 硬化（※化学重合型 ※光重合型）→ 仕上げ（粗仕上げ）→ ラバーダム防湿の撤去 → 仕上げ研磨 → 完了

CD 唇面・頬面齲蝕：C₂（図6-18）

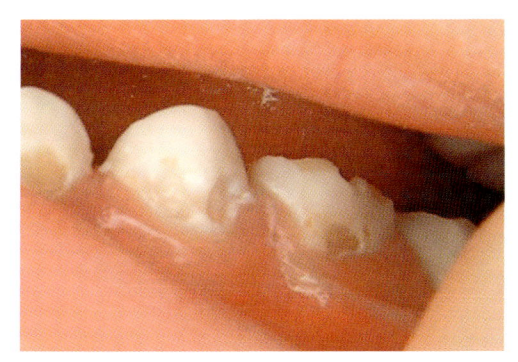

①窩洞形成．

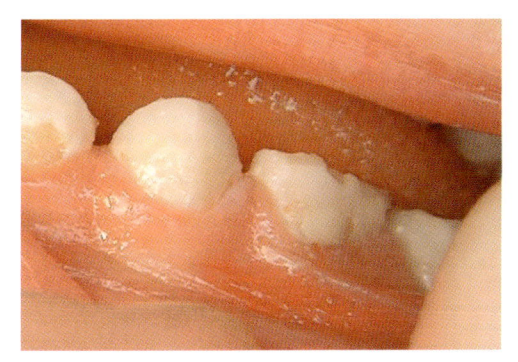

②充塡後，仕上げ・研磨，修復完了．

3）インレー修復（鋳造修復）

便宜形態（外開き）を付与すればすべての窩洞に適応可能な修復法が鋳造修復である．この中でも内側性窩洞が狭義のインレー修復である．広義では外側性窩洞（被覆型・アンレー）も含む歯冠部の一部修復法といえる．金属による修復なので，おもに審美的要因に左右されない咬合圧の強い臼歯部の修復に適応される．

【術式】

①窩洞形成時の注意点

窩洞形態の基本は窩洞の5原則を踏まえて箱型とする．箱型は保持抵抗形態による安定効力があり，便宜形態として軽度の外開き窩洞とする．

窩洞外形はスムースな曲線で単純化し，連接する裂溝はすべて窩洞内に含むようにする．なお拘止効力の補助形態として鳩尾型，鉤型，冠型，脚型などを付与し，安定効力の補助形態としては階段などを付与する．なお，ろう型の抽出方向（咬合面方向）に窩洞を開放する．Ⅰ級窩洞の形態を図6-19，Ⅱ級窩洞の形態を図6-20に示す．

②Willettの窩洞

乳歯の歯質は永久歯の歯質の約1/2の厚さしかなく，歯髄腔は広く髄角は突出している．このため永久歯の感覚で窩洞形成を行うと露髄する危険性が高い．保持抵抗形態の観点から側室を明確に形成すると露髄の危険度が増すことより，乳歯では側室の形成しないⅡ級窩洞がある．これをWillettの窩洞という（図6-20e）．

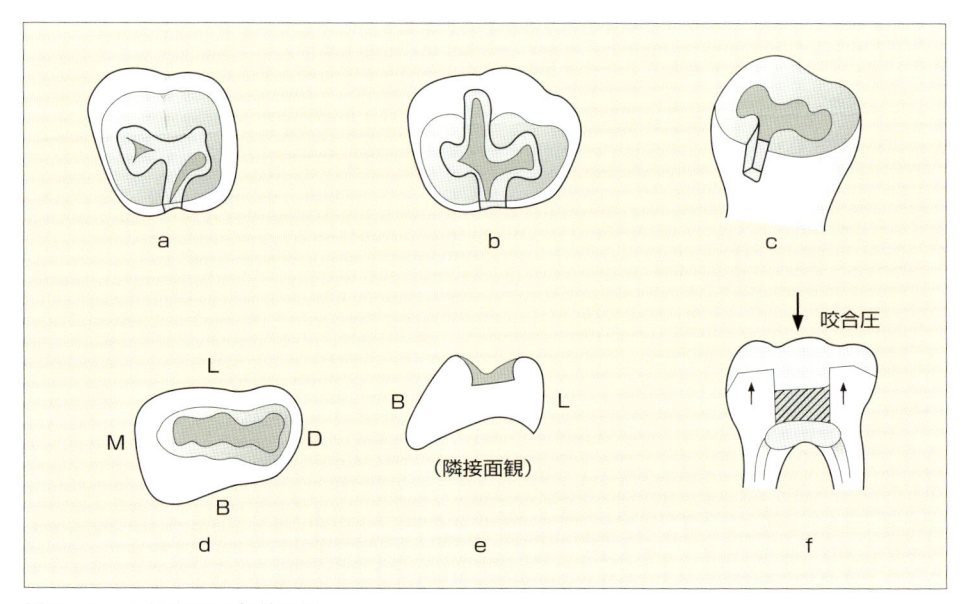

図6-19　Ⅰ級窩洞の各種形態．

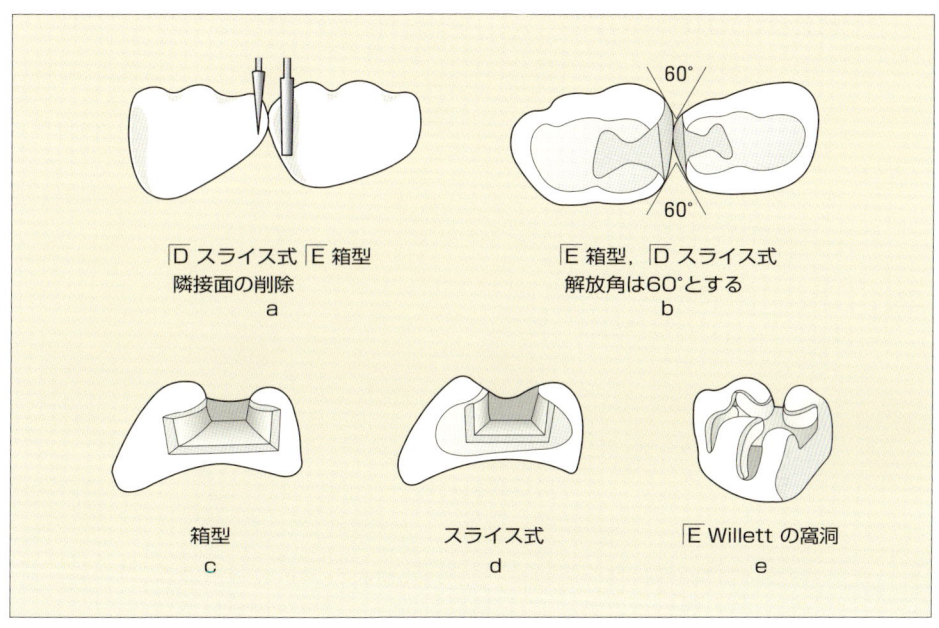

図6-20　Ⅱ級窩洞の形態.

- D̄ スライス式 Ē 箱型 隣接面の削除 a
- Ē 箱型, D̄ スライス式 解放角は60°とする b
- 箱型 c
- スライス式 d
- Ē Willett の窩洞 e

D̄Ē隣接面齲蝕：C₂（図6-21）

①症例1：術前．D̄Ē歯間隣接面齲蝕，C₂.

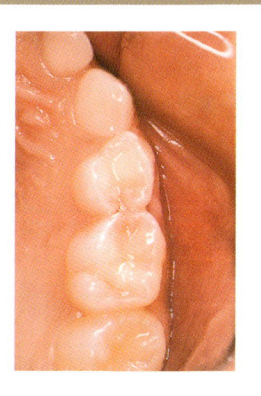

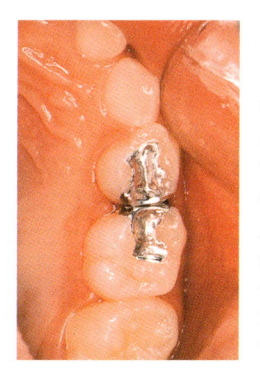

②浸潤麻酔後，D̄咬合面遠心窩洞，Ē咬合面近心窩洞の形成後→印象採得・咬合採得→作業模型上でろう型作製→埋没・鋳造→試適・仕上げ研磨→合着・完了．なお，窩洞形成後各種の仮封材にて窩洞を保護すること．

③症例2：D̄咬合面の隣接面C₂＋Ē咬合面舌側溝＋隣接面齲蝕．浸潤麻酔後，窩洞形成，印象採得後に仮封（印象採得後の歯髄の鎮静，感染予防，歯質の破損防止，咀嚼障害の改善，窩洞を保護する目的で必ず仮封を行う）．症例は即重レジンによる仮封である．

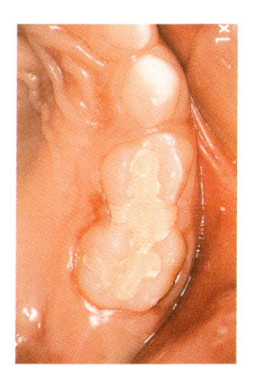

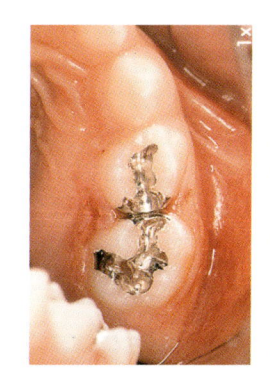

④作業模型上でろう型を作製し，埋没・鋳造・試適を経た上で合着した状態．隣接面部の仮封の状態が良くなかったことにより，舌側部の歯間乳頭部に炎症が認められる．数日で炎症は消失し，健全な状態となるので通常のブラッシングを行えば心配なく治癒する．

4）乳歯冠（乳歯既製冠）

　乳臼歯の全部被覆冠による修復には①鋳造冠による場合と②乳歯冠（乳歯既製冠，乳歯用冠，既製乳歯冠）による場合の二通りの修復法がある．

　乳歯冠はHumphry（1947年）によってはじめて小児歯科の臨床に使用されたが，その後も使用頻度は高く，現在でも被覆型の修復には欠かせない修復法である．適応症は広く，多歯面にわたる齲蝕，歯髄処置歯はもとより，保隙装置の支台歯などにも使用される．

【術式】
　①支台歯形成

　局麻後，形成に先立ち咬合関係（咬合位：上下的・近遠心的）を確認しておく．小児の咬合は不安定で，当該歯の咬合面を削除する前に中心咬合位，反対側の臼歯の咬合状態，さらに前歯部の被蓋関係も診査しておく必要がある．

　同日に歯髄処置を行った歯では，すでに局麻が行われているので，ラバーダム防湿下で直ちに支台歯形成を開始する（図6-22）．すでに歯髄処置を行った歯でも治療中の事故を未然に防ぐためにはラバーダム防湿下で引き続き乳歯冠の支台歯形成を行うとよい．

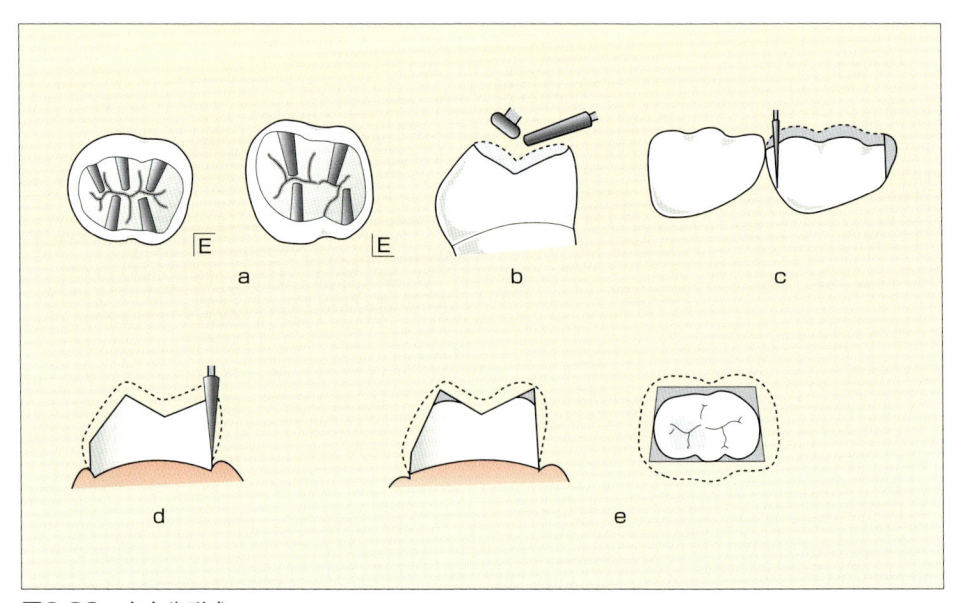

図6-22　支台歯形成．

第6章 齲蝕治療に対する考え方と処置法

②治療の流れ

生活歯での一般的な乳歯冠装着までの手順は以下のとおりである．

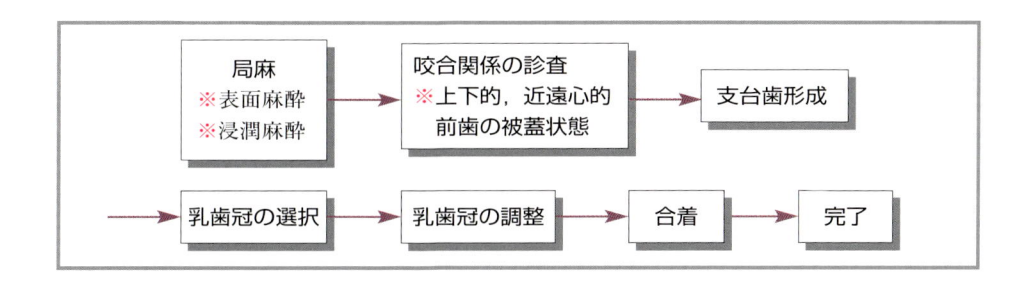

```
局麻                  咬合関係の診査
※表面麻酔      →    ※上下的，近遠心的    →   支台歯形成
※浸潤麻酔              前歯の被蓋状態

→  乳歯冠の選択  →  乳歯冠の調整  →  合着  →  完了
```

なお乳歯冠の選択はキット（図6-24の⑤参照）より行うが，歯冠近遠心径，支台歯の周長を目安に選定する．調整は図6-23に準じて行う．一般に冠の高径の高い場合が多く，冠縁を金冠バサミ（曲の小型）でカットするが，カットした場合には冠の周長が長くなるので，この点を考慮して乳歯冠を選択する．カットした冠の調整は図6-23に示すとおり，冠縁はゴードン（レイノルド）のプライヤーかＹＳ冠内曲鉗子（クラウン・マージン・プライヤー：ワイディエム社製）で締めつける．咬合面の調整は咬合面調整鉗子（三金工業社製），頬舌側の豊隆付与にはアベルの鉗子（三金工業社製），ムシャーンの鉗子（ＴＫ式ミニコンタリングプライヤー：三金工業社製）を使用する．隣接面の近遠心径がわずかに大きい場合にはホウのプライヤー（ワイディエム社製）にて圧縮して適合を図る．

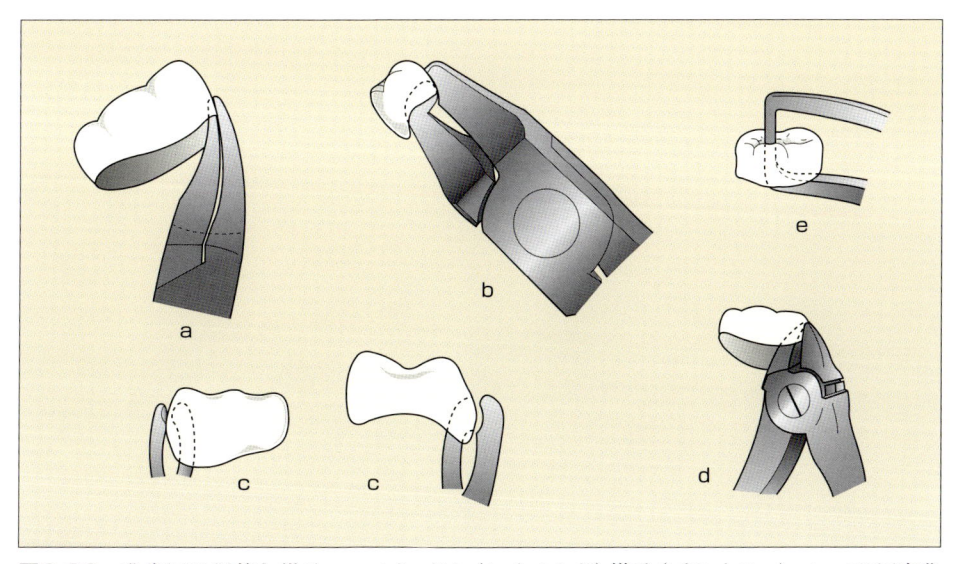

図6-23 乳歯冠の調整と鉗子．a．ゴードン（レイノルド）鉗子（プライヤー）．b．ＹＳ冠内曲鉗子（クラウンマージンプライヤー）．c．アベルの鉗子．d．ムシャーンの鉗子（ＴＫ式ミニコンタリングプライヤー）．e．咬合面調整鉗子（図6-19，20，22，23は，甘利英一，五十嵐清治ほか：小児歯科診療の手引き．書林，東京，1989より改変）．

2 修復法

①症例1：乳歯冠（図6-24） DE 多歯面齲蝕：C₂

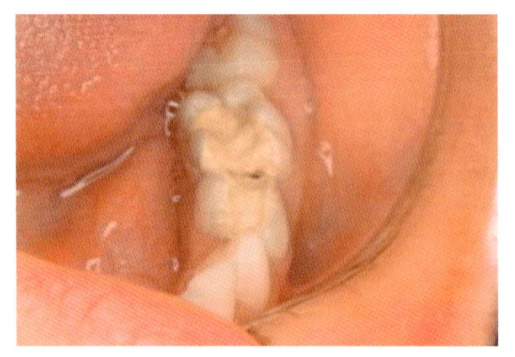

①術前：DEは歯髄処置後セメントで仮封.

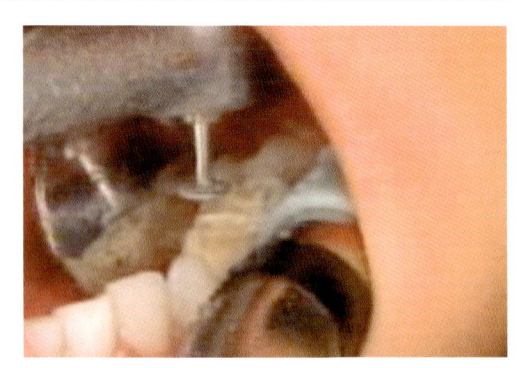

②支台歯形成：咬合面, 隣接面, 頬舌側面の順で形式を行う. 鋭い隅角は整理するのがコツ.

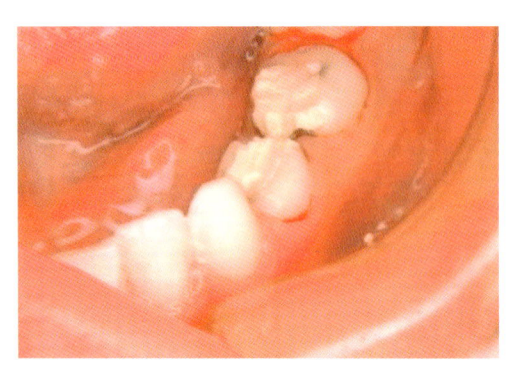

③支台歯形成完了（咬合面観）：咬合面, 隣接面, 頬舌側面の鋭い隅角部を整理し, 全体に丸みを帯びた形態とする.

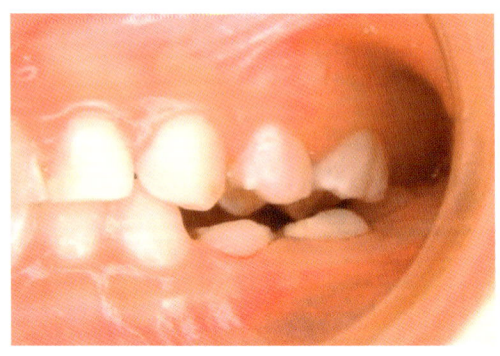

④支台歯形成完了（側面観）：隣接面歯頸部の取り残しがなく, 咬合面部にも約2mmのスペースを確保する.

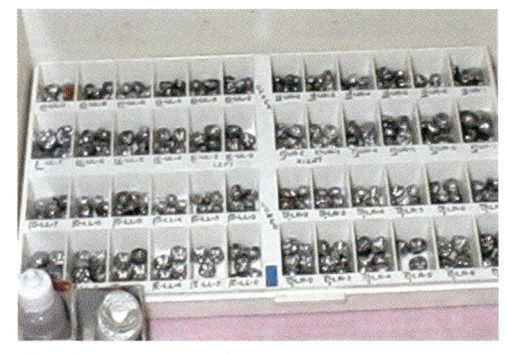

⑤乳歯冠のキット：該当歯の近遠心幅径, 歯頸部周長をメドに冠を選択する.

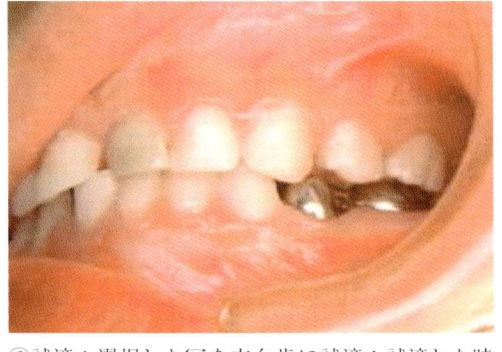

⑥試適：選択した冠を支台歯に試適：試適した時歯肉に貧血帯ができ, 冠の高径が高いと判断された場合には, 1ランク下の乳歯冠の歯頸部を金冠バサミで調整する.

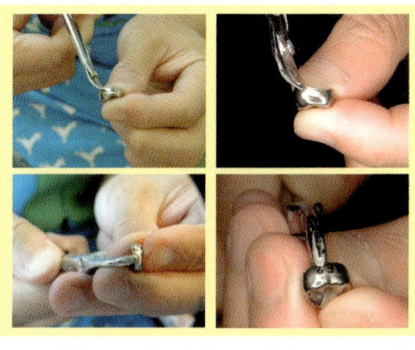

第6章 齲蝕治療に対する考え方と処置法

⑦乳歯冠の調整：冠縁の切除，冠縁のしめ付け，ポイント類による仕上げ研磨を行う．

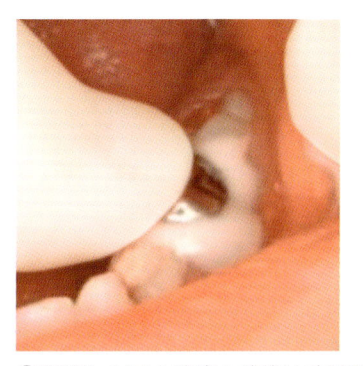

⑧調整した冠の試適：試適は舌側部より支台歯に合わせる．

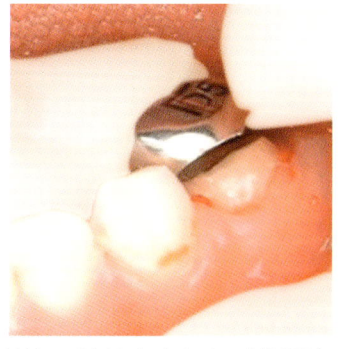

⑨調整した冠の試適：舌側より合わせて頬側面を適合させて状態をみる．

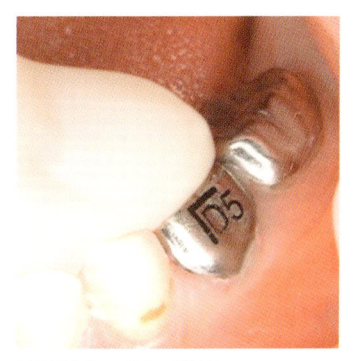

⑩調整した冠の試適．

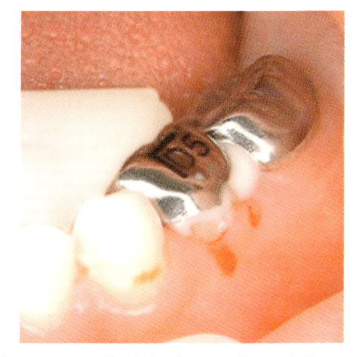

⑪合着：合着時には冠の位置を定めた後，咬合させてセメントの硬化を待つ．

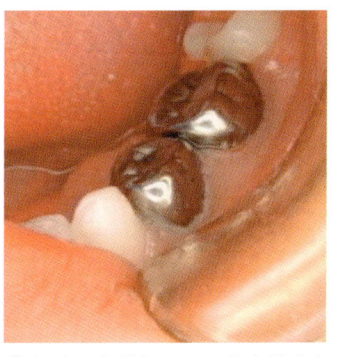

⑫完了：余剰なセメントを除去して合着を完了する．この時クロスを通して隣接面のセメントを確実に除去しておく．

113

2 修復法

②症例2：鋳造冠（図6-25） ⎿DE；歯髄処置後の修復

①支台歯形成完了：歯髄処置（FC断髄）後，支台歯形成を行う．その後精密印象（アルジネート＋寒天），作業模型の作製を行う．

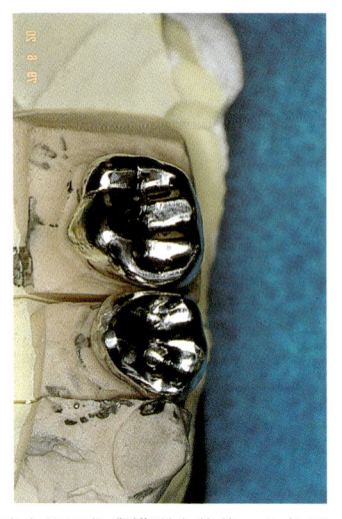

②咬合採得後，咬合器に作業模型を装着．ろう型形成→埋没→鋳造→仕上げ・研磨を行った状態．

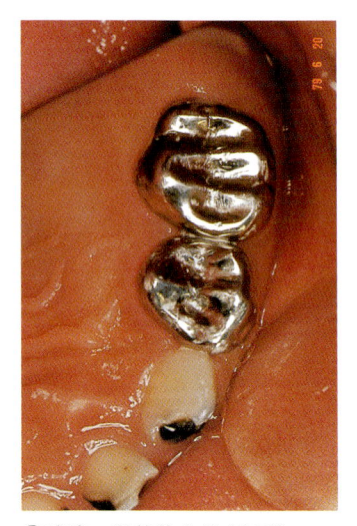

③試適，調整後合着（完了）．

注：日常臨床では，特殊な症例を除いて，鋳造冠で修復することはほとんどなく，既製乳歯冠による修復が大部分である．

3　小児期の歯内療法（処置と勘所）

A．考慮すべき注意点

　日常臨床でよく遭遇することであるが，乳歯の歯髄は生命力や歯髄細胞の活力が旺盛なため，歯頸側1/3以上の咬耗においても露髄することは稀である．また乳歯齲蝕の進行は早い（急性齲蝕）が，慢性の齲蝕あるいは休止型齲蝕においては，二次象牙質の形成が活発なため歯髄は生活しており，歯髄処置を行うことなく修復処置が可能な症例も稀ではない（図6-26）．

　一方，乳歯には永久歯との交換のため生理的な歯根吸収があるなど，乳歯の歯髄はさまざまな点で成熟した永久歯の歯髄とは異なっている．また歯根未完成の幼若永久歯の歯髄は，乳歯の歯髄のような生理的歯根吸収のための歯髄の変性がないのを除けば，乳歯の歯髄と同様に細胞の活性度は高く，象牙質の形成が盛んであるといえる．したがって，急性症状のない齲蝕の場合には，急性の齲蝕は慢性の齲蝕へ，あるいは齲蝕の進行が休止した状態に移行させ，二次象牙質の形成を促進させる．ある程度二次象牙異質の形成が行われた後で齲蝕処置を行うと，歯髄を除去することなく間接覆髄，あるいは歯髄切断処置で止めることが可能である．とくに乳歯においては，初診で来院した患児，あるいは診療に協力的でない患児などは，歯髄まで齲蝕が波及しないように対応する（齲蝕の進行抑制処置を行う）とよい．

　以上のように，乳歯も幼若永久歯も図6-27に示すように，歯髄の活性が高く，かつ歯質の形成を活発に行うので，可能な限り歯髄を残すように対応するのが望ましい．

コンポジットレジンによるジャケット冠修復（直接法）：（図6-26）

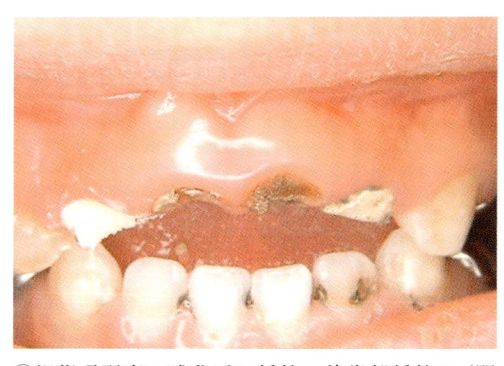

①拇指吸引癖＋哺乳ビン齲蝕：前歯部齲蝕C₂（開咬），A|Aの部位にCRジャケット冠の予定．

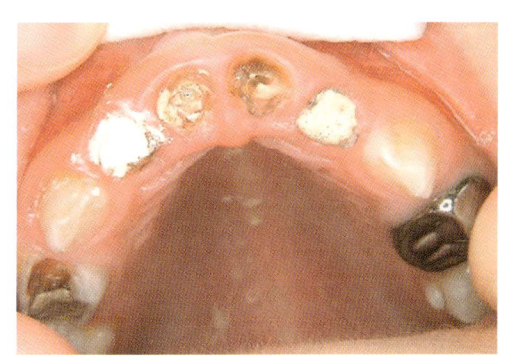

②左図の咬合面観．

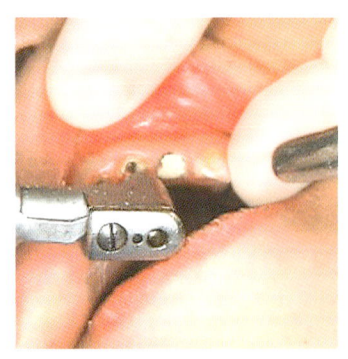

③球形バーにて罹患歯質を除去．

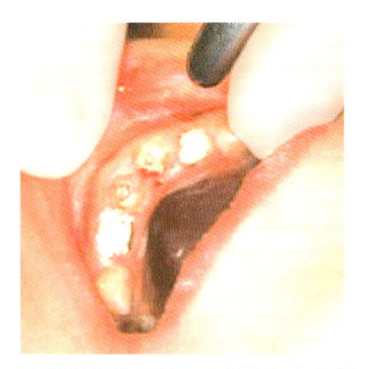

④罹患歯質（齲蝕）を除去した状態．

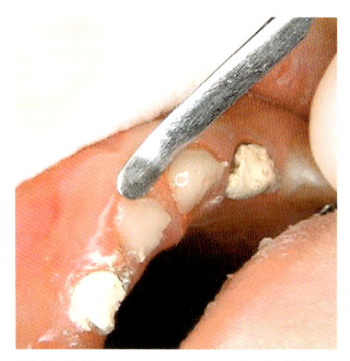

⑤接着性レジンによる支台築造．

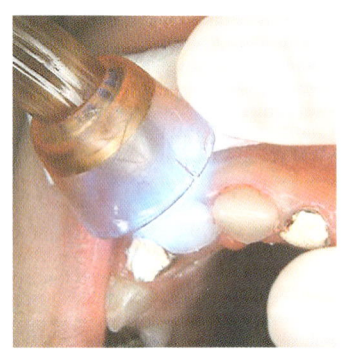

⑥支台形成後，ストリップクラウン（GCフラサコ冠）にコンポジットレジン（CR）を填入して支台歯に圧接・照射．

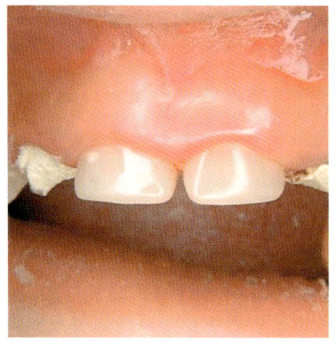

⑦A|AのCRジャケット冠による修復完了．

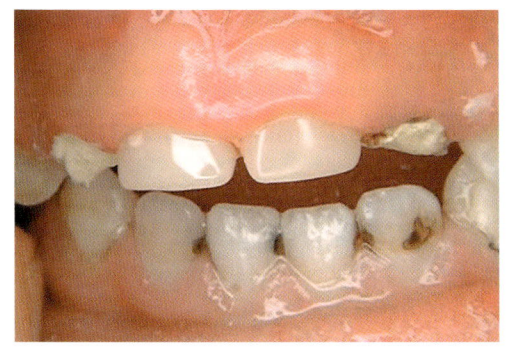

⑧左図の中心咬合位正面観．開咬症例のため修復処置後も開咬状態を示しているが，この後，習癖に対する処置と哺乳ビンの使用中止の対応を行う．

〈乳歯・幼若永久歯の歯髄の特徴〉
1．歯髄の活性が高く歯質の形成が旺盛
　・二次象牙質の形成が旺盛（乳歯・幼若永久歯）
　・歯根形成の途上　・歯髄の活性度が旺盛（幼若永久歯）
　　（歯根がロート状に拡大）　・歯根の形成（幼若永久歯）
2．覆髄処置（間接・直接）や生活歯髄切断法〔Ca(OH)$_2$法〕の成功率が高い
3．生理的歯根吸収　・歯髄変性（乳歯）
　　　　　　　　　　・破歯細胞の活動（乳歯）

※1 生理的歯根吸収が1/2以上になると，根部歯髄より徐々に歯髄の萎縮変性が起こる．
※2 歯髄切断法では，冠部歯髄に萎縮変性が及ばない歯根1/2までの吸収状態の時に行うと，成功率が高い．
※3 抜髄，感染根管治療では根尖1/4〜1/3以内の時が，成功率は高いといわれている．

図6-27　乳歯・幼若永久歯の歯髄の特徴．

B．乳歯の歯内療法

　乳歯の歯髄を保存する療法には，歯髄鎮静法（間接覆髄法に準ずる），覆髄法（間接法・直接法）があり，根部歯髄を保存する方法に歯髄切断法（生活法，FC法，失活法）がある．また歯髄を保存しない治療法には，歯髄を全摘出する抜髄法，さらに歯髄が腐敗感染したり開放した感染根管となった場合（感染根管治療），あるいは根尖部周囲に病変が波及した場合（根尖性歯周炎）などがある（図6-28）．
　なお失活歯髄切断法は小児歯科領域ではまったく適用されておらず，一般歯科（成人歯科・General Practitioner：GP）においても近年では稀な治療法であり，さらに歯髄の生活力を失わせる失活歯髄切断法は，乳歯や幼若永久歯に適用すべきでないという観点から，本項では割愛する．

1）歯髄炎の診査

　症状を訴えて来院した（主訴）患者，あるいは歯科医の診査（現症）で病態を確認した場合には，表6-2の診査項目により，歯髄診断を行うための資料を集める．また歯髄炎の診断にあたっては，歯髄炎の分類が各研究者によってさまざまで，かつ保存領域と小

〈歯冠部歯髄を保存する方法〉
　1．歯髄鎮静法
　2．覆髄法（覆罩法）
　　a．間接覆髄法
　　　①暫間的間接覆髄法（GCRP, IPC）
　　　　※Gross Caries Removal Procedure:GCRP
　　　　※Indirect Pulp Capping:IPC
　　b．直接覆髄法

〈根部歯髄を保存する方法〉
　1．歯髄切断法
　　a．生活歯髄切断法（生活断髄法）
　　b．FC法（Formcresol添布による歯髄切断法）
　　c．失活歯髄切断法（失活断髄法）
〈歯髄を保存しない方法〉
　1．抜髄法
　2．感染根管治療（感染根管，根尖性歯周炎）

図6-28　乳歯の歯内療法．

表6-2 歯髄炎の診査項目（黒須より）．

	方　法	診　査　内　容
主　訴	問　診	疼痛，腫脹，出血，排膿，咀嚼障害など
現病歴	問　診	疼痛の時間的関係，刺激による疼痛の状態（誘発痛の有無）疼痛の種類，疼痛の程度など
現　症	視　診	1) 歯の外観（色沢，実質欠損，萌出状態） 2) 齲窩の状態（深さ，大きさ，軟化牙質の乾湿性・硬さ，露髄の有無） 3) 歯肉の状態（炎症の有無，対合歯との関係）
	打　診	垂直，水平方向の打診痛の有無
	触　診	1) 動揺の程度 2) 摩擦痛の有無 3) 露髄部の知覚の有無
	温度診	冷・温熱に対する反応
	X線診	1) 齲窩の存在　　　3) 歯髄腔の形態 2) 齲窩と髄腔との関係　4) 歯根ならびに周囲歯槽骨の吸収状態など
	電気診	歯髄の生死の判定
	電気抵抗値	齲窩と歯髄の接近度（開放性，仮性露髄，閉鎖性）

表6-3 乳歯歯髄炎の分類と臨床診断基準（長坂より）

診断名 \ 診査事項	主訴	歯の実質欠損	齲蝕の深さ	湿潤性軟化象牙質の状態	周囲歯肉の状態	打診 垂直	打診 水平	温度診 冷温	温度診 熱温	X線診 齲窩の存在	X線診 髄腔開放	X線診 根周囲透過像	電気診	電測定気抵抗判定
急性単純性歯髄炎	疼痛	+	D	湿	−	−	−	−	−(+)	+	閉	+	+	閉(仮)
慢性単純性歯髄炎	なし	+	D	乾・湿	正	−	−	−	−	+	閉	−	+	閉
急性化膿性歯髄炎	疼痛(腫脹)	+	D(P)	湿	炎(正)	+(−)	+(−)	(−)	−	+	閉(開)	−(+)	+	開(閉仮)
慢性潰瘍性歯髄炎	咀嚼痛	++	P	湿	正	+(+)	+(−)	+・−	−(+)	+	開	−	+	開(仮)
慢性増殖性歯髄炎	咀嚼障害	++	P	湿	正	+(−)	−	−	−	+	開	+(−)	+	開
歯髄壊疽	疼痛	+	P	湿	正・炎	+・−	+(−)	−	−	+	開	+(−)	−	開(仮)

児歯科領域とでも異なるが，ここでは小児歯科領域で一般的に適用されている分類を採用する．この分類法による乳歯歯髄炎の臨床診断基準を表6-3に示す．

なお，診断後の歯髄処置法の選択基準については表6-4に示す．

表6-4　歯髄処置法の選択基準

診断名	処置内容
１．単純性歯髄炎 　　（急性） 　　（慢性）	ａ．覆髄法（間接法，直接法） ｂ．歯髄切断法 　　Ca(OH)$_2$法 　　FC法
２．急性化膿性歯髄炎 　　慢性潰瘍性歯髄炎 　　慢性増殖性歯髄炎	ａ．一部性：歯髄切断法 　　　　　　Ca(OH)$_2$法 　　　　　　FC法 ｂ．全部性：抜髄法
３．歯髄壊疽	ａ．抜髄＋感染根管治療
４．感染根管 　　根尖性歯周炎	ａ．感染根管治療 ｂ．根尖掻爬 ｃ．歯根端（尖）切除

2）鎮静法

　歯髄鎮静法は，歯髄充血，単純性歯髄炎（初期）の歯髄の鎮静を図るため，あるいは窩洞形成後の鎮静，鎮痛，消炎，消毒を目的に行われる処置である．

　使用される薬剤（材）は液剤と糊剤に分けられ，液剤にはユージノール，クレオソート，グアヤコール，フェノールカンフル，パラモノクロロフェノールカンフル，モディファイドフェノール等が使用される．使用法は小綿球に液剤を浸潤させて窩洞内に入れ，その上を仮封材により仮封する．

　糊剤には酸化亜鉛ユージノールセメント，酸化亜鉛クレオソートセメントなどが一般的である．使用法はパテ状に練和したセメントを窩洞内に填入するだけでよく，1回の操作で鎮静と仮封が同時に行える利点がある．さらに間接覆髄剤（材）としても応用できる．

3）覆髄法

　覆髄法は齲蝕の進行を抑え，第二象牙質の形成を促進させるために行う処置法である．

ａ．間接覆髄法

　間接覆髄法は歯質が一層残った状態で覆髄剤を適応する処置法である．

【適応症】

　①自覚症状のない深在齲蝕（不顕性露髄を含む※）

　※暫間的間接覆髄法を参照のこと

　②鎮静法によって不快症状が消失したもの

【使用薬剤】

　使用薬剤は酸化亜鉛ユージノールセメント，同クレオソートセメント，同ヨードホルムセメント，水酸化カルシウム糊剤，グラスアイオノマーセメントである．

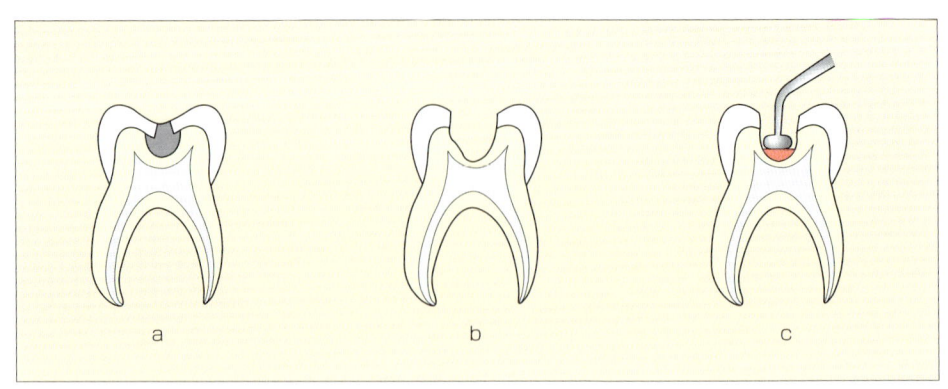

図6-29　間接覆髄法の術式．a：深在性の齲蝕．b：軟化象牙質（罹患歯質）の除去：健全な歯質が一層存在．c：覆髄剤の貼薬．

【術式】（図6-29）
①大きめの球形バーで軟化象牙質を可能な限り取り除く．手用のエキスカベーターも時には使いよい．露髄の危険性がある場合には，齲窩を消毒した後直接覆髄の可能性もあることから，髄角に近接している場合には大きめの球形バーを低速で使用する．
②罹患歯質を除去した窩底の象牙質に覆髄剤を貼薬し，齲窩をセメントで仮封する．
③数週間経過観察を行い，不快症状の認められない場合は歯冠修復処置を行う．

b．暫間的間接覆髄法（Gross Caries Removal Procedure：GCRP, Indirect Pulp Capping：IPC）

深在性の齲蝕で軟化象牙質（罹患歯質）を完全に除去しようとすると露髄することがある（不顕性露髄，仮性露髄）．このような時乳歯歯髄の高い活性を有効に生かすべく，歯髄の保護処置を行うことによって，数か月後（約3か月）に露髄しない量の二次象牙質の形成を期待する歯髄の保存療法の一つである．

【適応症】
①X線写真で不顕性露髄が疑われるも，疼痛などの自覚症状のないもの．
②鎮静法にて不快症状（軽度の疼痛や温度診による疼痛発現など）が消失するも，深在性の深い窩洞で露髄の危険性の高いもの．

【術式】（図6-30）
①1回目の処置

局所麻酔（局麻）下でラバーダム防湿を行った後，遊離エナメル質と軟化象牙質（罹患歯質）を除去するが，露髄の危険性の高い部位の軟化象牙質は一層残す．齲窩の洗浄後，間接覆髄剤（おもにCa(OH)$_2$製剤）を貼薬し，裏層した後暫間的に修復する．不快症状が発現しなければ約3か月経過観察を行う．

②2回目の処置

3か月以上経過後，X線写真にて二次象牙質の形成，あるいは残存させた軟化象牙質

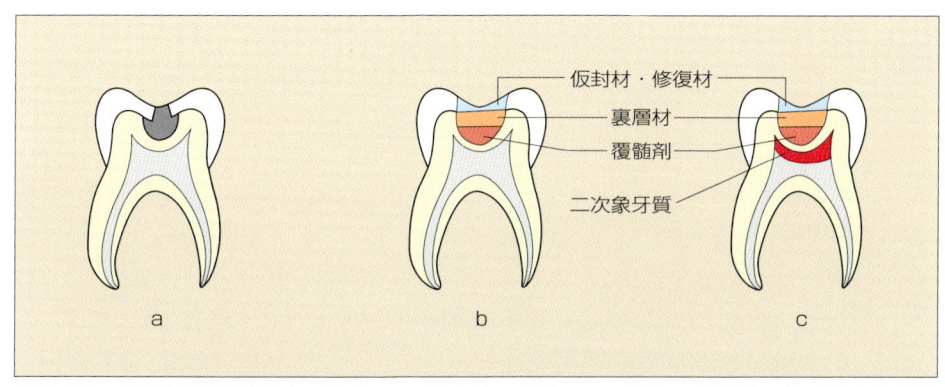

図6-30　暫間的間接覆髄法の術式．a：深在性の齲蝕．b：露髄の危険性のある軟化象牙質（罹患歯質）を一層残し覆髄，暫間修復を行う．c：約3か月後X線写真にて二次象牙質の形成を確認後，最終的な修復を行う．

（不顕性露髄）の再石灰化（窩底象牙質の厚径の増加）が確認された時点で，2回目の処置を開始する．

　局麻下にラバーダム防湿を行い，修復材，覆髄剤，残存させた軟化象牙質を完全に除去し，露髄していないのを確認して間接覆髄後最終修復を行い治療を完了する．

c．**直接覆髄法**(図6-31)

　局麻・ラバーダム防湿下の窩洞形成中，偶然に露髄したような場合（器械的損傷による露髄φ2mm以内）歯髄は非感染性の状態にある．このような時，窩洞を洗浄・消毒後，二次象牙質の形成が期待される直接覆髄剤を貼薬し，歯髄を生活したまま保存する方法である．

【適応症】

　無菌的状態下で健康歯髄が偶然に露髄した症例に限られる（φ2mm以内）．

※外傷などにより露髄した場合には，短時間であっても唾液などに汚染されているので直接覆髄の適応とはならないので注意する．

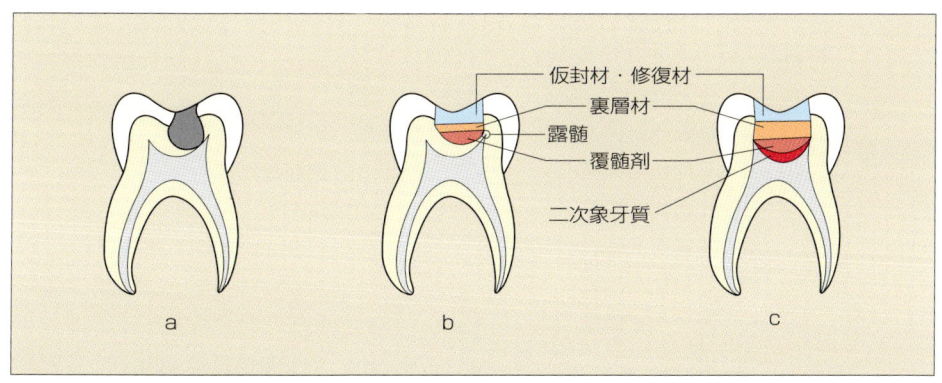

図6-31　直接覆髄法の術式．a：深在性の齲蝕．b：軟化象牙質（罹患歯質）の除去，露髄（φ2mm以内），洗浄・消毒後覆髄剤貼薬．c：術後二次象牙質が形成される．

3　小児期の歯内療法（処置と勘所）

【使用薬剤】

象牙質の形成を期待しているのでおもにCa(OH)$_2$製剤が使用される（種々の製品が市販されている）．

【術式】

偶発的に露髄したとしても，罹患歯質の除去中のため健全歯髄の表層は汚染されている可能性が高いので，十分に窩洞を洗浄・消毒する．通常はNaOCl＋H$_2$O$_2$による交互洗浄（chemical surgery：P.125の図6-36，表6-5参照）の後，直接覆髄剤を貼薬し，裏層後に修復を行う．術後，不快症状が発現しないか十分に経過観察を行う．

4）歯髄切断法（生活歯髄切断法）

歯髄切断法は，炎症が冠部歯髄に限局した症例に適応し，根部歯髄を保存する処置法である．乳歯の生活歯髄切断法（Ca(OH)$_2$法）では，健全な根部歯髄が保存されるので，成功した場合には切断面に象牙質が形成され（被蓋硬組織・デンチンブリッジ），歯根の生理的吸収も正常に行われる．

一方，FC法は歯髄を切断するまでの術式は生活歯髄切断法とまったく同じであるが，切断後，創面にFCを貼薬（1回法，2回法）することにより切断面をホルマリンで固定するため，被蓋硬組織は形成されず，根部歯髄も失活する．

※歯髄の生死，デンチンブリッジの形成の有無については研究者によりさまざまであるが，フォルマリン製剤を使用することによりFC法は生活歯髄切断法と失活歯髄切断法の中間に位置する治療法といえる．しかし，生理的歯根吸収が行われること，臨床的不快症状が少なく，適応範囲が広いことなどにより，臨床では適応頻度の高い処置法である．

a．生活歯髄切断法（Ca(OH)$_2$法）

【適応症】

①症例的には歯髄の炎症が冠部歯髄に限局していると診断できるもの（切断時の出血や発赤など）．

②歯根吸収が1/2以下で，歯冠修復が可能なもの．

歯髄炎の分類から適応症をあげると図6-32に示すものが適応となり，不適応症は図6-33のとおりである．

1．急性単純性歯髄炎
2．慢性単純性歯髄炎
3．急性化膿性歯髄炎（軽症型）
4．慢性潰瘍性歯髄炎（軽症型）
5．慢性増殖性歯髄炎
6．外傷による露髄歯

図6-32　歯髄切断法の適応症．

1．歯根吸収が著しく，継続永久歯の萌出が間近なもの
2．防湿が十分に行えない場合
3．歯髄の炎症が切断可能部位より根尖方向に波及している場合
4．急性化膿性歯髄炎（全部性）
5．小児が治療に協力的でない場合（治療不可能な場合）

図6-33　歯髄切断法の不適応症．

第6章 齲蝕治療に対する考え方と処置法

【使用薬剤】
　生活歯髄切断法および直接覆髄法に用いる薬剤は水酸化カルシウム（Ca(OH)$_2$）製剤か酸化亜鉛ユージノール製剤である．
　①Ca(OH)$_2$糊剤
　Ca(OH)$_2$は切断後の歯髄表面に被蓋硬組織（象牙質）の形成を促進させる作用があり，その治癒過程も良好で高アルカリ性であることより制腐的作用も強い．このため多くのタイプ（粉末，シリンジ塡入済のパテ状型，硬化型，光重合型など）の製品が市販されており，生活歯髄切断糊剤の主流をなしている．
　②酸化亜鉛ユージノール糊剤
　ユージノールの鎮痛・鎮静作用により間接・直接覆髄剤として臨床的応用範囲は広い．ただし，治癒経過はCa(OH)$_2$に比べて緩慢で，石灰化に時間を要するといわれている．生活歯髄切断剤としてはCa(OH)$_2$より使用頻度は低い．

【術式】（図6-34）
　①局麻，ラバーダム防湿後，罹患歯質の除去を行い天蓋を除去する．この時髄角部の

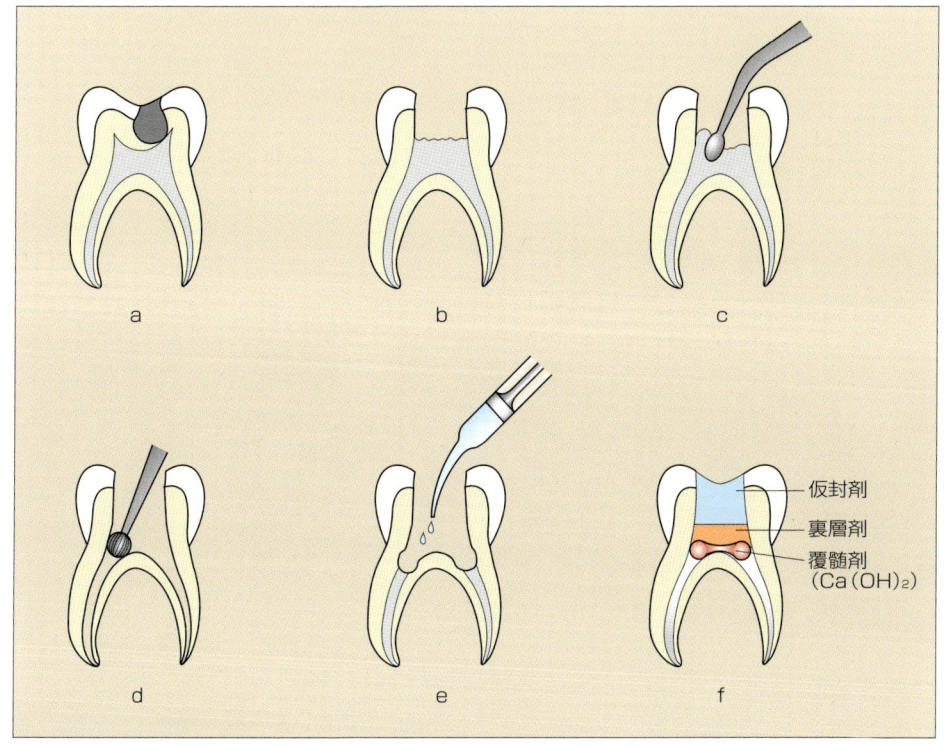

図6-34　生活歯髄切断法の手順．a：歯髄に達する齲蝕．b：齲窩の開拡，罹患歯質除去．c：冠部歯髄除去（スプーンエキスカベーター，球形バー）．d：歯髄切断（球形バー）．e：H$_2$O$_2$＋NaOClの交互洗浄（chemical surgery）．f：生活歯髄切断糊剤（断髄剤）貼薬：Ca(OH)$_2$裏層材，仮封材（修復材）．

アンダーカットの取り残しのないように注意する．髄窩が開放され，冠部歯髄が完全に露出された後，滅菌してある歯髄切断処置の器材（図6-35）で以後の処置を行う．

②歯髄切断

切断部位より大きめの滅菌済球型バーで歯髄を切断する．切断位置は前歯部では歯頸部から歯頸側1/3の間，臼歯部では根管口部より根尖側の位置で行う．

③創面の清掃，消毒

切断面の清掃，消毒は生理的食塩水＋H_2O_2，NaOCl＋H_2O_2＊の交互洗浄にて行うが，洗浄消毒後切断面より出血する場合は炎症部分が残っているか，あるいは創面の状態（挫滅創）がよくないかのいずれかの要因によるので，この時には再度切断し直して出血しないことを確認する．

※chemical surgery（図6-36，表6-5）：次亜塩素酸ナトリウムNaOClは有機質溶解剤の一つで歯髄面に貼布すると歯髄表面を一層溶解する作用がある．歯髄表面は挫滅創になっており平滑な状態ではないため，NaOClにて表層を溶解し，過酸化水素水（オキシドール）を加えて発泡中和させる．NaOClとH_2O_2を交互に作用させることにより化学的に歯髄表層を清掃消毒し，創面を平滑にすることができ，予後も良好となる．なお組織溶解剤であるNaOClには5％，10％，20％のものがあるが，劇薬となるので取り扱いには十分に注意する．

④断髄剤（直接覆髄剤）の貼薬

創面からの出血のないことを確認して，断髄剤を歯髄の切断面に貼薬する．この時創面を強く圧迫しないように注意する．

⑤裏層・仮封・修復

歯髄切断糊剤の上にセメントで裏層，または仮封して処置を終了してもよいが，通常はその後直ちに修復処置を行う．

図6-35　生活歯髄切断法に必要な器具薬剤．

1．局所麻酔（表面・浸潤麻酔）
2．ラバーダム一式
3．切断セット（滅菌済）
　・球形バー（ロングネック・大中）
　・エキスカベーター（ロングチャンク）
　・シリンジ
　・ダッペングラス（2個以上）：H_2O_2，NaOCl，生理的食塩水
　・綿球
　※必要に応じ練板，スパチュラetc
4．生断糊剤（断髄剤）
5．仮封剤（材）
　※必要に応じ術後の説明書

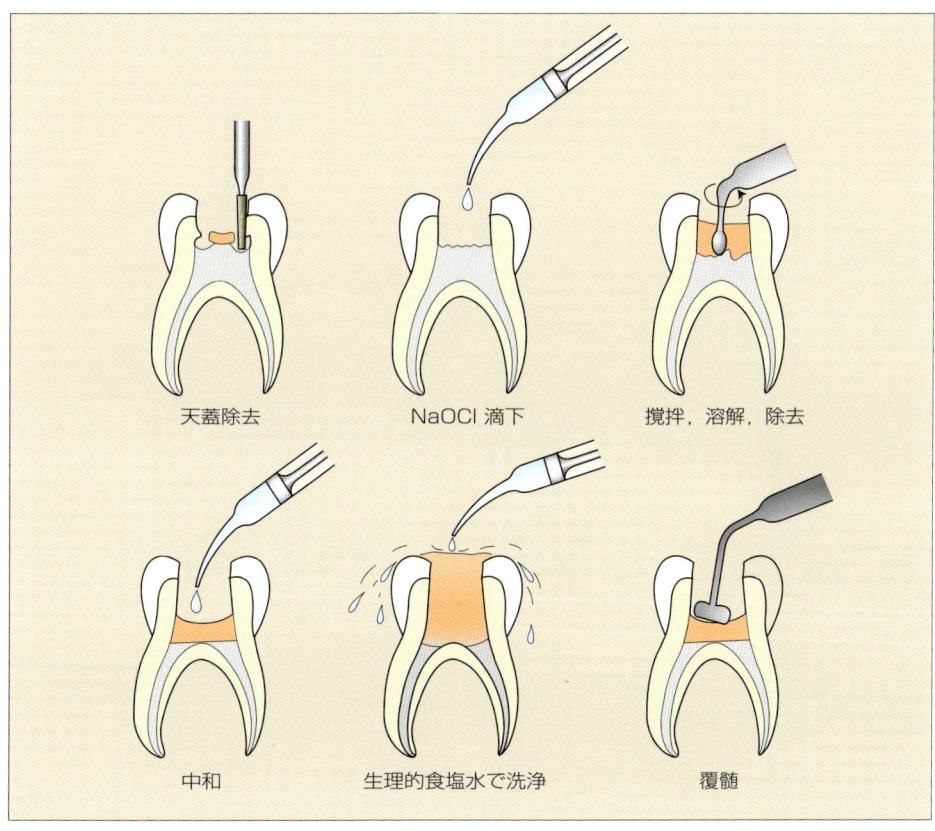

第6章 齲蝕治療に対する考え方と処置法

図6-36 歯髄切断後のchemical surgeryによる創面の処理．

表6-5 歯髄切断面のchemical surgeryと球形バーとの創面の比較（黒須より）

	chemical surgery（NaOCl）	round bur
切　断　面	凹凸が少なく平坦	凹凸が多い
歯髄の感染	歯髄を溶解するため感染が少ない	歯髄を直接切断するため感染の機会が多い
歯髄の障害	比較的少ない	ある
切断時間	溶解するので時間がかかる	短時間

b．FC法

　FC法は歯髄の切断面に感染根管治療薬（殺菌・消毒）として腐蝕，殺菌作用の強いFC（Formcresol：Formarin＋Tricresol）を貼薬（1回法，2回法）するので，組織の蛋白質が固定され，表層は壊死状態を呈する．このため歯髄切断糊剤としてFCの混入されたFC糊剤は切断面の表層を凝固壊死させるが，殺菌作用が強いところから臨床的適応範囲はCa(OH)$_2$法より広く，処置直後の疼痛発現はあるものの，その後の臨床的不快症

125

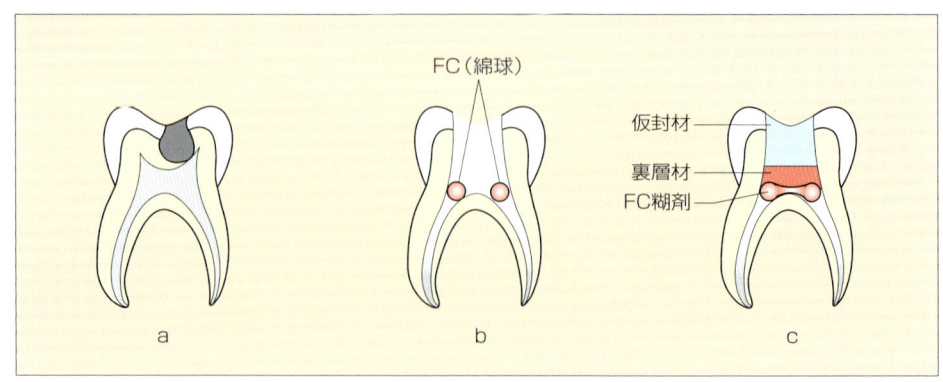

図6-37 FC法の手順．a：歯髄に達する齲蝕．b：齲窩の開拡，罹患歯質除去，冠部歯髄除去，根管口部での歯髄の切断，FC綿球による切断面の固定．c：FC糊剤の貼薬，裏層材，仮封材（修復材）．

状が少なく，さらにデンチンブリッジ（被蓋硬組織）の形成がないにもかかわらず，臨床的不快症状が少なく，生理的歯根吸収もあることより，日常臨床では多用されている処置法である．

【適応症】
　殺菌作用が強いことよりCa(OH)$_2$法より適応範囲は広い（図6-37）．

【使用薬剤】
　使用薬剤はFC＋ユージノール溶液と酸化亜鉛の粉末である．FC糊剤としては酸化亜鉛の粉末をFC1滴とユージノール液1～2滴を混和してパテ状としたものを使用する．またFCにはBuckley処方のものもあるが，FC糊剤として市販された切断糊剤もあり，臨床家の多くは手軽さから市販品（パルパック®）の使用頻度が高い．

【術式】
　chemical surgeryを含む歯髄切断までは，Ca(OH)$_2$法とまったく同様の手順と術式である．その後切断面にFCを浸した綿球をおき，数分（2～5分間）経過した後，FC糊剤を貼薬する方法とFC綿球を切断面においたまま仮封し，次回来院時に仮封材と綿球を除去してFC糊剤を貼薬する方法（2回法）の2つの処置法がある．臨床的には1回の局麻で処置を完了させることが望ましいことより，1回法が大部分であるが，効果については1回法と2回法に差がないといわれている．

c．Ca(OH)$_2$法とFC法の比較

　Ca(OH)$_2$法の治癒過程は1日後に切断面の表層は壊死層となり，4日後に壊死層と生活層の間に分界層が出現する．2週間後には被蓋硬組織（デンチンブリッジ）の形成が開始され，日時の経過とともにその厚さを増すといわれている．

　一方FC法の1回法は，切断面にFC綿球を置いた直後より，表層のみが固定されるが深層には変化がなく，正常な歯髄組織像を呈する．その後日時の経過とともに歯髄は変性・線維化し，やがて肉芽組織となり，2か月経過後には根管壁に骨様の硬組織がみら

表6-6　Ca(OH)₂糊剤とFC糊剤による歯髄切断法の比較

		Ca(OH)₂糊剤	FC糊剤
適応症		歯冠歯髄の感染が少ないもの	FCの作用のため適応症が前者に比べてやや広い
歯髄所見	臨床症状	術後不良の場合，不快症状あり	不快症状なし
	臨床的成功率	やや低い	やや高い
	歯髄組織	生存→良好　壊死→不良	萎縮変性あるいは肉芽組織となる
	炎症	比較的少ない	長時間持続する
	庇蓋硬組織の形成	著明	少ない
	根管壁硬組織の形成	少ない	著明
	内部吸収	あり	あり

れるが，基本的には被蓋硬組織とはならない．

　以上のようにCa(OH)₂法は被蓋硬組織を形成するが，FC法は被蓋硬組織を作らず，歯髄が萎縮変性・線維化するので，生活歯髄を保存するという観点からはその目的を達せられないことになる．しかしながら，表6-6のように，臨床的には不快症状がなく，適応範囲が広く臨床的成功率が高いことより適応頻度は高い．

5）抜髄法

　歯髄の炎症が根部歯髄まで波及し，歯髄切断法が適応できない時に歯髄の全摘出である抜髄がなされる．抜髄することにより炎症は根尖部歯周組織に波及することなく，根充することによって歯を保存することが可能となる．

【適応症】

　全部性歯髄炎すべてが抜髄の対象となる．すなわち①急性化膿性歯髄炎，慢性潰瘍性歯髄炎，増殖性歯髄炎などで，歯髄壊疽は感染根管として対応するのがよい（診断名は図6-30，乳歯歯髄炎の分類と診断基準による）．

【使用器材・薬剤】

・器材
　①抜髄針（クレンザー）
　②リーマー，ファイル
　③ピーソーリーマー
　④ブローチまたはペーパーポイント
　⑤充填器（仮封時）

・薬剤
　①H₂O₂，生理的食塩水（洗浄用）
　②根管治療薬（FC，Ca(OH)₂剤など）
　③仮封材

【術式と注意点】

　局麻後ラバーダム防湿下で齲窩の開拡（遊離エナメル質の除去），罹患歯質の除去，天蓋除去までは生活歯髄切断処置と同じである（図6-34，生活歯髄切断法の手順参照）その後抜髄針あるいはリーマーやファイル等により抜髄・根管拡大を行う．拡大にはファイル（Hファイル，Kファイル）を使用するが，歯頸部が狭窄し，根管が内側（乳臼歯）に湾曲しているので根管の外側方向に拡大する気持で行う．器械的拡大が終了した時点で根管内をH_2O_2＋NaOClで交互に洗浄し，根管内の水分を綿栓やペーパーポイントで除去した後，根管治療薬の貼布または根充を行う．

　根充材は本来緻密なもの（ガッタパーチャ）を使用するべきであるが，乳歯の場合は生理的歯根吸収を阻害してはならないことから，$Ca(OH)_2$製の糊剤根充が一般的である．

6）感染根管治療

　根管壁や根尖部，さらには根尖周囲組織に感染が波及した場合には感染根管治療を行う．

【適応症】

　壊疽性歯髄炎や歯髄壊疽，根尖性歯周炎が感染根管治療の対象となる．なお生理的歯根吸収のみられる時は根尖1/3以内までが適応であるが，1/3以上でも一応治療を試みるとよい．

【術式と注意点】

　齲窩の開拡，罹患歯質の除去，根管拡大は抜髄時の対応と同じであるが，慢性の場合と急性の場合があり，急性の場合には歯肉や歯肉頬移行部の発赤・腫脹，さらには顔面部まで炎症が及び，腫脹を伴うことがある（P.8 図1-18a，b参照）．原因が特定できて根管の開放処置が可能であればその処置をするが，症状が強かったり，患児の協力が得られない場合には抗生剤や鎮痛消炎剤等の投与を行って鎮静化させる必要がある．その後根管を開放し拡大根治を行い根管内が無菌的になった時に根充を行う（糊剤根充）．

C．幼若永久歯の歯内療法

　幼若永久歯とは萌出途上で歯根が未完成な歯をいう．歯根が未完成ということは，歯根部は根尖方向にロート状に拡大しており，歯根周囲の組織は血液の循環もよく，歯髄細胞の活性度は高く，乳歯の歯髄とほぼ同様に活力に富んでいるといえる．このため炎症が歯髄に波及した場合には，①炎症のある一部の歯髄（冠部歯髄）の除去と②抜髄および感染根管処置で対応する．前者は健全な歯髄組織によって未完成な歯根を根尖部まで完全に形成させることができる．これをアペキソゲネーシス（Apexogenesis）という．一方後者のロート状に拡大した歯根部は，根の形成を担う歯髄が喪失していることから歯根長の成長はないが，治療によって硬組織で閉鎖させることになる．これをアペキシフィケーション（Apexification）という．このように幼若永久歯の歯内療法は治療後の効果，治癒状態によって，大きく2つに分けることができる．

1．齲蝕の進行による全部性の歯髄炎
2．外傷による歯冠破折
3．脱臼後の歯髄壊死
4．中心結節（小臼歯）破折後の歯髄感染
5．生活歯髄切断後の予後不良
6．その他

図6-38　幼若永久歯（歯根未完成歯）の抜髄の適応症．

1．根尖付近はロート状に拡大し，象牙質は薄い
2．感染歯質の器械的除去（根管拡大）が困難
3．根管治療薬が根尖部組織に損傷を与えることがある
4．緻密な根充と根充による根尖部の閉鎖が困難

図6-39　歯根未完成歯の根管治療の困難性．

1）炎症が根部歯髄まで波及していない場合の対応（アペキソゲネーシス）

　幼若永久歯に発症した炎症が歯冠部歯髄に限局している場合には鎮静法，覆髄法（間接法，暫間的間接覆髄法，直接法），生活歯髄切断法に対する考え方と対応を行うのは，乳歯とまったく同じである（乳歯の歯内療法P.117を参照）．
　ただし幼若永久歯の場合のFC法（歯髄切断法）は根部歯髄を萎縮変性させ，線維化させるので行ってはならない処置なので肝に銘じておく必要がある．

2）炎症が根部歯髄まで波及した場合の対応（アペキシフィケーション）

　炎症が根部歯髄まで波及した場合（歯髄炎）の処置は抜髄で対応するしかない．抜髄の適応症を図6-38に示す．歯根が未完成なためその対応には種々の配慮が必要である．

【抜髄にあたっての留意事項】

①一口に歯根未完成といっても，根管の形態や長さは歯の形成状態によって異なる．このため処置にあたっては術前にX線写真で確認しておく．
②根尖部に近い歯髄組織が生活歯髄であると判断される場合には極力残すように配慮する．
③歯髄の壊死や壊疽（壊疽性歯髄炎）の場合には，歯髄組織は感染しているので全摘出（抜髄）となる．
④抜髄の場合は明らかな感染歯髄のみを切断除去し，可逆性の可能性のある根尖部の歯髄組織を残すようにする（極力低位切断で止める）．
⑤抜髄針やリーマー，ファイルを何回も挿入して，根尖部組織に必要以上のダメージを与えないように配慮する．
⑥太い根管の場合は抜髄針を数本まとめて用いるとよい．
⑦根管長の測定は慎重に，かつ正確に行う．

3）炎症が根尖周囲組織にまで波及した場合（アペキシフィケーション）

　歯根形成が完了した歯の感染根管治療の原則は，根尖孔を含む根管壁の感染歯質を器械的に除去することである．歯根未完成歯は歯根形成途上にあることから種々の制約を受ける（図6-39）．しかし，歯根形成を担うヘルトウィッヒ上皮鞘を回復・保存させ，根尖周囲組織の機能も回復させれば歯根形成・根尖部閉鎖は可能である．

【感染根管治療にあたっての注意点】
①根管治療にあたっての基本は，根尖部の歯根形成をうながして根尖部を閉鎖することを目的としているので，根尖部組織にダメージを与えるような器械的刺激や治療薬による化学的刺激を極力与えないように配慮する．
②術前術中に根管長や根管の太さを確認する．
③根管が太く，根尖が開いている症例では根尖部歯質の厚さも推定しておく．
④根尖部の根管拡大は避ける．
⑤清掃は過酸化水素水H_2O_2と次亜塩素酸ナトリウムNaOClの交互洗浄とする．
⑥根管治療薬は刺激的，制腐的なものは避ける（FCは禁忌）．
⑦根尖部への刺激を少なくするため治療間隔や治療回数を少なくする．
⑧根尖部がロート状に開放しているので滲出液の減少は少ないが，無菌状態を確認する（根管内細菌培養試験を行う）．

4）根管充填

　歯根未完成歯の根管充填（根充）は，根尖部を硬組織で閉鎖して歯を保存することを目的としており，この点については歯根完成歯の根充とまったく同じである．しかし，治療対象歯が歯根未完成歯ということは，歯根形成途上にあり，治療を行うことによって根尖部に歯の硬組織形成を促進させなければならない．このため根充によってその活動や機能を阻害してはならない．したがって本来の根充に要求される①緻密な根充，②根充剤による根尖部の器械的閉鎖を満たすことは不可能である．したがって歯根未完成歯の根充は，歯の交換に伴う乳歯の生理的歯根吸収を阻害してはならない乳歯の根充と同様に考える必要がある．

【術式と注意点】
①根管内が可能な限り無菌状態であること．
②滲出液の存在することが多いが，根充時には十分乾燥して行うこと．
③根充剤は根尖部の炎症を鎮静させ，硬組織の形成を誘発・促進させるものを使用する（Ca(OH)$_2$製剤）．
④根尖部の形成が完了する（根尖閉鎖）までCa(OH)$_2$製剤の糊剤根充となるが，根尖部が硬組織によって閉鎖された段階で，根管に維持を求めた補綴物を装着する際にはガッタパーチャ等の緻密な根充に変更する．
⑤根充時には気泡を注入させないように注意する．
⑥オーバー根充にならないように注意する．
⑦根充後，根尖部硬組織の形成状態，歯周組織の状態を定期的に診査する（根尖が閉鎖するまで）．

※付　アペキソゲネーシスとアペキシフィケーション

①アペキソゲネーシス（Apexogenesis）
　アペキソゲネーシスは歯根未完成な歯の冠部歯髄を除去して健全な生活歯髄を保存す

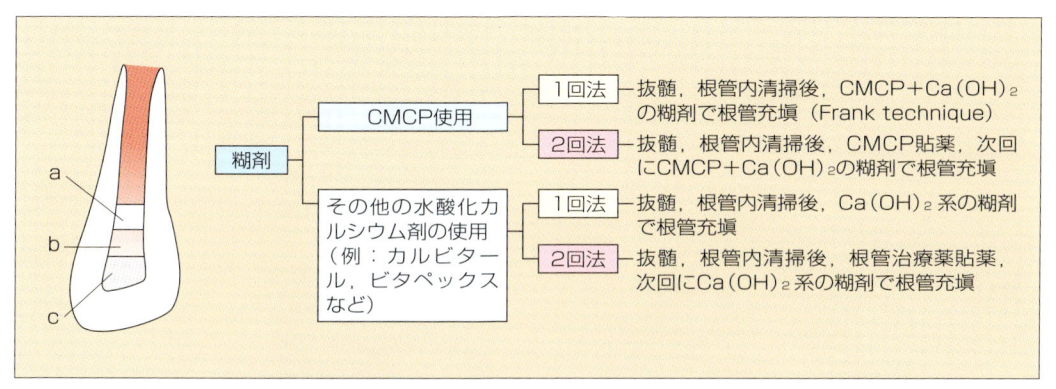

図6-40 幼若永久歯の抜髄後（感染根管治療後）の処置．a：綿球．b：仮封（1）．酸化亜鉛ユージノールセメントまたはストッピング，ガッタパーチャなど．c：仮封（2）．各種セメント類，コンポジットレジン，その他の修復材により暫間的歯冠修復（五十嵐より）．

ることにより，生理的に近い形で歯根形成を行わせる．

②アペキシフィケーション（Apexification）

アペキシフィケーションは根部歯髄まで感染した歯根未完成歯の抜髄後，さらには根尖性歯周炎による感染根管治療の際，歯根形成を担うヘルトウィッヒ上皮鞘を保護するとともに，根尖周囲細胞の賦活化を促進して，硬組織による根尖部の形成・閉鎖を期待する処置法である．この処置法の代表的なものにFrank法がある．

・Frank法（Frank's Technique）（図6-40）

1）局所麻酔，ラバーダム防湿

2）髄腔開拡，罹患歯質の除去

3）抜髄または感染根管治療

4）根管の洗浄，消毒

　　H_2O_2＋NaOClの交互洗浄

5）根管の乾燥

6）根管充填

　①1回法：Ca(OH)$_2$とCMCP（Camphorated Paramono-Chlorophenol）（カルビタール®，ビタペックス®でも可）をパテ状に練和し，シリンジやレンツロで根尖部まで根充する．

　②2回法：CMCPを綿栓に浸して包摂仮封する．次回来院時に症状がなければ，1回法と同様に処置する．

7）根充をチェックする（X線写真）．

8）症状の改善が認められない時は再度4）〜6）を繰り返す．

9）定期診査：3〜6か月ごとにX線写真にて診査．

　　根尖部の閉鎖が認められた時点でガッタパーチャ根充に置換する．

3 小児期の歯内療法（処置と勘所）

D．症例（図6-41）

DE 単純性歯髄炎；歯髄切断法（FC法）（図6-41）

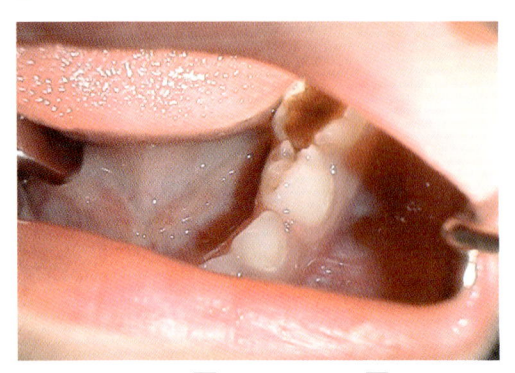

①術前の口腔内：D 単純性歯髄炎，E 潰瘍性歯髄炎．

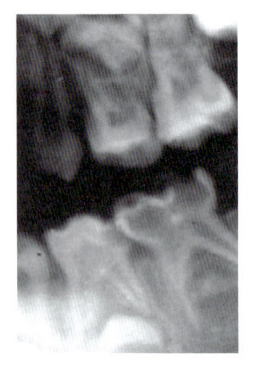

②術前のデンタルX線写真：D 不顕性露髄の疑いあり．罹患歯質を除去して確認（露髄），E 開放性の潰瘍性歯髄炎．

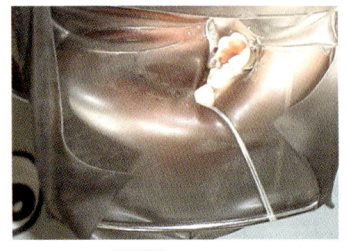

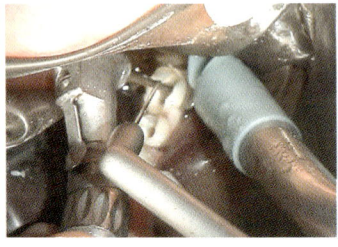

③局麻後 CDE をラバーダム防湿．

④齲窩の開拡後罹患歯質除去，ロングネックの球形バーによる歯髄の切断を行う．

⑤NaOCl＋H_2O_2の交互洗浄．

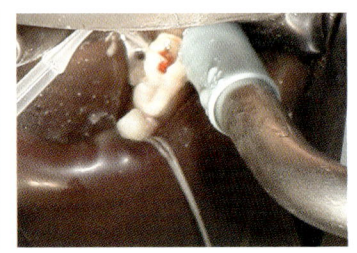

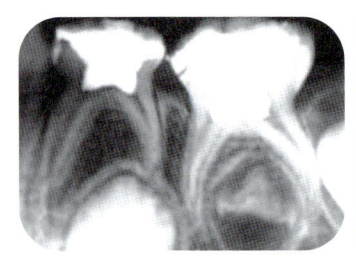

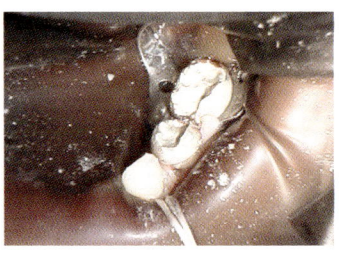

⑥歯髄切断処置後のデンタルX線写真：パルパック®による糊剤を髄床底を含めて貼薬，仮封を行う．

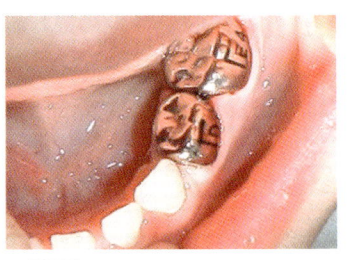

⑦ FC法による歯髄切断処置後，直ちに DE の支台歯形成を行う．

⑧ D E 乳歯冠装着．

D 生活歯髄切断法

石川亮子（札幌市豊平区）

症　例：5歳1か月（男子）．
診　断：|D C₃潰瘍性歯髄炎．
現　症：遠心隣接面に歯髄に達する齲蝕(開放)
および　があり X 線撮影，自発痛はなかった
処　置　が，食片圧入による一過性の咀嚼時
　　　　疼痛があり打診痛もないため生切
　　　　〔Ca(OH)₂法〕を行うこととした．

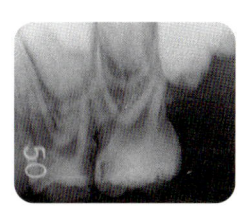

図A　|D 術前． 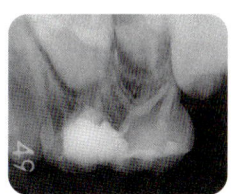　　図B　|D 生切後．

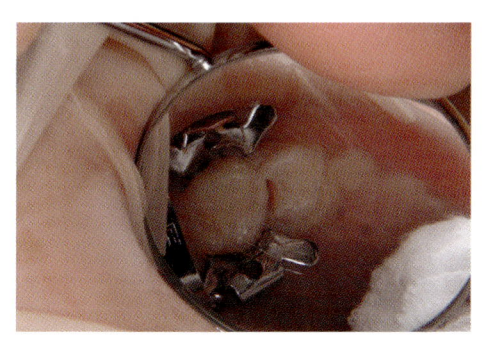

図C　|D 遠心隣接面にカリエスを確認，自発痛はなし．

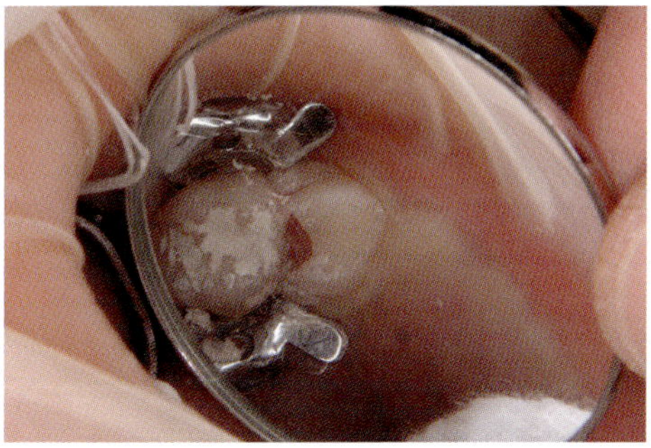

図D　軟化象牙質を除去していくと露髄面を確認．

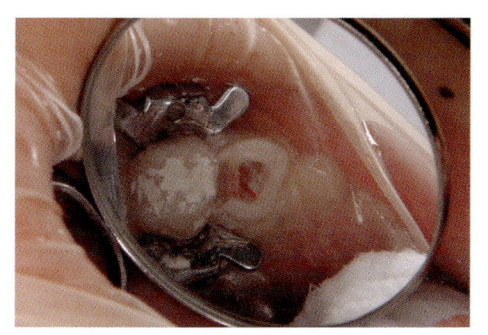

図E　齲窩の開拡と天蓋の除去．

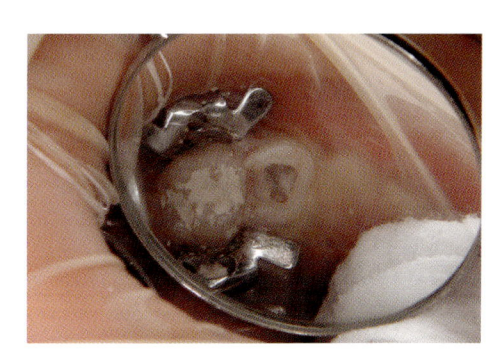

図F　根管口部で歯髄を切断，アンチホルミンとオキシドールにて交互に洗浄，乾燥．

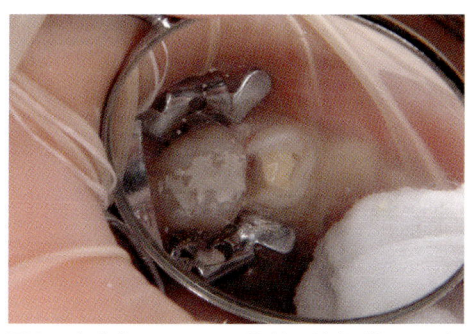

図G　水酸化カルシウム糊剤の貼付（約1mm）．

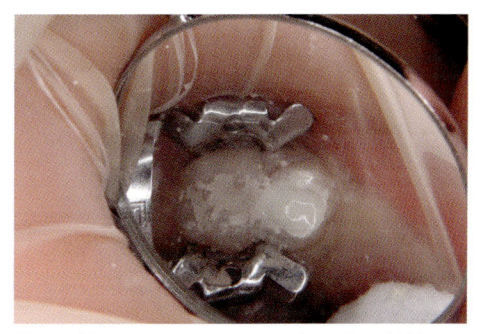

図H　軟らかめのセメントで無圧的に仮封．

ケース レポート

齲蝕の予防法と修復法

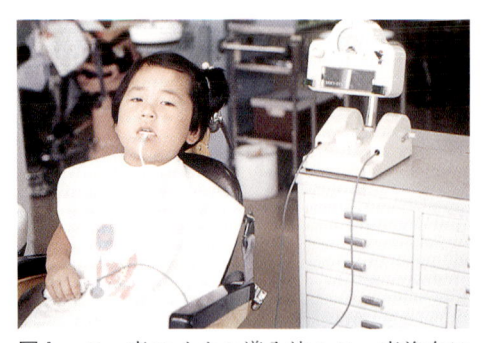

荻田修二（三重県桑名市）

図A　フッ素のイオン導入法：フッ素塗布には直接歯に塗る方法，トレー法，イオン導入法などがある．

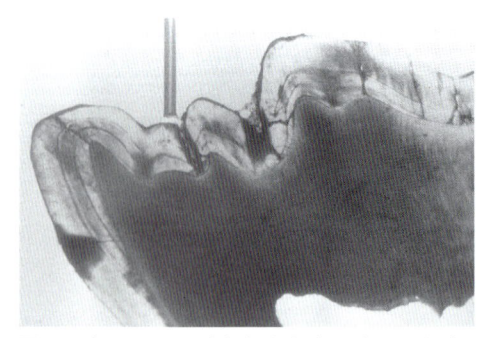

図B　歯ブラシの毛先と乳臼歯切片：乳臼歯・大臼歯を問わず，歯ブラシの毛先が入っていかない溝がいくつかみられる．

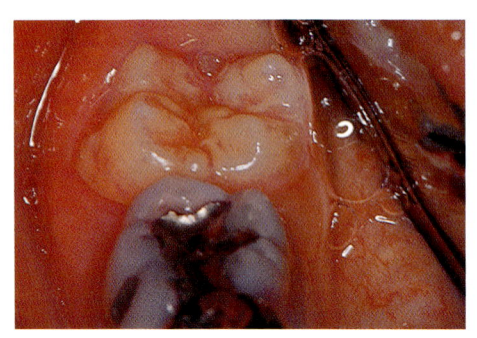

図C　右側第一大臼歯の萌出：萌出直後の第一大臼歯は，歯ブラシがうまく当たらず，齲蝕に罹患しやすい．

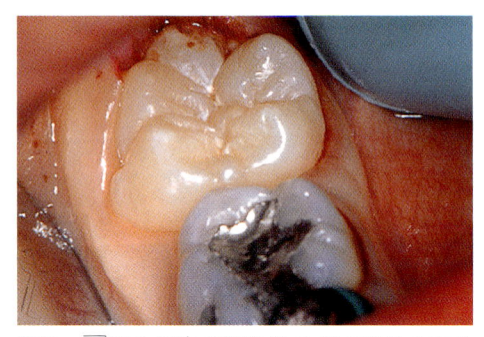

図D　6|遠心歯肉弁切除後の歯面清掃：できるだけ早期にシーラントを填塞することは齲蝕予防の上にも重要である．フッ素徐放性シーラントが望ましい．

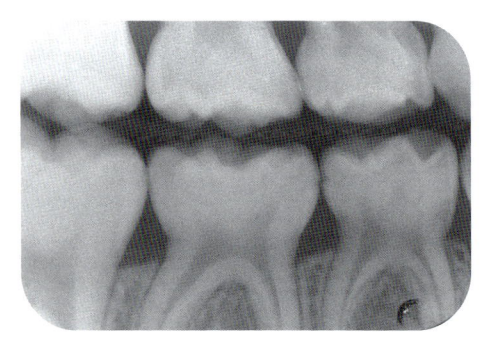

図E　右側のバイトウィング（B.W.）：視診で見つからない齲蝕もB.W.を撮ることによって発見される．

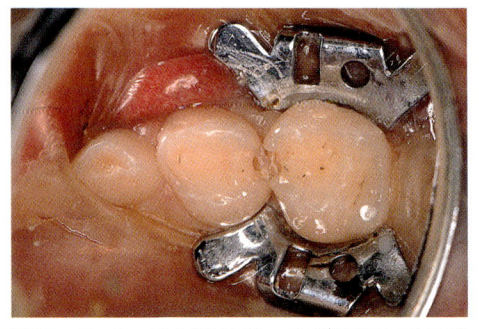

図F　ラバーダム防湿後，D E|隣接面部の削合：辺縁隆線部を削ったところ，中に齲蝕が認められた．

第6章 齲蝕治療に対する考え方と処置法

大臼歯へのフィッシャーシーラント

杉山 乗也（名古屋市千種区）

〈下顎第一大臼歯　5歳11か月　男〉

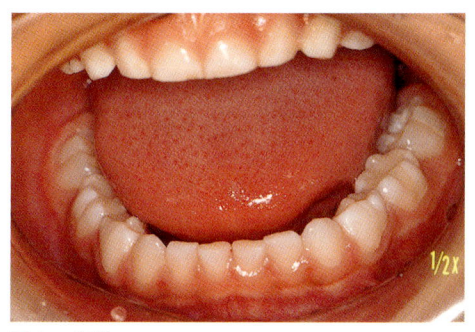

図A　術前．

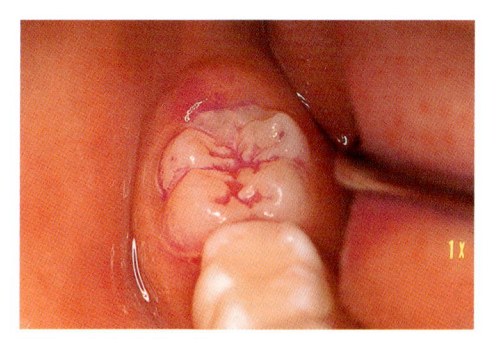

図B　赤染め出し後．

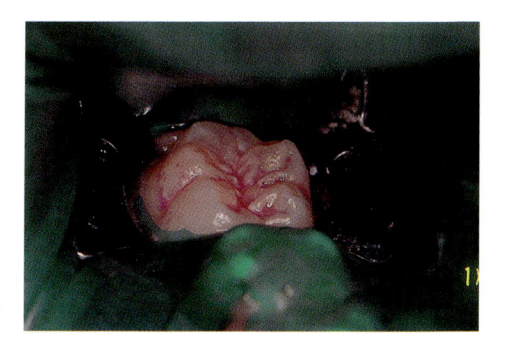

図C　ブラシコーンによる清掃後：ブラシコーンではバイオフィルムは除去できない．

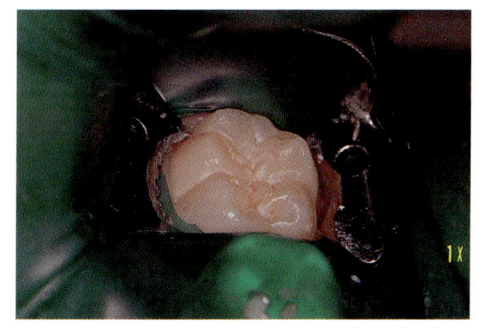

図D　$NaOCl$，H_2O_2で歯面清掃乾燥後：$NaOCl$，H_2O_2で交互清掃を行うと小窩裂溝のバイオフィルムが除去できる．

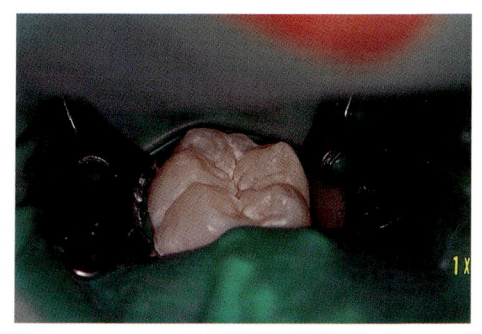

図E　エッチング後乾燥した状態．

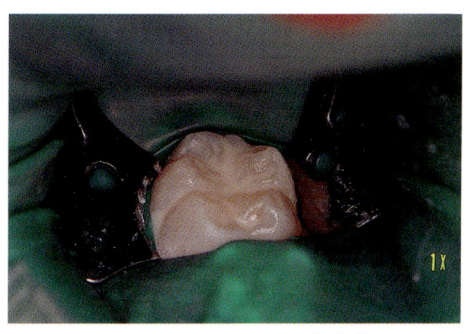

図F　フィッシャーシーラント填塞後．

ケース レポート

齲蝕治療に対する考え方と対応

品川光春（長崎県佐世保市）

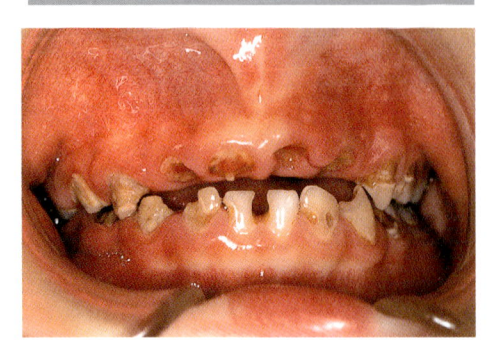

図A　初診時・口腔内正面写真（年齢3歳3か月・女児）：重症齲蝕で歯肉炎も進行している．BA|ABが残根状態のため，やや開口も呈している．

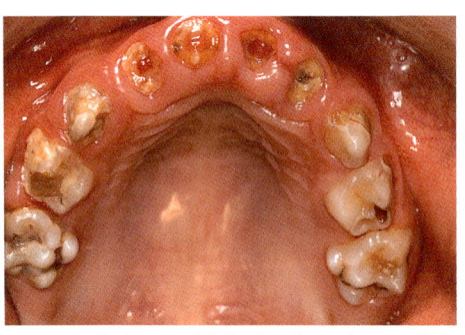

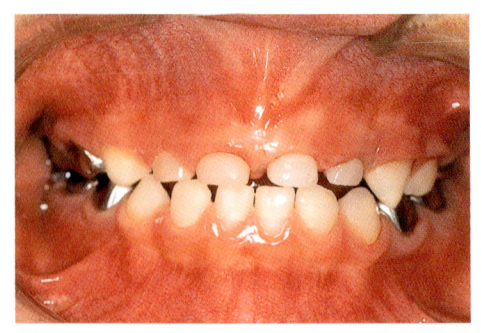

図B　治療後・正面写真：可及的に保存治療を行い，咬合関係は修復物を維持するために，切端咬合に改善するのが限界であった．齲蝕の治療により，審美的，機能的な回復が行われ，歯肉炎も大幅に改善された．

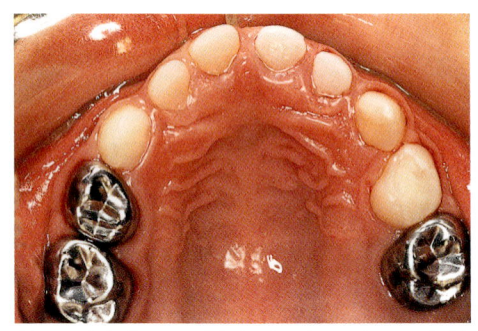

図C　初診時・上顎咬合面写真：B|ABは膿瘍を形成しており，A|は，歯髄ポリープを形成している．臼歯部もED|Eは歯髄まで齲蝕が進行している．

図D　治療後・上顎咬合面写真：B|ABは根管充填，EDA|Eは生活歯髄切断処置の後，BA|ABはコンポジットレジン修復を，ED|Eは乳歯冠を装着した．C|CDは軟化牙質除去後，コンポジットレジン修復を行った．

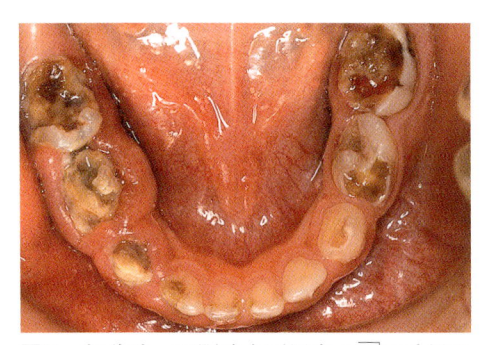

図E　初診時・下顎咬合面写真：D|は舌側に歯肉膿瘍を形成し，|Eは歯髄壊死しており，臼歯部はどの歯も痛くて咬めない状態であった．

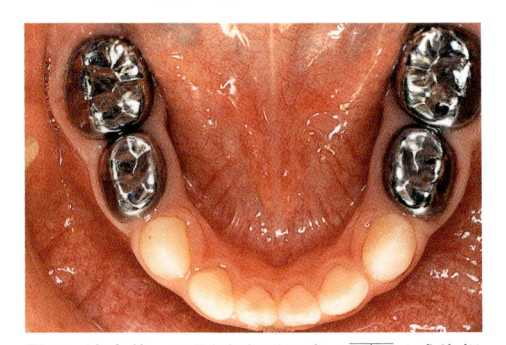

図F　治療後・下顎咬合面写真：D|Eは感染根管治療，E|Dは生活歯髄切断処置後，いずれも乳歯冠を装着した．CBA|ABCは軟化牙質除去後，コンポジットレジン修復を実施した．

第7章

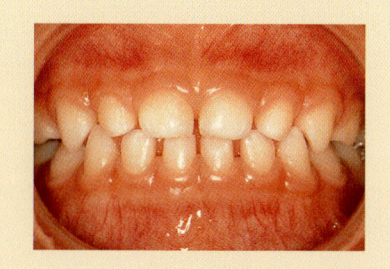

歯周組織に対する考え方と処置

1　健全な歯肉とは

はじめに

　歯周組織とは，歯を直接支える組織のことをいい，別名支持組織ともいう．歯周組織は歯肉，歯根膜，歯根表面のセメント質，歯槽骨よりなり，健全な歯周組織は咀嚼機能を果たせるような構造になっている（図7-1）．

　※歯周組織の詳細については，専門書を参照のこと．

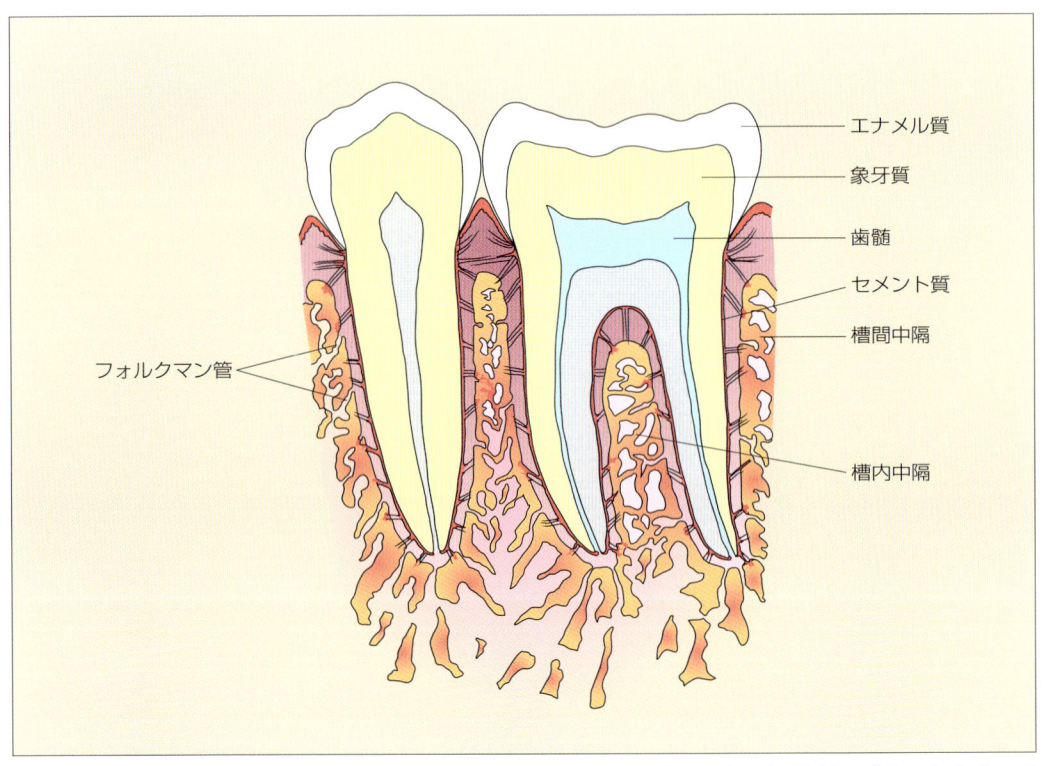

図7-1　下顎骨臼歯部の近遠心断（相山誉夫，明坂年隆ほか：口腔の発生と組織（第2版）．南山堂，東京，1998より引用）．

1　健全な歯肉とは

　乳歯列期，混合歯列期，永久歯列期における健康な歯肉とは，赤発，腫脹がなく，当然出血や動揺も認められず，歯肉はピンク色で引きしまっており，乳歯列期では少ないが，スティップリングも認められることがある（図7-2a～c）．

　歯肉溝の深さは成人では約2mmであるが，乳歯列期では約1mm前後と浅いのが一般的である．なお，乳幼児，学童期にみられる歯の萌出，あるいは乳歯と永久歯の交換期には，さまざまな生理的変化が生じ（図7-3），生理的な歯肉の位置は18歳ごろにならないと安定しないといわれている．

第7章　歯周組織に対する考え方と処置

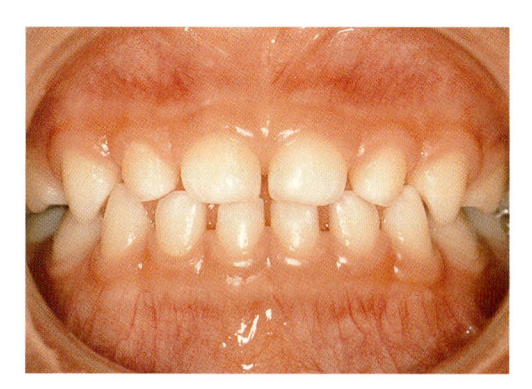

図7-2a　乳歯列期（約3〜6歳）．

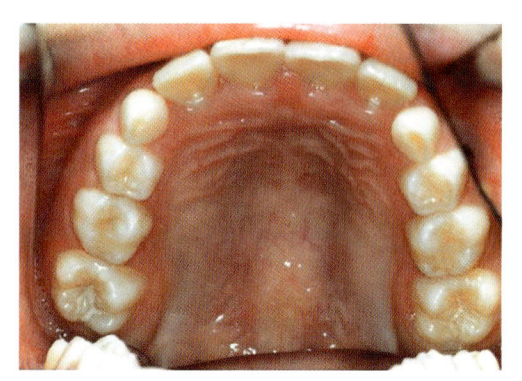

図7-2b　混合歯列期（約6〜10歳）．

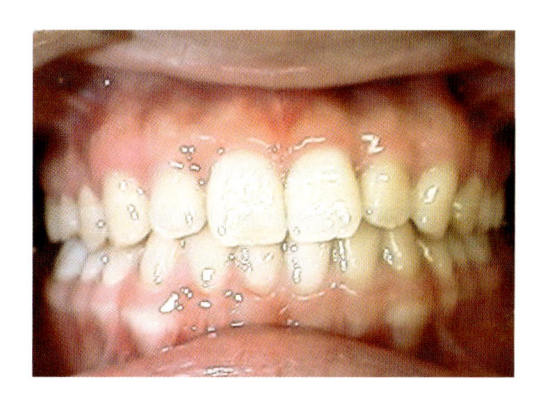

図7-2c　永久歯列期（約10歳以降）．

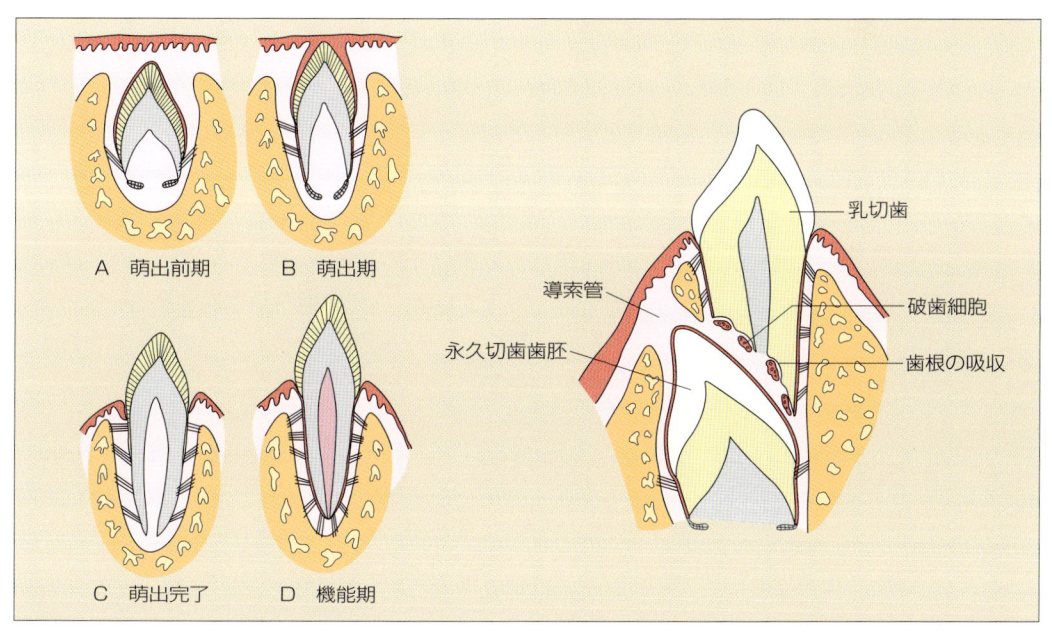

A　萌出前期　　B　萌出期
C　萌出完了　　D　機能期

乳切歯
導索管
破歯細胞
永久切歯歯胚
歯根の吸収

図7-3　左図：歯の萌出過程．右図：乳切歯と永久歯歯胚との相互関係．永久切歯の歯胚は乳切歯の舌側に形成されるため，歯根の吸収は舌側より起こる．永久歯歯胚の切端部には歯導管がみられる（相山誉夫，栗栖浩二郎ほか：口腔の発生と組織（第2版）．南山堂，東京，1998より引用）．

139

2 歯周組織を健康に保つには

　小児も成人も，さらには高齢者においても歯肉を健康に保つためには，適切なブラッシングによるプラークの除去（歯面の機械的清掃）と歯肉のマッサージが必要である（図7-4）．

---
①プラークの除去（機械的歯面清掃）：ⅡA～ⅢA期には保護者による仕上げ磨きを行う
②歯肉のマッサージ：・使用者にあった大きさの歯ブラシを選定し，使用者が行えるブラッシング法を指導するのがポイント
　　　　　　　　　・歯面と歯肉に歯ブラシが確実に接触することが大切
　　　　　　　　　・歯肉をマッサージするつもりでブラッシングを行うとよい

図7-4　ブラッシングの目的とコツ．

　人類が食物の調理に火を使うようになったときから，齲蝕や歯周疾患が発生したと考えられている．現代人はとくに軟食傾向が加速していることより，歯周疾患の発症率は高く，増齢とともに増加している．疫学調査より，人が歯を失う原因は50歳未満では齲蝕，50歳以上では歯周疾患が大きな要因と推測されており，さらに成人の歯周疾患は小児期の歯肉炎がその大きな要因と考えられている．すなわち小児期の口腔清掃や食生活習慣が成人へと引き継がれるため，小児期に正しいブラッシング法，ブラッシングを行う習慣づけがなされていないと，成人の歯周疾患に移行する可能性が高いためである．

　乳児期におけるブラッシングの導入からスタートして，混合歯列では1歯単位のブラッシング，成人での正しいブラッシングの定着が必要である（第9章参照）．歯ブラシはたかが歯ブラシであるが，されど歯ブラシである．ブラッシングは不潔要因による齲蝕を減少させ，歯肉を健全に保つことができるほか，歯肉の炎症はブラッシングによって軽減させることもできる．したがって，歯科医療関係者は個々人が歯周組織（歯肉）を健康に保つためのプラークの除去と歯肉のマッサージを確実に行えるようにブラッシング法を会得させるように指導する．また，それを継続するお手伝いをするのが我々の使命であることを肝に銘じて，小児・保護者に対応する必要がある．

3 小児の歯周疾患

　小児の歯周組織は成人と異なり，特殊な場合（ウイルス感染など）をのぞき，一般には健康である．しかし小児期に発症する（辺縁性）歯周疾患を分類すると，歯肉炎（乳幼児期・学童期）と辺縁性歯周炎（学童期・思春期）に大別される．歯肉炎とは歯肉に限局した炎症であり，辺縁性歯周炎は歯肉や歯根膜，歯槽骨まで炎症が波及し，歯周ポケッ

ト（病的歯肉溝；3 mm以上）を形成するまで進展した病変であるといえる（歯肉溝はサルカス，歯肉嚢と同義語で，0.5～2 mmまでをいう．それ以上は歯周ポケットと表現する）．

成人に比べて小児期の辺縁性歯周炎はきわめて稀である．したがって，本項では歯肉炎に限定して述べる（詳細については歯周病学の成書を参照のこと）．

A．歯肉炎

歯周病の中で炎症が歯肉に限局しているものの総称を歯肉炎という．炎症が歯槽骨や歯根膜に波及していないため，X線写真に変化は認められない．歯肉炎発症の主要原因はプラークであり，炎症の促進因子として，砂糖や口腔内に停滞しやすい食物の摂取，軟食習慣，歯石，食片圧入，不適合修復物（高さ，接触点，辺縁部などの不適合）があ

主因：プラーク（おもにプラーク中の歯周病菌）
　　　※歯肉縁に接した歯面に付着した歯垢中の微生物が歯肉に炎症を引き起こすが，その詳細な機序については不明（現在研究中）

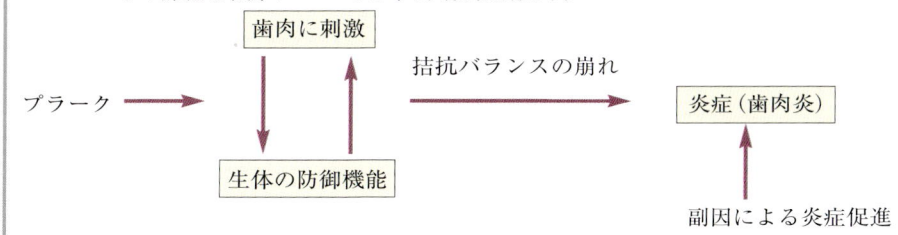

プラーク → 歯肉に刺激 ⇄ 生体の防御機能 ──拮抗バランスの崩れ──→ 炎症（歯肉炎）
　　　　　　　　　　　　　　　　　　　　　　　　　　　　　　　　　　↑ 副因による炎症促進

副因：1）プラークの沈着を助長する因子
　　　　・砂糖（含水炭素）
　　　　・軟らかい食物
　　　　・歯面に停滞しやすい食物
　　　　・歯石
　　　　・食片圧入，不適合修復物（高さ，接触点，辺縁部の不適合）
　　　2）組織の抵抗力を減退させる因子
　　　　①局所因子
　　　　　口呼吸，外傷性咬合，機械的刺激など
　　　　②全身的因子
　　　　・糖尿病，血液疾患（AIDS，好中球減少症，白血病など），栄養障害（ビタミンなど）
　　　　・内分泌機能の変化：内分泌障害，月経，妊娠など
　　　　・薬物：フェニトイン（抗てんかん剤），ニフェジピン（降圧剤），シクロスポリンA（免疫抑制剤；臓器移植，ベーチェット病；歯肉肥大）
　　　　・先天異常：Papillon-Lefévre症候群，Down症候群，ビタミンD抵抗性くる病など

図7-5　歯肉炎（歯周炎）の原因（歯周病学事典：クインテッセンス出版，1987より作製）．

3 小児の歯周疾患

```
〈乳歯列〉
    ・辺縁歯肉，乳頭歯肉の発赤・腫張・浮腫
    ・歯肉からの出血
    ・色調はピンク→暗紫色
    ・歯肉全体が均一でなくなる
〈混合歯列期以降〉
    ・上記症状のほか
    ・ポケットが深くなる(仮性ポケットの形成)
    ・長期化するとポケットの形成
    ・ポケットからの排膿・出血
    ・スティップリングの消失
    ・不快感
    ・軽度の疼痛
  急性化すると
    ・歯肉が鮮紅色を呈する
    ・強度の発赤・腫張
    ・ときに膿瘍を形成する(歯周炎まで進展)
```

図7-6 単純性歯肉炎の臨床症状．

る．組織の抵抗力を減弱させる局所要因としては，口呼吸，外傷性咬合，機械的刺激などがある．全身的要因としては，糖尿病，血液疾患，栄養障害(ビタミンC欠乏など)，内分泌機能の変化(月経や妊娠など)，薬剤(抗てんかん薬であるフェニトイン服用)などがある(図7-5，詳細は歯周病学の成書を参照のこと)．

1) 単純性歯肉炎

　プラークによって誘発される歯肉炎の総称で，歯頸部の歯面と接する辺縁歯肉，乳頭部歯肉に限局した表在性の急性・慢性の歯肉炎をいう．乳歯列期，混合歯列期，永久歯列期に一般的に認められる．原因としては，清掃不良によるプラークや歯石の沈着，不適合補綴物，不適切なブラッシングなどによる(図7-6)．臨床症状としては歯肉の発赤，腫張と歯肉よりの出血である．

a．萌出性歯肉炎(図7-7a〜d，8a, b)

　歯の萌出中に一時的に認められる歯肉炎をいう．乳歯の萌出中，大臼歯の萌出中，上・下顎前歯部の萌出中に比較的認められる．乳歯で6〜7か月頃，永久歯で6〜7歳頃に多く発症し，歯冠周囲の歯肉の発赤，腫張，掻痒感，ときに疼痛を伴うことがある(図7-7c)．萌出末期から終了後に治癒するが，一般的にはやさしい適切なブラッシングで治癒する．細菌感染に注意する．

b．不潔性歯肉炎(図7-9a, b)

　口腔清掃不良によるプラークの沈着が原因で生じる．乳歯列期ではプラークの沈着のみで，混合歯列期以降の永久歯群ではプラークのほかに歯石の沈着もときに認められる

第 7 章 歯周組織に対する考え方と処置

単純性歯肉炎：萌出性歯肉炎

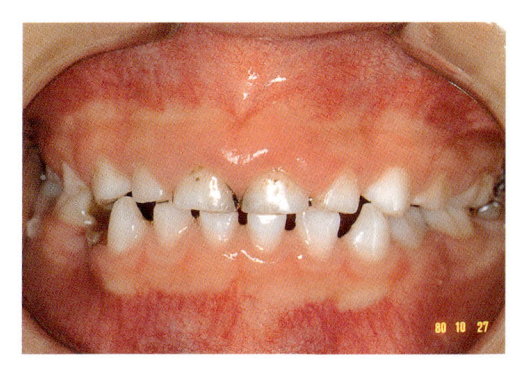

図7-7a 乳歯（BA│AB）．単純性歯肉炎．歯間乳頭部が発赤・腫脹．

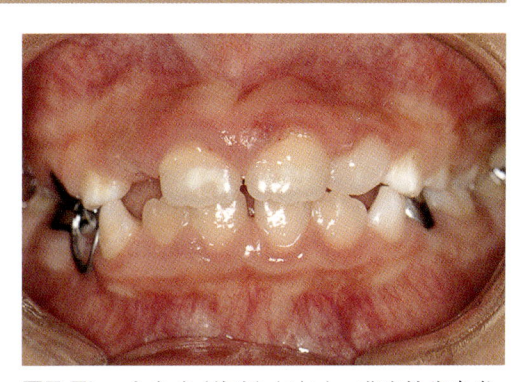

図7-7b 永久歯（前歯）（1│1）．萌出性歯肉炎，歯間乳頭部が発赤・腫脹．

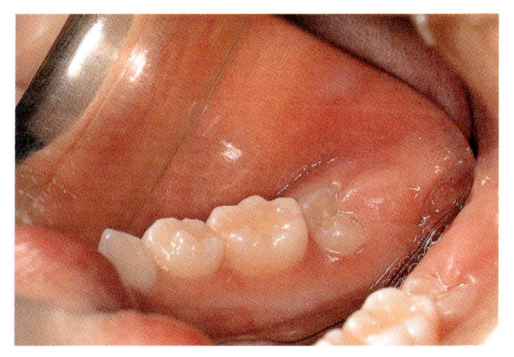

図7-7c 第一大臼歯．萌出性歯肉炎．歯肉弁が咬合面を約1/2被覆，咀嚼により疼痛発現．

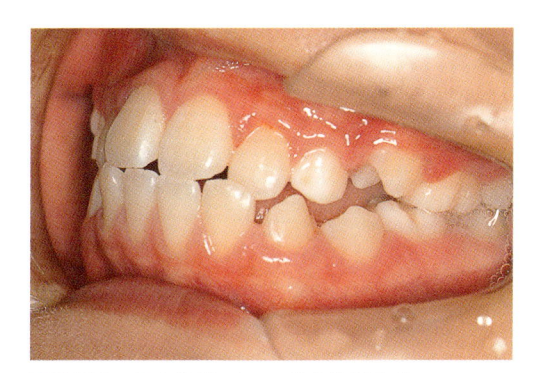

図7-7d 小臼歯部．│3 4 萌出性歯肉炎．

萌出性歯肉炎

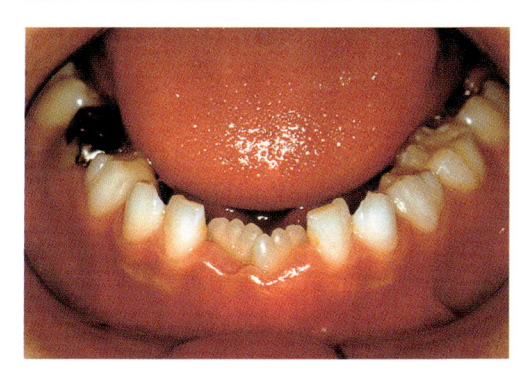

図7-8a 萌出性歯肉炎．1│1 は近心捻転しながら萌出，辺縁歯肉は発赤，腫脹．

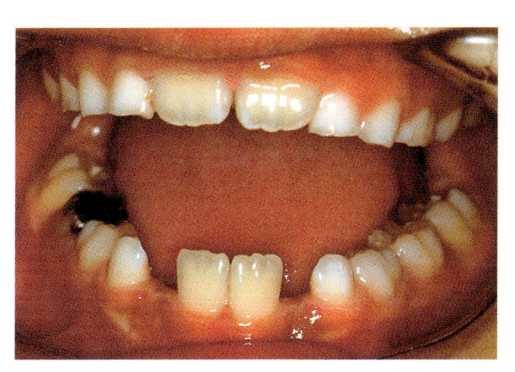

図7-8b ブラッシングの励行により 1│1 萌出完了時には歯肉炎が治癒．

143

3　小児の歯周疾患

単純性歯肉炎：不潔性歯肉炎

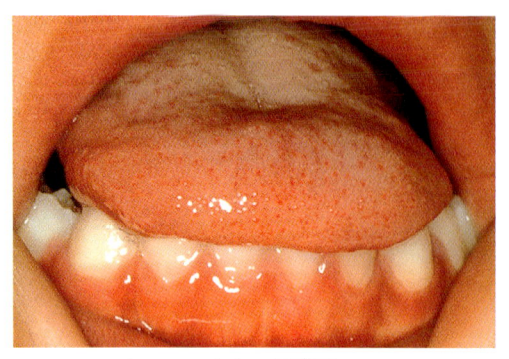

図7-9a　単純性歯肉炎．C+Cは清掃状態が悪く，歯肉は発赤，腫脹している．B+Bに著しい咬耗もみられる．

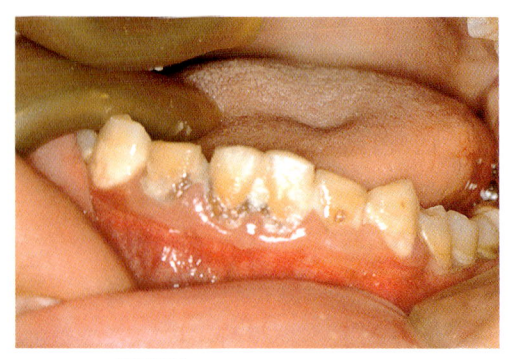

図7-9b　2+2は清掃状態が悪く，歯垢，歯石が沈着し，歯肉は発赤，腫脹している．

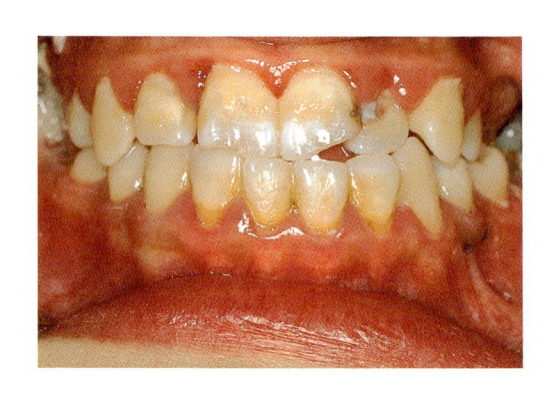

図7-9c　全顎にわたって清掃状態が悪く，歯肉は発赤，腫脹している．歯肉を圧迫すると出血する．

（図7-9b）．ブラッシングで出血することが多いが，適切なブラッシングで改善・治癒する．

c．歯列不正（叢生）による歯肉炎（図7-9b, c）

　乳歯列期では稀であるが，乳歯との交換後の叢生歯列では比較的多く認められる歯肉炎である．通常は不潔性に由来する単純性の歯肉炎であるが，適切なブラッシングによって早期に改善する．

2）増殖性歯肉炎

　炎症または服用した薬剤が原因で，増殖・肥大した歯肉炎の総称である．炎症性の因子が原因で発症した増殖性歯肉炎は，慢性単純性歯肉炎が発症の基となるが，服用した薬剤が原因の増殖性歯肉炎は，原因となった薬剤名が付与されるのが一般的である．たとえば抗てんかん薬のフェニトイン（ダイランチン，ジフェニール・ヒダントインは同義語である）の場合には，フェニトイン性増殖性歯肉炎（フェニトイン性歯肉肥大症）という．

交換期にみられる歯肉炎

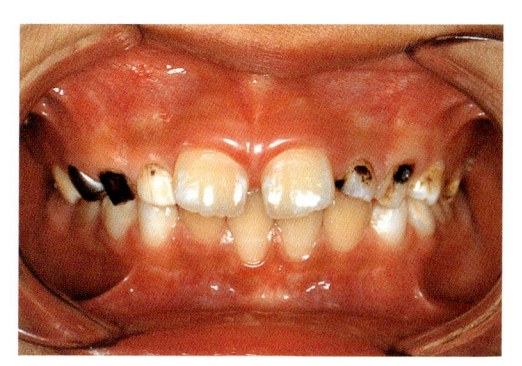

図7-10 早期接触による $\overline{1}$ の歯肉退縮.

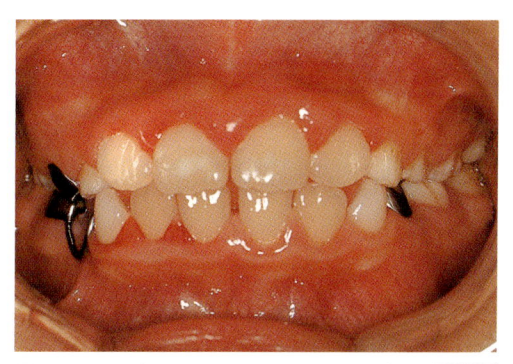

図7-11 学童期にみられる増殖性歯肉炎. $\overline{2+2}$ の辺縁歯肉が増殖, 肥大している.

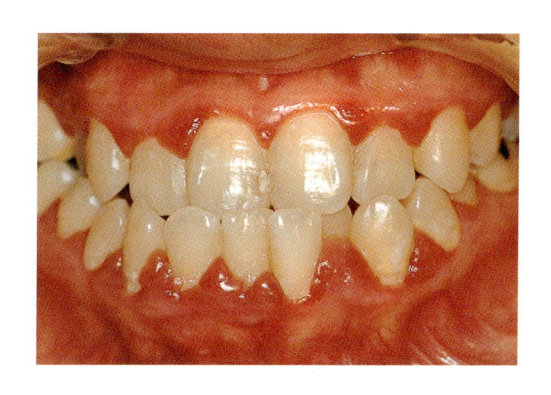

図7-12 若年性歯肉炎. 18歳女子. 前歯部歯肉の発赤, 腫脹が認められる. なお上顎第一大臼歯(左右)に垂直性の骨吸収が認められた(北海道医療大学, 小鷲悠典教授のご厚意による).

　　増殖性歯肉炎は乳歯列では稀で, 学童期以降の思春期に多くみられ(図7-11), とくに若年性の単純性歯肉炎(図7-12)は増殖することが多い. また, 口呼吸の患者では増殖が促進される. 増殖が著明になると仮性ポケットが形成されるが, 原因を除去し, プラーク・コントロール, スケーリング等を行うことにより, 容易に治癒する. 薬剤による場合にも, 適切なブラッシングによるプラーク・コントロールで増殖や肥大を軽減することが可能である.
　　　a. 学童期・思春期にみられる増殖性歯肉炎(図7-11, 12)
　　　b. 口呼吸によって促進された増殖性歯肉炎
　　　c. フェニトイン服用による歯肉炎(図7-13)
　3) 感染により発症した歯肉炎(図7-14a, b)
　　　a. ウイルス感染性歯肉炎またはヘルペス性歯肉炎
　　　b. 細菌感染性歯肉炎またはレンサ球菌性歯肉炎

フェニトイン（抗てんかん薬）歯肉増殖症

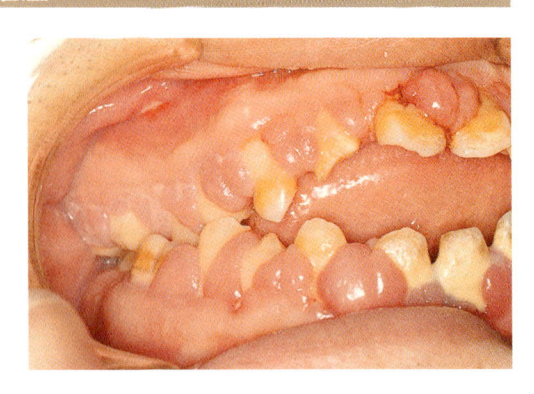

図7-13 歯垢，歯石の沈着が著しく，歯肉には炎症と肥大増殖が認められる．

感染性歯肉炎（原因菌の特定不可）

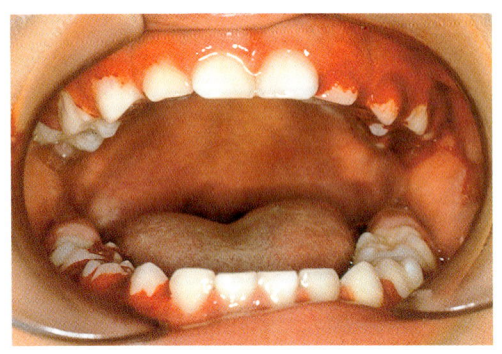

図7-14a ウィルス（または細菌）感染と判断されたが，原因ウィルス（細菌）は特定できなかった．易出血性で発熱，疼痛が著しく，小児歯科患者として受診したが，小児科と相談のうえ，治療を依頼した．治癒した後に歯科的ケアを行った．

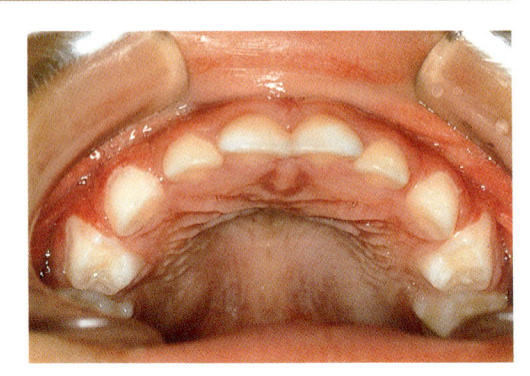

図7-14b 2週間後治癒した状態．

ひとこと 『最近の学生さんをみて思うこと』
(Y. M.)

　とくに時間にルーズなのは良くない．理由は寝坊と，しゃあしゃあとしている．せめて病気で熱を出して起きられなかったぐらいは，頭を使ってほしい．実習でも，ゼミでも，講義でも昔はもっと時間に厳しかったのにと思う．指導教員は，学生さんが逆切れしないようにとか，セクハラにならないようにと，こと細かく言葉を選び気を配って指導している．これも社会状況の変化と仕方のないことと考えるが，いくら学生といっても社会の一員であり，近い将来先生と言われ，世間の人々に頼られる立場となるのだから，最低の社会ルールである時間厳守を肝に銘じてほしいものである．もうひとつは，言葉遣いである．正しい敬語も使えないどころか，しまいには，友達扱いの口で話し掛けてくる．「親しき仲にも礼儀あり」ではないが，考えてから口に出してほしいものである．

第7章　歯周組織に対する考え方と処置

小児へのブラッシング指導

佐々公人（名古屋市天白区）

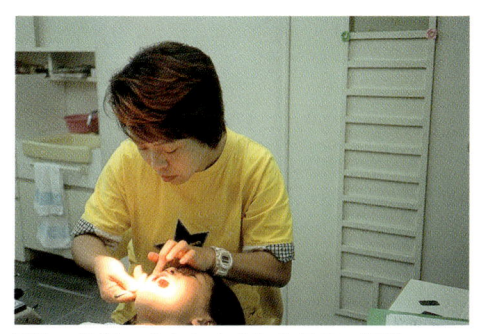

図A　幼児には寝かせ磨きを母親に指導．

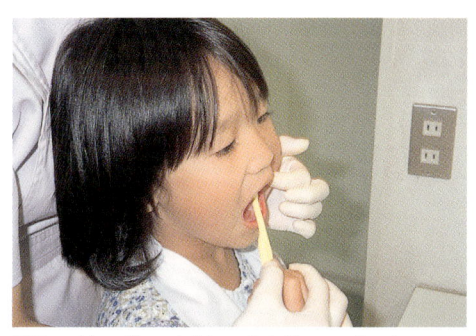

図B　鏡の前で小児の手を持って歯ブラシの動かし方を指導．

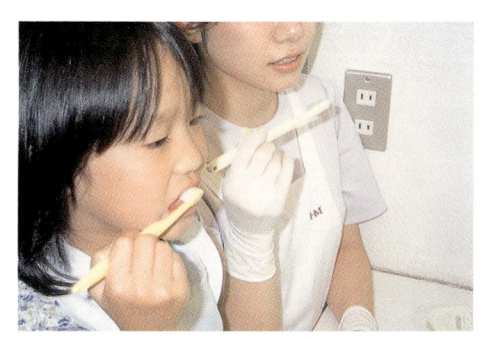

図C　歯ブラシの持ち方を指導．

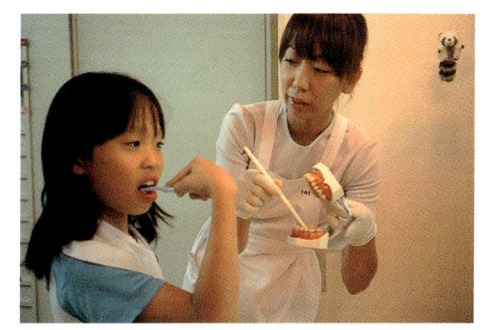

図D　歯列模型を利用して歯ブラシの当て方を指導．

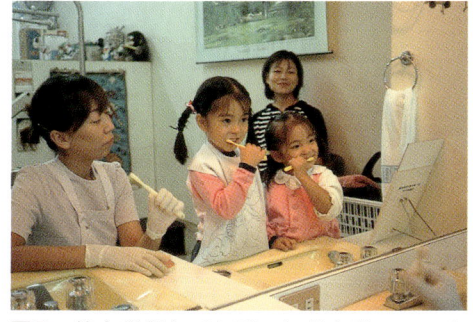

図E　鏡を利用してお互いに歯を磨いている姿をみせて指導．

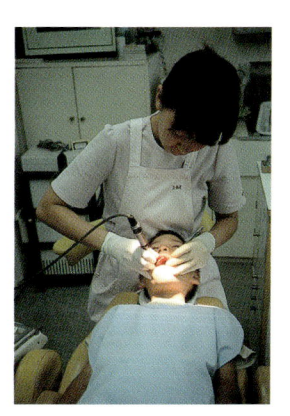

図F　歯牙の着色等を研磨ペーストを用いて除去．

歯肉炎への対応

手嶋文史（福岡市博多区）

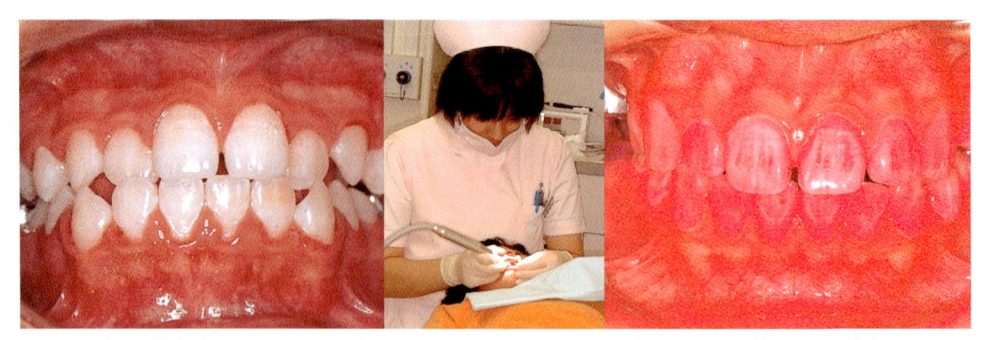

図A 小児歯科臨床においては，歯周疾患は少ないが不潔性の歯肉炎はしばしば見受けられる．本症例は，$\overline{2+2}$の唇側に発赤および腫脹を認め，中等度の歯肉炎を呈している．

図B 本症例の場合，歯ブラシによる歯磨き指導に加え，PMTCが必要不可欠である．

図C PMTC前には必ず染め出しを行う．これは本人に清掃不良箇所を確認させ，清掃方法を確実に実践する重要性を認識させる動機付けに用いるとともに，術者にとっても歯垢の付着状況を確認するうえで必要である．

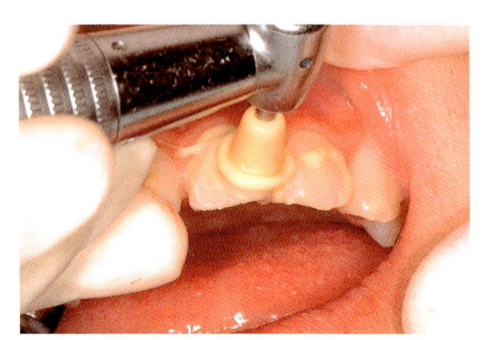

図D コントラアングルとラバーカップによるPMTC．フッ素入りの研磨剤を用いている．

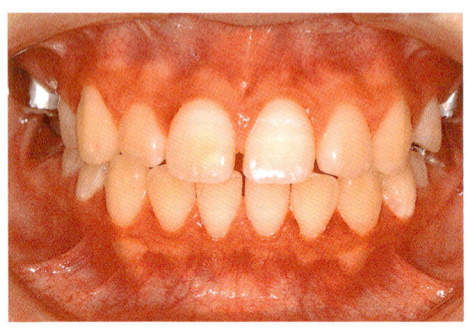

図E PMTC終了後である．歯垢が完全に除去されている．この状態を本人に再確認させ，ブラッシングとPMTCの有効性を認識させる．

図F PMTCに用いる器具を示す．上段は，ディスポーザブルタイプのロビンソンブラシとラバーカップである．下段左手はコントラアングルとさまざまな形態，硬さのラバーカップを示す．また，下段の右手には隣接面研磨用のプロフィンハンドピース（モリムラ）とエバチップ（モリムラ）を示す．右の上下のチューブはフッ素入りの研磨剤である．小児にみられる軽度の着色の研磨には，下段のファインタイプの研磨剤を用いる．

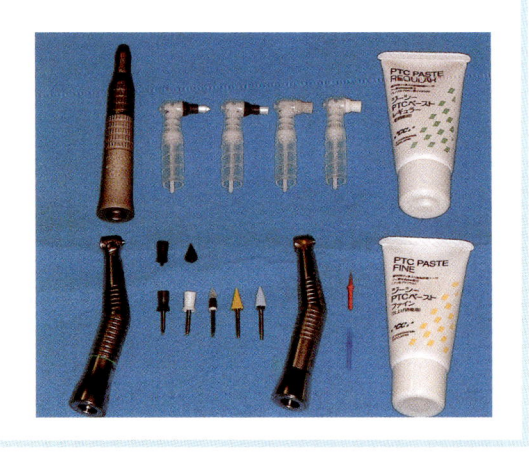

第8章

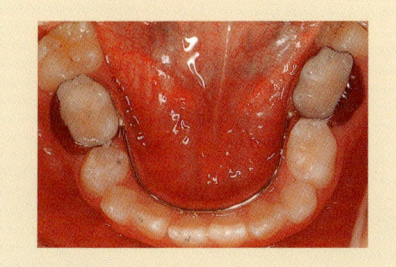

生え代わりの管理と咬合誘導

1 咬合誘導とは

　小児歯科医療の目的は，日々成長・発育を継続している小児を対象に，口腔領域の正常な発育を図り，健全な永久歯列による総合咀嚼器官を育成することである．このためには診断・治療・管理を体系づけて行う咬合育成が必要で，これを咬合誘導という．換言すれば，成長・発育に合わせた総合咀嚼器官育成のための一連の臨床体系が咬合誘導（Occlusal guidance）である（図8-1）．

A．咬合誘導の臨床体系

1）広義の咬合誘導

　歯列不正や不正咬合をはじめ，齲蝕，歯周疾患，小帯などの軟組織の異常，習癖などを含む小児歯科領域のすべての処置が，永久歯による正常な総合咀嚼器官の育成につながることより，これらのすべての処置を広義の咬合誘導という（図8-1）．

2）狭義（通常）の咬合誘導

　通常，一般的に咬合誘導（処置）という場合は，乳歯の萌出から乳歯列期，乳歯と永久歯の交換（混合歯列期）を経て永久歯列に移る過程で生じ得る種々の異常に対し，それを予防したり，早期に適切な処置を行うことによって，健全な永久歯咬合を育成することである（図8-1）．

A．広義の咬合誘導・総合的（包括的）処置・対応：口腔諸器官の形態的・機能的に正常な成長発育を維持・育成するすべての処置

↓

健全な永久歯（列）による総合咀嚼器官の育成

↑　↑

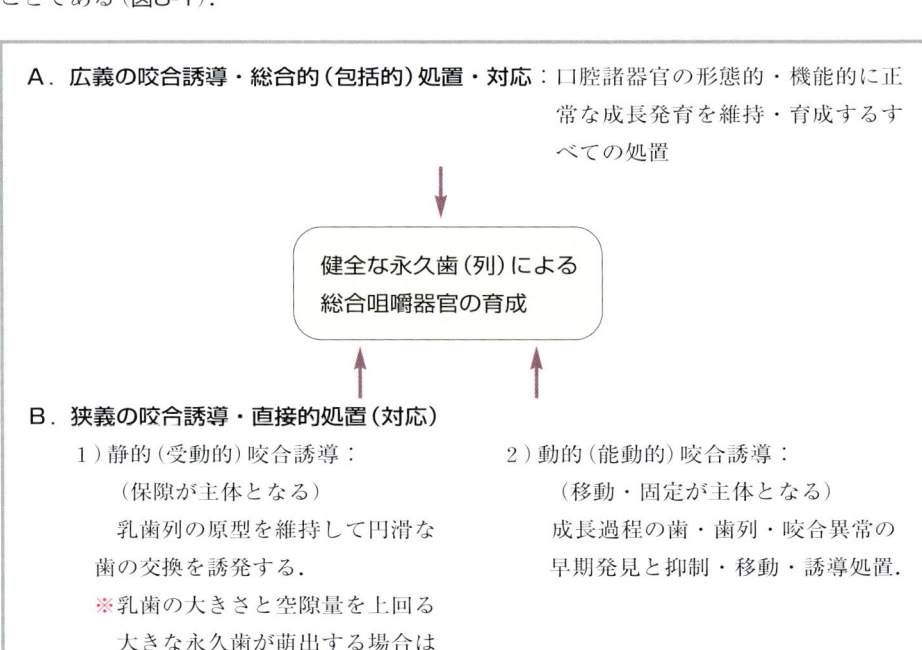

B．狭義の咬合誘導・直接的処置（対応）

1）静的（受動的）咬合誘導：
　（保隙が主体となる）
　乳歯列の原型を維持して円滑な歯の交換を誘発する．
　※乳歯の大きさと空隙量を上回る大きな永久歯が萌出する場合は叢生となる．

2）動的（能動的）咬合誘導：
　（移動・固定が主体となる）
　成長過程の歯・歯列・咬合異常の早期発見と抑制・移動・誘導処置．

図8-1　咬合誘導の臨床体系．

第8章　生え代わりの管理と咬合誘導

　具体的には，咬合誘導は静的（受動的）咬合誘導と，動的（能動的）咬合誘導に分類される．

　静的咬合誘導は，乳歯列の原形を維持することである．すなわち乳歯の早期喪失に際しては，対合歯や隣接歯の移動や傾斜を防ぐために，喪失した乳歯によって生じた空隙を正しく保持して（保隙），本来の乳歯列の状態に回復するなどの処置を行ったうえ（保隙装置の装着），歯の交換を円滑に行う処置法をいう．

　一方，動的咬合誘導とは，種々の装置を用いて狭小化した空隙を必要なぶんまで積極的に拡大保持したり，個々の歯を移動したり，歯列全体を拡大するなど，発育途上に

A．乳歯列の原型維持
　　歯冠修復処置→歯冠近遠心幅径の維持 ────────→ 正常な乳歯と
　　歯髄処置　　生活歯髄切断→生理的歯根吸収 ──────→ 永久歯の交換
　　　　　　　　抜髄・根管処置→歯の保存 ────────→

B．乳歯の早期喪失：保隙　　個々の永久歯萌出位置 ─────→ 永久歯の正常
　　　　　　　　　　　　　　第一大臼歯の正常位置への誘導 ─→ 位置への萌出
　※A，Bで乳歯の大きさと空隙量を上回る永久歯が萌出
　　する場合は叢生となる．

C．永久歯の萌出余地不足：歯列の拡大
　　（模型分析・セファロ分析） ─────────────→ 歯槽部に永久
　　乳歯の抜歯と永久歯の誘導 ─────────────→ 歯を配列

D．歯・歯列の異常：形態の大小，過剰・欠如など
　　歯冠修復：歯冠近遠心幅径の確保 ──────────→
　　個々の歯の移動：歯槽部の歯列内に配列 ────────→ 正常歯列形態
　　第一大臼歯の正常位置への萌出誘導 ──────────→ を育成

E．小帯の異常
　　上唇小帯：正中離開 ───────────────→ 1|1 の正常位
　　舌小帯：舌の機能障害を改善→習癖の予防 ────────→ 置への萌出
　　　　　　　　　　　　　　　　　　　　　　　　　　　顎の正常発育

F．機能異常：習癖の中止，改善 ─────────────→ 顎の正常発育
　　・拇指吸引癖
　　・舌突出癖
　　・咬唇癖（口唇をすぼめる癖を含む）
　　・咀嚼異常（片咀嚼，咀嚼しないなど）
　　・その他

（右側：正常な永久歯による総合咀嚼器官の育成）

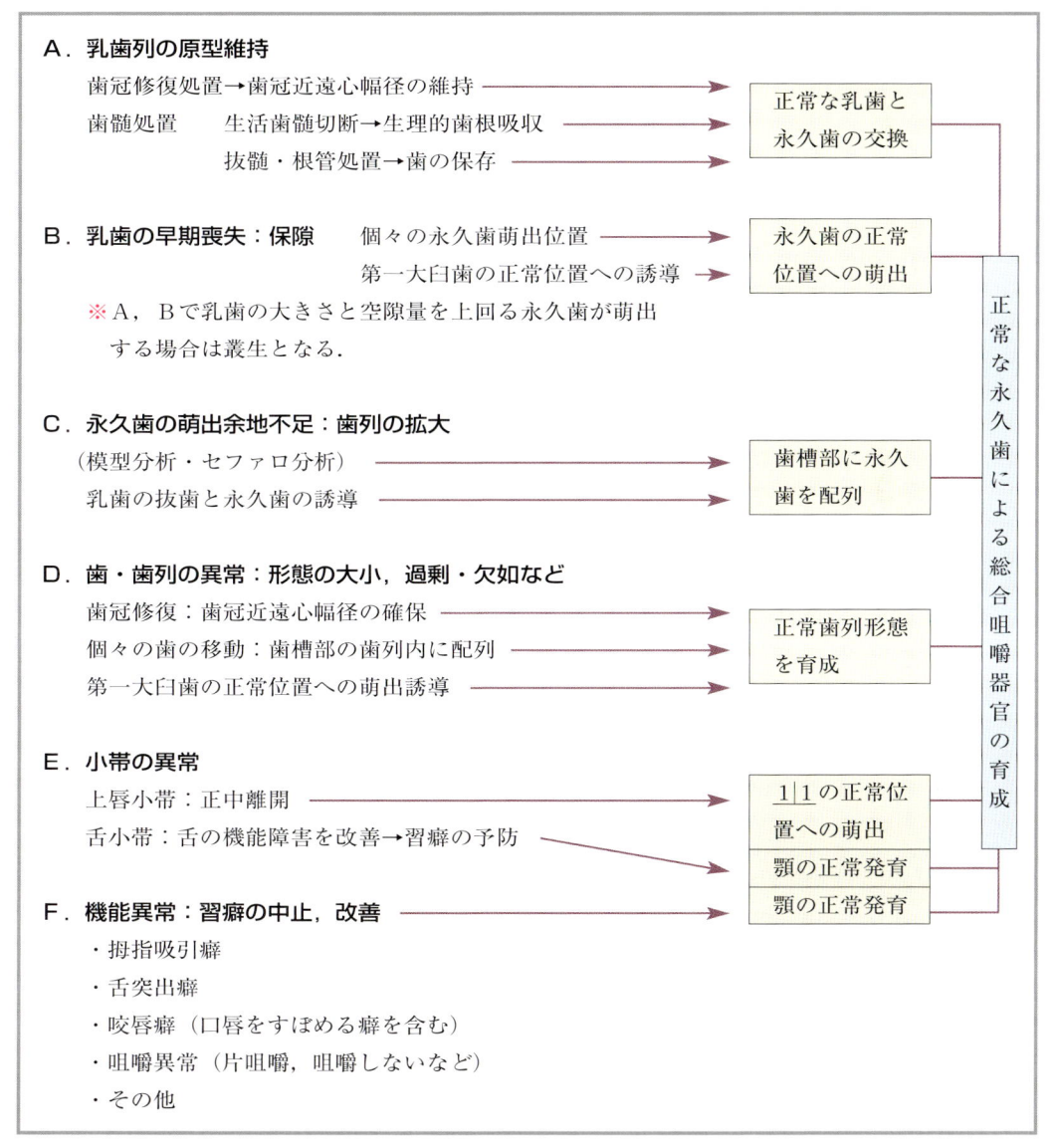

図8-2　咬合誘導の具体的処置．

1　咬合誘導とは

発症する不都合や異常を早期に予知・発見し，抑制もしくは治療する積極的な方法をいう．

B．咬合誘導の目的と具体的処置(図8-2)
①健全な乳歯列を保存し，顎・歯(歯列)・咬合の正常な発育を図る．
②早期に欠損した場合は本来の乳歯列の形態や機能を回復・維持する(保隙)．
③歯(歯列)・顎・顔面頭蓋の正常な発育を阻害する因子の発生を防ぎ，これを除去する．
④口腔諸器官の異常を早期に発見し，処置・除去を行う．
⑤健全な口腔機能の保持と育成(習癖など)を行う．

C．トラブルが生じやすい時期と注意点(第1章2項，第12章2項を参照)

1）乳歯萌出期（ⅠC期）
①第一乳臼歯が萌出する前の乳前歯のみの時期（$\overline{\text{A}|\text{A}} - \frac{\text{B}|\text{B}}{\text{B}|\text{B}}$：生後6〜18か月前後）における咬合異常は，経過観察と保護者への説明が第一となる．すなわち$\overline{\text{A}|\text{A}}$が萌出して，乳臼歯が萌出するまでの約1年間における前歯部の咬合関係は，一時的なものである．乳臼歯が萌出するまでの下顎は前後的，上下左右的に不安定な状態で，乳臼歯が萌出して下顎の位置がようやく安定する(図8-7a〜c参照)．
②咬合関係を乱す代表的な習癖に拇指吸引癖がある．離乳(卒乳)後の摂食がスムースに移行できても，母子関係や家庭環境によって拇指吸引癖を発症することがあるが，通常，習癖が改善，中止されると開咬は改善する(習癖の症例およびP.6の図1-16参照)．

2）乳歯咬合完成期（ⅡA期）
①上下顎の前後的関係(下顎前突，上顎前突，上下顎前突)
②上下顎の左右的関係(交叉咬合)
③習癖の存在(拇指吸引，舌，爪噛み，咬唇など：開咬，顎の偏位など)
④機能異常(咀嚼しない，未成熟，口呼吸，偏咀嚼など：顎・歯列の狭小，開咬など)
⑤小帯の異常(図12-16)(嚥下障害，自浄作用の低下など：正中離開，発音障害，齲蝕など)

3）第一大臼歯および前歯萌出期（ⅡC期）
①1歯単位の異常(傾斜，捻転，萌出位置異常など)
②上下顎の前後・左右・上下的関係(咬合関係の異常)
③習癖の存在(拇指，舌の習癖など)
④機能異常(舌の位置，動き，口唇圧，嚥下障害，口呼吸など)
⑤小帯の異常(上唇小帯，舌小帯)
⑥その他

4）第一大臼歯および前歯萌出中または萌出完了期（ⅢA期）
①第一大臼歯の萌出位置（上下的，近遠心的，頰舌的）
②第一大臼歯の萌出障害（異所萌出）
③乳歯の歯根吸収の状況
④歯の交換順序と期間
⑤後継永久歯の萌出状況
⑥歯の交換における顎の成長
⑦上下顎の前後的，左右的，上下的関係
⑧習癖や機能の異常
⑨その他

5）側方歯群交換期（ⅢB期）
①乳歯の歯根吸収状況
②歯の交換順序と期間
③後継永久歯の萌出スペースと位置
④乳臼歯の齲蝕と第一大臼歯の萌出位置
⑤歯の交換における顎の成長
⑥習癖の存在
⑦その他

2 歯列・咬合の診査と診断

　小児歯科医療は出生後から永久歯列完成までの期間，予防や治療を通して継続して対応すること（定期管理）が一般的である．このため歯列や咬合の異常が発現する前から，診査，診断，処置が可能である．したがって症例に対する適切な治療方針と長期にわたる診療計画が重要となる（第2章参照）．

A．全身的診査（問診，視診）
　全身的疾患の有無，先天的異常の有無のほか，両親や兄弟に同様の異常を有するか否かを確認する．また口腔習癖，鼻疾患の有無についても診査し，歯列や咬合の異常が遺伝的要因か環境的要因かを判断する．とくに上顎前突，下顎前突，過蓋咬合，叢生などは，遺伝的傾向が強いといわれている．このほか顔貌の調和（バランス）についても診査しておく．

B．局所的（口腔内）診査

1）歯の萌出状態（視診）
乳歯および永久歯の萌出状態（咬合発育段階）を診査し，歯（年）齢を判定する（Hellmanの歯齢）．

2）歯の診査（視診，触診，X線診）
歯種と萌出歯数，歯および歯胚の数（過剰と欠如），早期萌出や萌出遅延，乳歯早期喪失や脱落，晩期残存，歯の萌出位置や方向，歯冠の形態と色調，咬耗状態，齲蝕の有無と処置状況，歯髄処置の有無と予後，齲蝕の有無と処置状況などを診査する．

3）口腔内の清掃状態
口腔内に種々の装置を適応する場合は齲蝕や歯周疾患の発症を未然に防ぐ観点からとくに重要となる．

4）軟組織の診査
口唇や舌の形態や大きさ，緊張や弛緩，歯周組織の診査を行う．

C．歯列模型による診査と計測

1）歯列・咬合の診査（視診，触診）
歯列および咬合関係は歯列模型によって診査する．歯列の形状，歯の萌出状態と咬合関係，咬耗の有無などを切歯部，犬歯部，臼歯部のそれぞれで精査する．具体的には切歯部ではオーバーバイトとオーバージェット，犬歯の咬合関係と咬耗，臼歯部での咬合とターミナルプレーン，Angleによる第一大臼歯の咬合関係などを診査する．

一方，顎運動などの機能的診査では，正中線の偏位の有無（片側性，両側性），開閉状況と咬合位，早期接触，顎関節の診査を行う．

2）歯の形態と大きさの診査（触診，模型の計測）
歯列模型上の個々の歯をノギスで計測する．計測値は日本人の標準偏差図表（日本小児歯科学会1993）に記入して評価する．測定値－日本人の平均値（±標準偏差）＝スタンダードスコアを算出すると，歯の大きさの異常度が判定しやすい．さらに先行乳歯と後継永久歯の大きさも記録しておくと便利である．

3）歯列弓の大きさと形態の診査（模型の診査と計測）
歯列弓の長径と幅径，高径をノギスで計測し，日本人の標準偏差図表（日本小児歯科学会1993）に記入して評価する．歯列の形態は模型の視診により判定する．

4）歯列弓の空隙の診査（歯列模型の計測）
①乳歯列期（3～6歳）
歯列模型における生理的空隙（発育空隙，二次空隙，霊長空隙）の有無と量を計測する．乳歯の早期喪失がある場合にはその空隙が狭小化しているか否かを診査する．
②混合歯列前期（6～8歳）
とくに$\overline{2|2}$の4前歯が萌出する混合歯列前期での模型分析（図8-5）は側方歯群の萌出状況を予知する上で重要である．

第8章　生え代わりの管理と咬合誘導

$\overline{2\ 1|1\ 2}$ から $\overline{3\ 4\ 5}$ の幅径の和を推定する確率表

$\overline{\Sigma 2\ 1|1\ 2}$ =	19.5	20.0	20.5	21.0	21.5	22.0	22.5	23.0	23.5	24.0	24.5	25.0
95%	21.6	21.8	22.1	22.4	22.7	22.9	23.2	23.5	23.8	24.0	24.3	24.6
85%	21.0	21.3	21.5	21.8	22.1	22.4	22.6	22.9	23.2	23.5	23.7	24.0
75%	20.6	20.9	21.2	21.5	21.8	22.0	22.3	22.6	22.9	23.1	23.4	23.7
65%	20.4	20.6	20.9	21.2	21.5	21.8	22.0	22.3	22.6	22.8	23.1	23.4
50%	20.0	20.3	20.6	20.8	21.1	21.4	21.7	21.9	22.2	22.5	22.8	23.0
35%	19.6	19.9	20.2	20.5	20.8	21.0	21.3	21.6	21.9	22.1	22.4	22.7
25%	19.4	19.7	19.9	20.2	20.5	20.8	21.0	21.3	21.6	21.9	22.1	22.4
15%	19.0	19.3	19.6	19.9	20.2	20.4	20.7	21.4	21.3	21.5	21.8	22.1
5%	18.5	18.8	19.0	19.3	19.6	19.9	20.1	20.4	20.7	21.0	21.2	21.5

$\overline{2\ 1|1\ 2}$ から $\overline{3\ 4\ 5}$ の幅径の和を推定する確率表

$\overline{\Sigma 2\ 1|1\ 2}$ =	19.5	20.0	20.5	21.0	21.5	22.0	22.5	23.0	23.5	24.0	24.5	25.0
95%	21.1	21.4	21.7	22.0	22.3	22.6	22.9	23.2	23.5	23.8	24.1	24.4
85%	20.5	20.8	21.1	21.4	21.7	22.0	22.3	22.6	22.9	23.2	23.5	23.8
75%	20.1	20.4	20.7	21.0	21.3	21.6	21.9	22.2	22.5	22.8	23.1	23.4
65%	19.8	20.1	20.4	20.7	21.0	21.3	21.6	21.9	22.2	22.5	22.8	23.1
50%	19.4	19.7	20.0	20.3	20.6	20.9	21.2	21.5	21.8	22.1	22.4	22.7
35%	19.0	19.3	19.6	19.9	20.2	20.5	20.8	21.2	21.4	21.7	22.0	22.3
25%	18.7	19.0	19.3	19.6	19.9	20.2	20.5	20.8	21.1	21.4	21.7	22.0
15%	18.4	18.7	19.0	19.3	19.6	19.8	20.1	20.4	20.7	21.0	21.3	21.6
5%	17.7	18.0	18.3	18.6	18.9	19.2	19.5	19.8	20.1	20.4	20.7	21.0

図8-3　Moyersの推定確率表.

5）模型分析

　先行乳歯から後継永久歯の大きさを予測することは，今のところ確率の高い方法はないが，永久歯の各歯種間の相互に見られる歯の大きさについては，かなりの相関がある．そこで，すでに萌出している永久歯の幅径（4前歯）から未萌出歯の幅径（側方歯群）を予測する方法が考案された．これを混合歯列空隙分析法といい，①Moyersの推定式を用いる方法（図8-3）と②小野の回帰方程式を用いる方法（図8-4）の2つが一般的に適用されている．

a．混合歯列空隙分析法

Ⅰ）未萌出側方歯群近遠心幅径総和の予測

①Moyersの推定表による予測（図8-3）
　　下顎4切歯（$\overline{2+2}$）の近遠心幅径の最大径をノギスを用いて計測し，4切歯の総和を求める．その後Moyersの推定表（図8-3）より上顎および下顎の側方歯群の歯冠幅径総和を推定する方法で，通常は75％レベル（少し大きめ）で推定する．
②小野の回帰方程式による予測（図8-4）
　　この方法は日本人の資料にもとづいて，男女別に分析されており，少し大きめに予測するよう配慮されている．1．歯の発育段階を考慮して下顎4前歯（$\overline{2+2}$）から上下顎の側方歯の幅径を予測する式と，2．上顎4切歯（$\underline{2+2}$）から上顎の側方歯群の

155

幅径を予測する2つの式がある．予測方法は下顎4切歯（$\overline{2+2}$），および上顎が萌出していれば上顎4切歯（$\overline{2+2}$）の歯冠幅径の最大値を計測し，上下4切歯のそれぞれの総和を求める．その後回帰方程式（図8-4）のXに代入して，上下顎の側方歯群幅径の総和を予測する．

なお，混合歯列分析法を適用する場合には図8-5に示す分析表（中田より）を使用すると便利である．

Ⅱ）空隙分析による評価

未萌出側方歯群近遠心幅径の総和を予測した後，この予測値が側方歯群が萌出できる適正な幅径を有しているか否かを判断する．すなわち，未萌出側方歯群近遠心幅径の総和の予測値と，側方歯群の実測値を比較検討し，①経過観察か，②保隙するか（静的咬合誘導），③歯を移動したり歯列を拡大するなどの積極的対応により萌出余地の回復を図るか（動的咬合誘導）を判断する．

6） X線診査

a．デンタルX線写真
　①齲蝕の有無と進行状態
　②乳歯や永久歯の形態や形成状態
　③歯数の確認：過剰歯，先天欠如歯，埋伏歯の有無
　④先行乳歯の歯根吸収の程度
　⑤後継永久歯の形成と萌出方向
　⑥骨性癒着の有無
　⑦歯槽骨の状態

b．パノラマX線写真（オルソパントモグラフィー）
　①歯の発育状態や異常：過剰歯や先天欠如歯，埋伏歯など
　②乳歯の歯根吸収と永久歯の形成状態や萌出状況
　③永久歯の萌出順の予測
　④上下顎の歯と歯槽骨の状態を全体的に観察する：上顎洞の形や大きさ，鼻腔，顎関節など

c．咬翼法X線写真
　①齲蝕の有無と程度
　②ターミナルプレーンと第一大臼歯の萌出

d．咬合法X線写真
　①埋伏歯の位置や状況の把握
　②未萌出歯の確認と位置の把握

e．頭部X線規格写真
　顔面形態と咬合関係の精査に必要
　①咬合異常の歯性か骨格性かの確認
　②顎顔面形態の発育と異常の確認

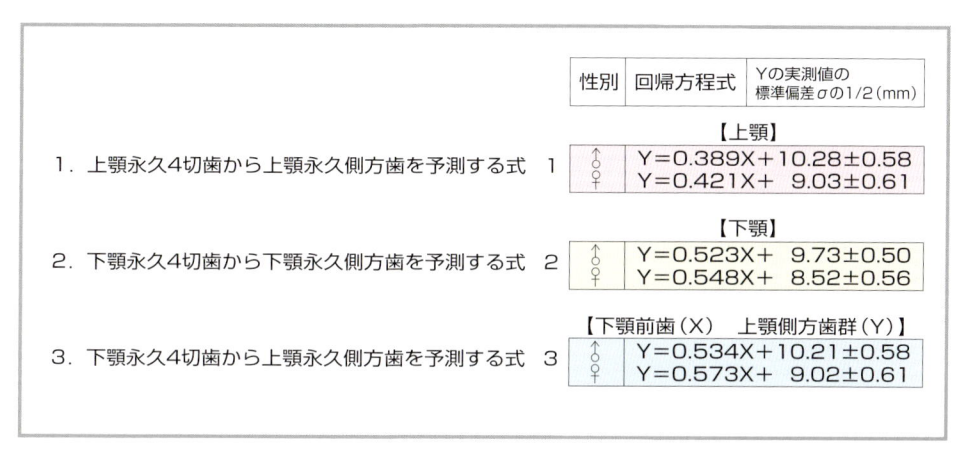

第8章　生え代わりの管理と咬合誘導

性別	回帰方程式	Yの実測値の 標準偏差σの1/2（mm）

1．上顎永久4切歯から上顎永久側方歯を予測する式　1

【上顎】
♂　Y＝0.389X＋10.28±0.58
♀　Y＝0.421X＋　9.03±0.61

2．下顎永久4切歯から下顎永久側方歯を予測する式　2

【下顎】
♂　Y＝0.523X＋　9.73±0.50
♀　Y＝0.548X＋　8.52±0.56

3．下顎永久4切歯から上顎永久側方歯を予測する式　3

【下顎前歯（X）　上顎側方歯群（Y）】
♂　Y＝0.534X＋10.21±0.58
♀　Y＝0.573X＋　9.02±0.61

図8-4　小野の回帰方程式.

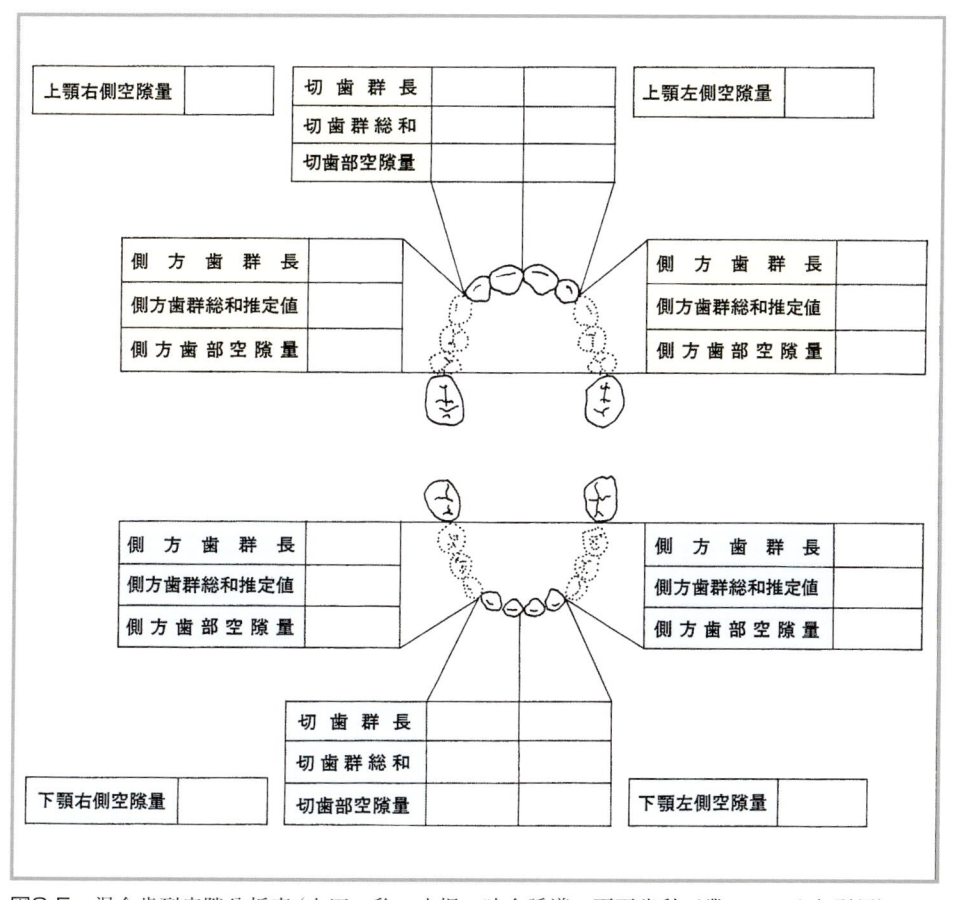

図8-5　混合歯列空隙分析表（中田　稔：小児の咬合誘導．而至歯科工業，1986より引用）．

157

3　咬合誘導処置

A．静的（受動的）咬合誘導
　静的咬合誘導とは，乳歯列の原形を維持して乳歯と永久歯の交換をスムースに行い，永久歯による健全な歯列と咬合を育成することである．乳歯列の原形を維持するためには，生理的空隙や乳歯の早期喪失によって生じた空隙を確保しなければならない．その代表的なものが種々の装置によって空隙を維持する保隙装置である．

1）静的咬合誘導処置の内容
　①保隙（図8-6）
　　乳歯の早期喪失によって生じた乳歯列期の空隙を種々の装置によって確保し，後継永久歯が本来の好ましい位置に萌出できるように空隙を管理することである．
　②乳歯の適時抜去
　　乳歯の適時抜去法とは，後継永久歯の歯根形成状態をX線写真で判定し，乳歯をタイミングよく抜去して短期間に効率よく永久歯を歯列内に萌出させる．たとえば片側の永久歯（`1|`）が萌出した時には反対側同名乳歯（`|A`）を抜去して左右同時に永久歯（`1|1`）を配列する処置をいう．

2）装置の種類と適応症（図8-6）
　保隙装置は固定式と可撤式の装置があるが，装置が歯列や顎の成長発育を阻害しないように十分に注意する．また齲蝕や歯肉炎などの歯科疾患を発症したり，それを助長することなく，さらには修理や調整が可能で習癖などを発症しないものが要求される．

a．固定式保隙装置
　①クラウンループ（バンドループ）保隙装置：片側性1歯の早期喪失やクラウンディスタルシューにより誘導された第一大臼歯の近心誘導や傾斜を阻止する場合（図1-46参照）
　②クラウンディスタルシュー保隙装置：乳歯列期の第二乳臼歯の早期喪失の際の第一大臼歯の萌出誘導（図1-26，44参照）
　③リンガルアーチ保隙装置：両側に第二乳臼歯や第一大臼歯が存在している時の側方歯群の早期喪失の際の上下顎第一大臼歯の近心傾斜や移動の阻止，可撤式保隙装置が困難な場合（図1-50参照）
　④Nanceのホールディングアーチ保隙装置：リンガルアーチと同様の目的で使用されるが上顎のみに適される（図1-51参照）

b．可撤式保隙装置
　俗にいう小児義歯で義歯型の保隙装置である．乳歯の早期喪失のすべての症例に適応可能で応用範囲は広い（図1-49参照）．近遠心の保隙だけでなく，垂直的な保隙，咀嚼機能も回復でき，前歯部の早期喪失では審美性や発音障害の回復，口腔習癖の予防も期待できる．

第8章 生え代わりの管理と咬合誘導

喪失歯	乳歯列期および第一大臼歯萌出前	第一大臼歯萌出完了	永久切歯萌出	側方歯交換期
第二乳臼歯	クラウンディスタルシュー →	クラウンループ	/リンガルアーチ	撤去
第一乳臼歯	クラウンループ		/リンガルアーチ	撤去
第一・第二乳臼歯	可撤保隙装置	床縁調整	/リンガルアーチ	撤去
乳前歯	可撤保隙装置	床縁調整		撤去
乳前歯 乳臼歯	可撤保隙装置	床縁調整	/リンガルアーチ	撤去

図8-6 喪失歯の種類と保隙装置の選択（中田 稔：小児の咬合誘導．而至歯科工業，1986より引用）．

c．保隙装置の選択

　早期喪失した乳歯の歯種と咬合発育段階の時期との相互関係により，種々の保隙装置を使い分ける必要がある．歯の交換や萌出による歯列上の変化，顎の成長により必要な装置を順次選択し，作りなおす必要がある．図8-6は中田の作製したものであるが，大変理解しやすくまとめられているので装置選択時の参考にするとよい．

B．動的咬合誘導

　動的咬合誘導とは，発育途上にある歯列や咬合の異常を早期に予測・発見し，異常を未然に防ぐか抑制し，萌出を誘導したり，歯や歯列の移動を積極的に行う方法である．切歯の交叉咬合，臼歯の交叉咬合，乳歯の早期喪失に伴う第一大臼歯の近心傾斜や移動，第一大臼歯の異所萌出などは，早期に対応することによって十分にその効果が発揮される（図1-53〜56，59参照）．また乳歯列期（ⅡA期），前歯萌出期（ⅡC期）の吸指癖による歯列や顎の異常も，早期に対応することによって改善が容易である．一方，骨格型の咬合異常やディスクレパンシーによる著しい叢生などは，その程度を改善することによって，矯正治療を軽減化することが期待される．

1）萌出余地の回復
　乳臼歯部の隣接面齲蝕や早期喪失により，第一大臼歯が近心に傾斜・移動している場合は，喪失した空隙を回復するために第一大臼歯の傾斜や位置を正しい方向や位置に修正するために，遠心移動する必要がある．

a．可撤型スペースリゲーナー
　①弾線付スペースリゲーナー（図1-53参照）
　②スリングショット型スペースリゲーナー（図1-54参照）
　③スクリュー付スペースリゲーナー（図1-55参照）
　④分割床型（ダンベル弾線付）スペースリゲーナー（図1-56参照）

b．歯列弓の拡大装置
①スクリュー型拡大装置（図1-57参照）
②弾線を用いた拡大装置：Coffinの拡大装置，Porterの拡大装置，クワドヘリックス（図1-59参照）．

c．軽度の萌出余地不足回復のトリミング法
前歯部の軽度の叢生や軽度の萌出余地不足による小臼歯部の萌出障害の症例では，残存乳歯をトリミングして叢生や萌出障害を改善することができる（図1-52参照）．

d．萌出異常歯の対策
①正中過剰歯（萌出，未萌出，埋伏）の場合
正中過剰歯が存在すると著しい正中離開を生ずる．これを改善するためには1|1の歯根形成と埋伏歯の位置を精査し，1|1の歯根形成を阻害しない適切な時期に正中過剰歯を抜去する．上唇小帯の付着異常でも正中離開を生ずるので，この時は1|1萌出後に手術を行い小帯の付着状態を改善する．

②第一大臼歯の異所萌出
第一大臼歯の萌出スペースが不足していると，第一大臼歯の萌出障害を起こす．軽度の場合にはスプリング（安全ピン型誘導装置）や各種のスペースリゲーナーで第一大臼歯を遠心移動して萌出させる（図1-59参照）．一方，近心位の第二乳臼歯の歯根吸収の著しい異所萌出の場合には，第二乳臼歯を抜去して，まず第一大臼歯を萌出させ，その後遠心移動を行って，正しい位置に回復する（図1-53～56参照）．

C．咬合誘導の各ステージ

咬合誘導処置は長期の咬合管理が必要で，歯列咬合発育段階に合わせた適切な対応が要求される．歯列不正や咬合異常を発見した時がスタートではなく，齲蝕の有無と程度，咀嚼機能や習癖，あるいは習慣などから，将来を予測し，不正を予知することが大切である．また不正や異常を放置した場合は，将来どのような状態が予測されるかを判断し，

表8-1　空隙管理の目安

空隙分析の結果 （歯列弓周長）	歯列弓の状態	処置方法
1mm以下不足	乳臼歯の早期喪失，軽度の前歯部叢生	保隙装置の使用，トリミング
1mm～4mm不足	乳臼歯の早期喪失（空隙閉鎖がある）	スペースリゲーナーを使用してスペースを回復する
4mm～5mm不足	乳臼歯の早期喪失の有無に関係なく切歯部に叢生がある場合	歯列弓の前方拡大および側方拡大
5mm以上不足	叢生がみられたり，歯または顎に著しい前突がみられる場合	連続抜去法

(Norton, L. A. Wickwire, N. A. & Gellin, M. E. Spacemanagement in the mixed dentition. *J. Dent f. Child.* 42：112～118, 1975より)

表8-2 咬合誘導のステージ

ステージ	時期	治療目標	処置の内容
咬合誘導前期	乳歯咬合完成まで 0～2歳	咀嚼能力の獲得	授乳や離乳，離乳食の指導（摂食指導）
第一期の咬合誘導 　前　期 　後　期	乳歯列期および 第一大臼歯の萌出期 3～4歳 5～6歳	乳歯咬合と健全な機能の維持 顎関係の改善 第一大臼歯の正しい位置への誘導	齲蝕治療，保隙 反対咬合，交叉咬合 口腔習癖の除去， 第一臼歯の異所萌出
第二期の咬合誘導	切歯群の交換期 7～8歳	切歯群の交換を注意深く観察し，正常な被蓋・排列を獲得する	切歯の咬合異常の処置 口腔習癖の除去
第三期の咬合誘導	側方歯群の交換期 9～11歳	側方歯群の交換を注意深く観察し，第一大臼歯の正常咬合を維持する	交叉咬合 第一大臼歯の遠心移動
第四期の咬合誘導	永久歯列期 12歳以降	軟組織・硬組織の形態と機能の調和をめざす	本格矯正

（坂井，1985より）

保護者に理解できるように説明することも大切である（インフォームド・コンセント）．空隙の管理を表8-1に，咬合誘導のステージを表8-2に示すので参考にするとよい．

4　症例

A．経過観察例

症例A－1：成長による前歯咬合の変遷（乳歯列）

前歯部は臼歯部が咬合するまで前後的，左右的に咬合は不安定．

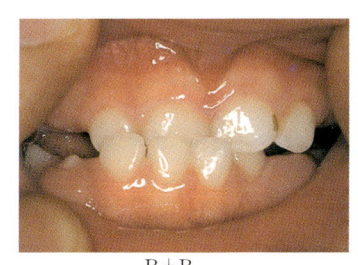

図8-7a　$\frac{B+B}{B+B}$萌出中（咬合），$\frac{DC|CD}{}$一部萌出（咬合線に達せず），1歳6か月$\frac{BA|A}{BA|A}$交叉咬合（反対咬合）．

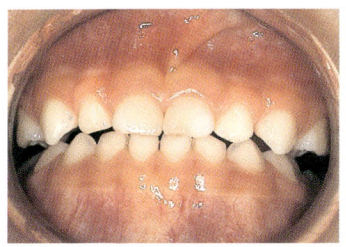

図8-7b　$\frac{D+D}{D+D}$萌出（咬合），交叉咬合改善，2歳．

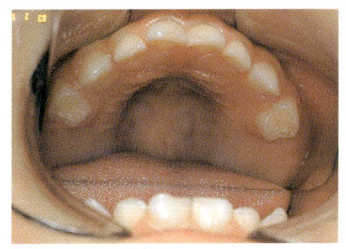

図8-7c　$\frac{E+E}{E+E}$萌出，正常咬合，3歳（ミラー像）．

4　症例

症例A−2：Ugly Duckling Stage.

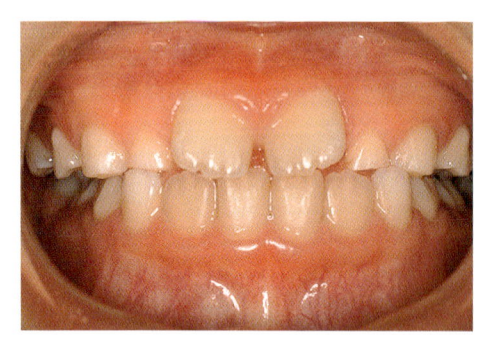

図8-8a　1|1は八の字型に離開して萌出.

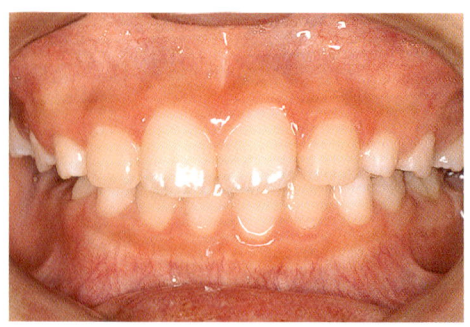

図8-8b　2|2が萌出した段階で正中離開は自然解消し，正常状態となる.

B．保隙

症例B−1：可撤式保隙装置

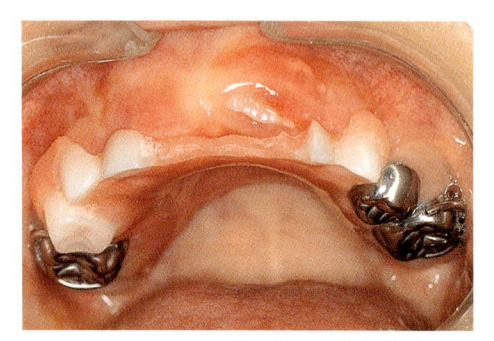

図8-9a　C+Cの可撤式保隙装置を装着，1|1の萌出を阻害しないように床縁を調整，|1が萌出を開始.

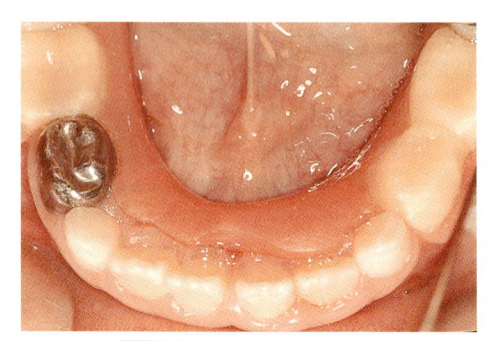

図8-9b　E|DEの可撤式保隙装置．咀嚼機能の改善と6|6の近心移動を防止．6|6萌出.

症例B−2：バンドループ型保隙装置経過観察例

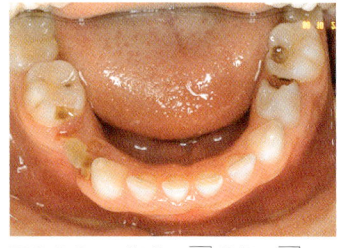

図8-10a　術前．D|残根，E|C₂，空隙の狭小化はない.

図8-10b　バンドループを装着.

図8-10c　ループ内に4|が萌出.

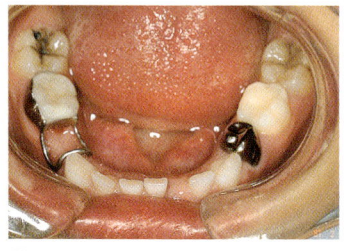

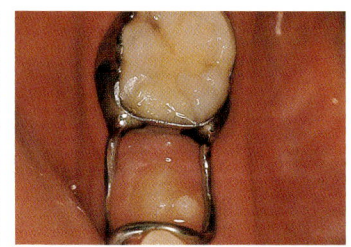

第8章 生え代わりの管理と咬合誘導

C．動的咬合誘導

症例C−1：1̲の交叉咬合；切歯斜面板を使用して改善を図る

図8-11a 術前，1̲が1̄，2̄と交叉咬合．

図8-11b 切歯斜面板を装着．

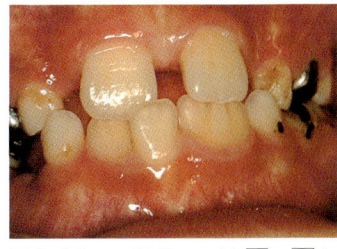

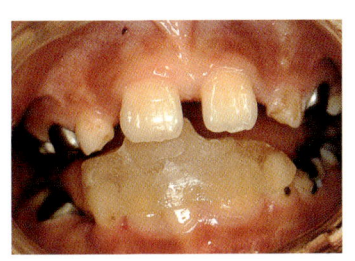

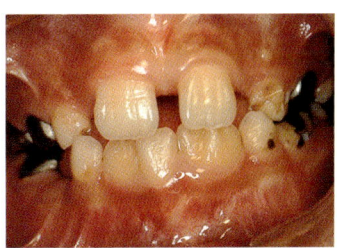

図8-11c 1̲の被蓋改善，終了．

症例C−2：1̲の交叉咬合；補助弾線付リンガルアーチによる治療

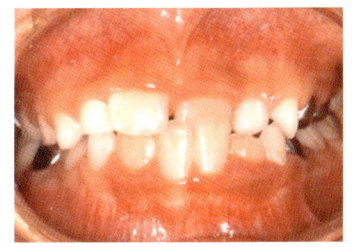

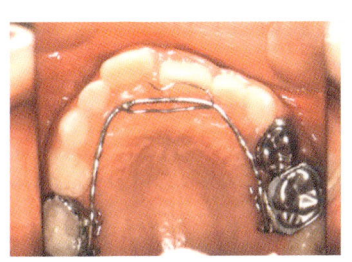

図8-12a 術前．1̲の交叉咬合．

図8-12b E|Eにバンドを装着し，補助弾線付のリンガルアーチを装着．アーチの撤去はSTロックを使用し，弾線の調整はワイヤーを撤去して行う．

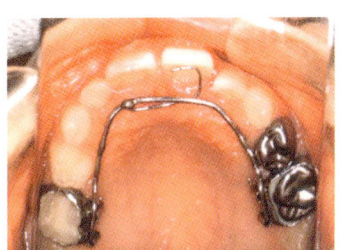

図8-12c 1̲の移動完了．

症例C−3：1|1の舌側転位，交叉咬合（反対咬合）

　改良型リンガルアーチ（シンプルリンガルアーチ）による治療（さかぐち小児・矯正歯科医院，坂口繁夫先生のご厚意による）．

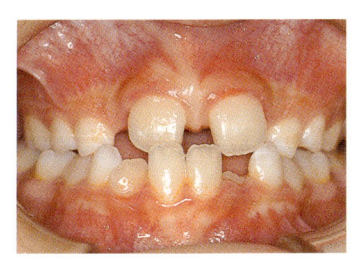

図8-13a 術前：1|1反対咬合正面像．

図8-13b 術前：上顎歯列．

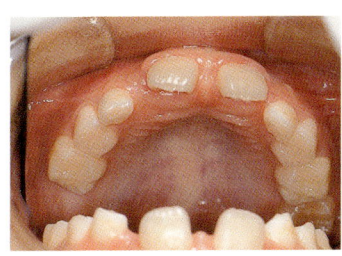

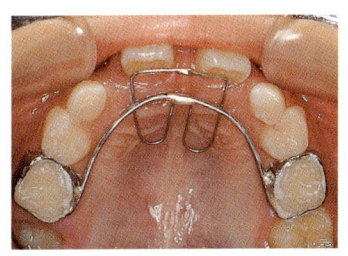

図8-13c 術中：上顎に改良型リンガルアーチを装着し，1|1の唇側移動が終了したところ．

163

付：改良型リンガルアーチの特徴と製作法

着脱可能な維持装置（STロック等）を付けたリンガルアーチは装置が複雑で製作時のステップが多く，補助弾線（複式弾線）は変形しやすく，矯正力のロスが起こりやすい．そこで，より単純な構造の改良型リンガルアーチ（S.L.A.）（第46回西日本歯科矯正学会大会にて坂口氏が発表）を紹介する．

主線がバンドにろう着されているので固定が強く，補助弾線の力が持続して歯にかかりやすい．構造が簡単で，製作が容易であり，破損なども少ない特徴を有している．

調整は，S.L.A.を口腔内に装着した状態で弾線をホウあるいはスリージョーのプライヤーを用いて行う．ただし弾線が変形したり破損した場合にはS.L.A.を口腔外に取り出して調整する．

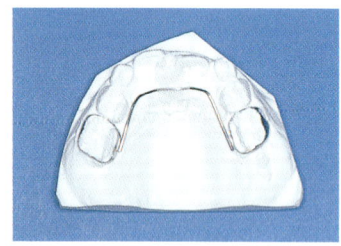

図8-14a　通常どおり主線をバンドにろう着する．

図8-14b　補助弾線を屈曲する．

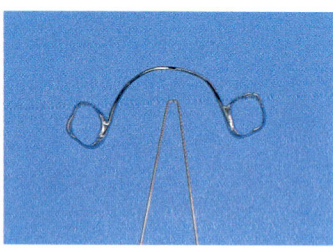

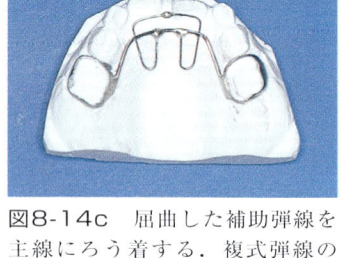

図8-14c　屈曲した補助弾線を主線にろう着する．複式弾線の先端もろう着し，連続弾線用にする．

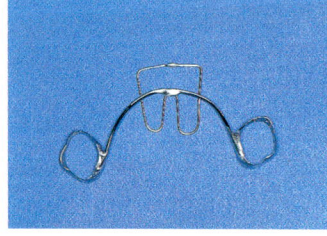

図8-14d　改良型リンガルアーチ（S.L.A.）の完成．

図8-14e　S.L.A.を口腔内に装着したところ．

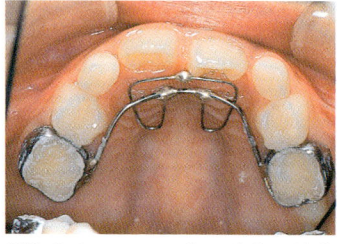

（さかぐち小児・矯正歯科医院，坂口繁夫先生のご厚意による）

症例C－4：1|1反対咬合，ブラケット装着による治療例

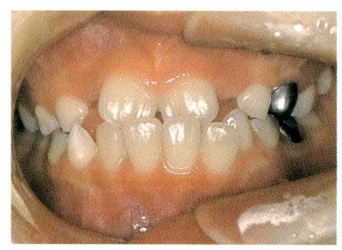

図8-15a　術前：$\frac{1|1}{2|1|1|2}$ 反対咬合．

図8-15b　術中：1|1にブラケットを装着し治療開始．

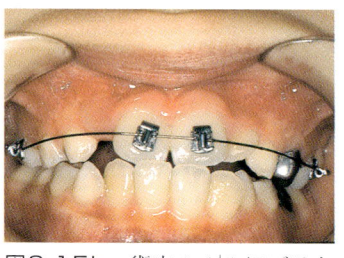

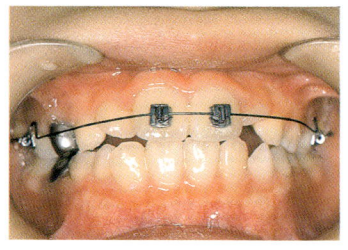

図8-15c　術後：1|1の移動が完了．2|2の近心捻転についてはこの後対応予定．

第8章　生え代わりの管理と咬合誘導

症例C−5：1|1埋伏；開窓にて萌出誘導

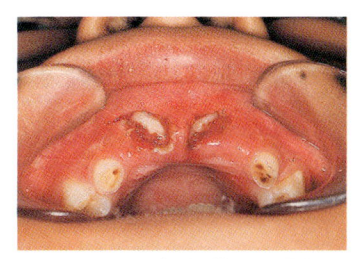

図8-16a　1|1埋伏の開窓処置を行ったところ．

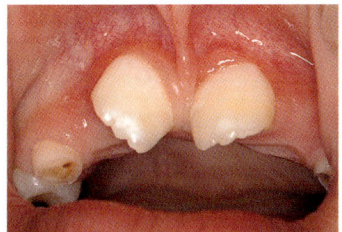

図8-16b　1|1萌出：近心捻転，正中離開．上唇小帯付着異常．

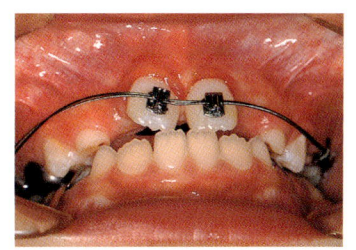

図8-16c　1|1にブラケットを装着し，矯正処置を開始．1|1 / 2|1|1|2の咬合関係が改善途中（治療中）．

症例C−6：1|1埋伏；牽引誘導

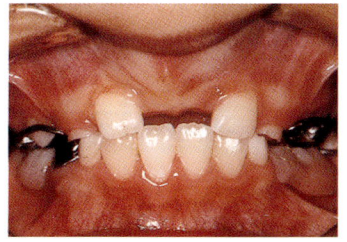

図8-17a　1|1が埋伏している．

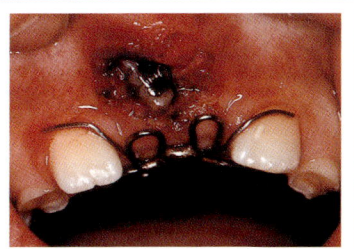

図8-17b　2|2を遠心移動し，1|1開窓後にブラケットを装着．

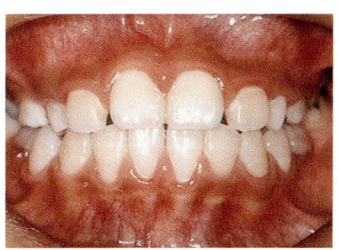

図8-17c　2年後1|1を牽引誘導し，装置を除去．

症例C−7：4|遠心移動による5|萌出余地不足

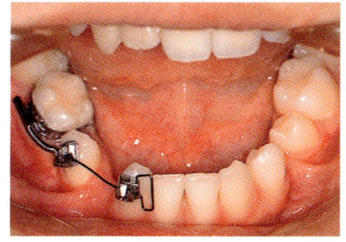

図8-18a　術前：バンドおよびブラケットを装着．

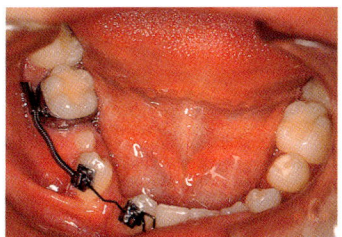

図8-18b　術中：4|の近心移動で5|萌出スペースを確保．

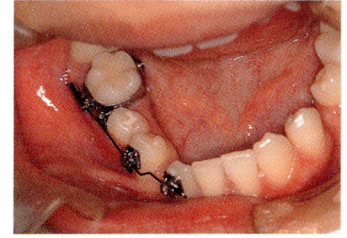

図8-18c　術後：5 4|萌出．

症例C−8：開咬，上顎歯列弓狭窄；クワドヘリックスによる拡大

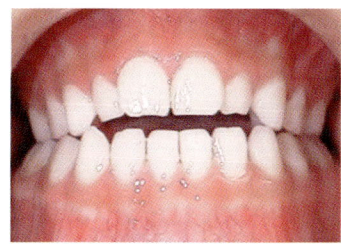

図8-19a　術前：開咬．上顎歯列弓の狭窄．

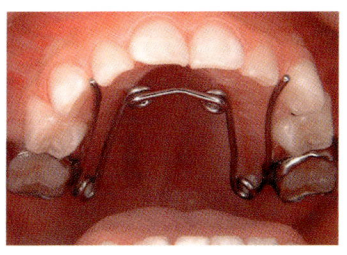

図8-19b　術中：クワドヘリックスにて上顎歯列弓を拡大．

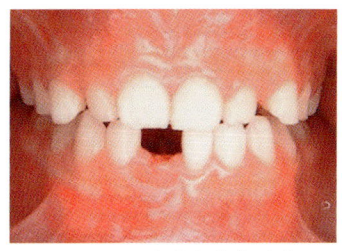

図8-19c　開咬咬合状態改善．

165

4 症例

症例C－9：永久歯交換期に生じた 2| の舌側転位，萌出余地不足

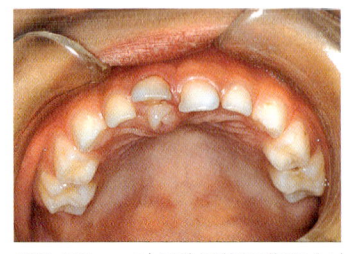

図8-20a　1|が舌側位に萌出（1| 異所萌出）．A|A 抜歯後経過観察．

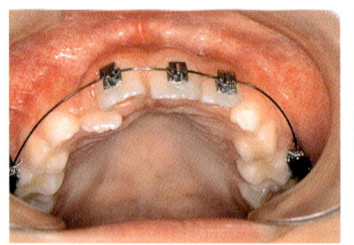

図8-20b　2|舌側転位し，萌出余地不足．2|の萌出スペースを獲得するため1|1にブラケットを装着し正中離開改善．前歯部歯列弓の拡大を行う．2|萌出スペースを確保し，正常位置への移動を開始．

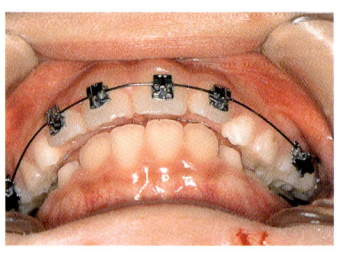

図8-20c　2 1|1 2 移動完了．

症例C－10：上下前歯部交換時の萌出余地不足

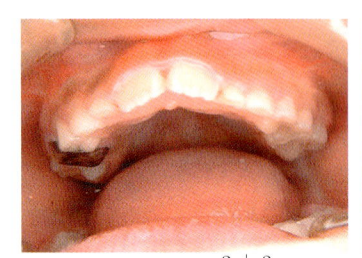

図8-21a　術前：$\frac{2|2}{2|2}$萌出余地不足．V字型歯列弓を示す．

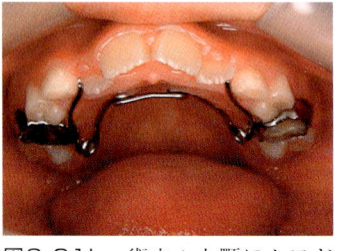

図8-21b　術中：上顎にクワドヘリックス型歯列弓拡大装置を装着し，上顎歯列弓の拡大を行う．

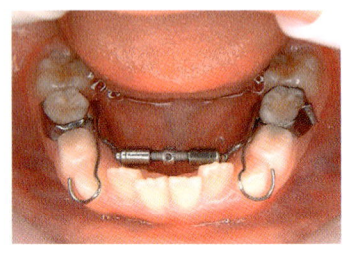

図8-21c　術中：下顎にスクリュー型拡大装置を装着し，下顎歯列弓の拡大を行う．

D．習癖に対する処置

症例D－1：舌（突出）癖，ハビットブレーカーを装着し，舌の機能訓練を併用

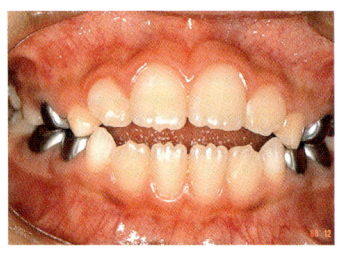

図8-22a　術前：舌（突出）癖による開咬．

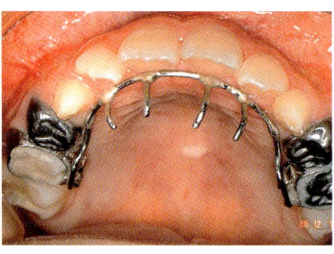

図8-22b　術中：上顎にハビットブレーカーを装着．

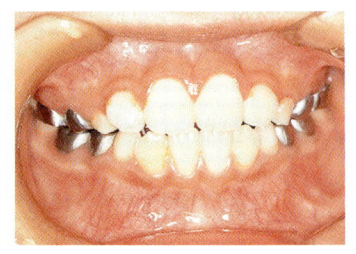

図8-22c　術後：ハビットブレーカーと舌癖解除の機能訓練を併用し治癒した状態．

第8章　生え代わりの管理と咬合誘導

症例D-2：舌癖による開咬

下顎にハビットブレーカーを装着して開咬に対する処置後，リップバンパーを装着して咬合を改善した．

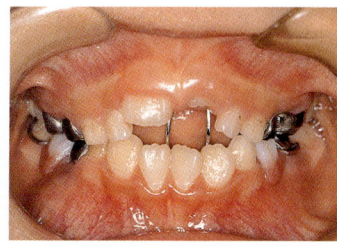

図8-23a　術中：開咬にて下顎にハビットブレーカーを装着し $\frac{1|1}{}$ の萌出を待つ．

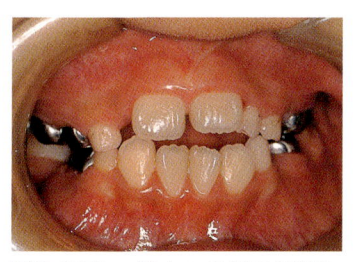

図8-23b　術中：舌癖は解消し $\frac{1|1}{}$ が萌出中．

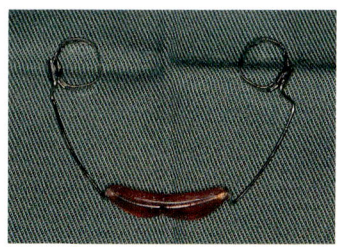

図8-23c　下口唇の緊張が強いためリップバンパーを装着．

症例D-3：舌癖により，$\frac{5\;4|4\;5}{5\;4|4\;5}$ の萌出障害（低位）を生じた

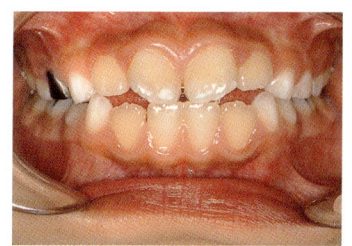

図8-24a　$\frac{2|2}{2|2}$ 萌出，側方歯群の交換はまだ．

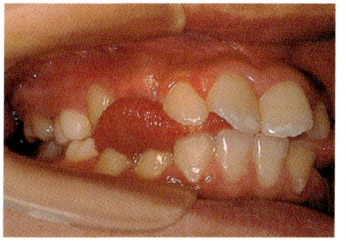

図8-24b　側方歯交換時に舌癖発症（右側），左側も同様．

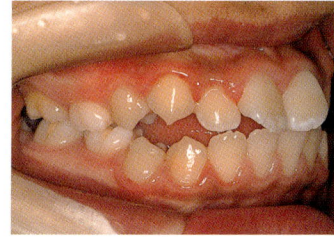

図8-24c　$\frac{4\;3|}{4\;3|}$ 低位萌出（左側も同様）．

E．長期管理例

症例E-1：前歯部交換時に増殖性歯肉炎発症，ブラッシングにより改善

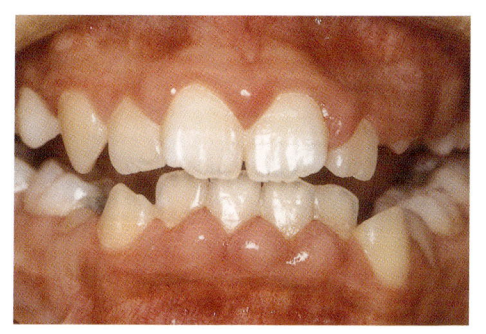

図8-25a　11歳女児，治療前，歯肉腫脹．

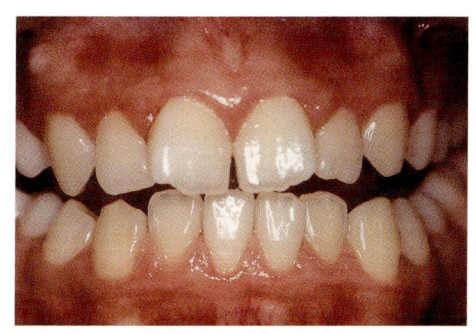

図8-25b　13歳時，歯肉改善．

症例E-2：長期観察例（3歳10か月から17歳0か月）

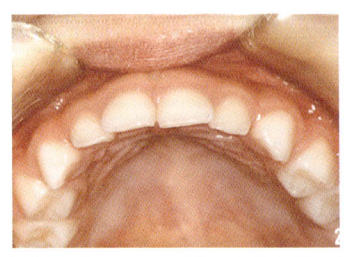

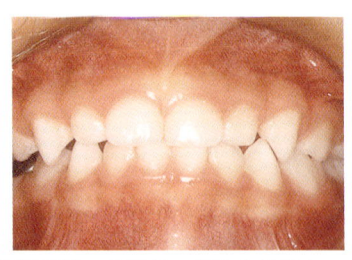

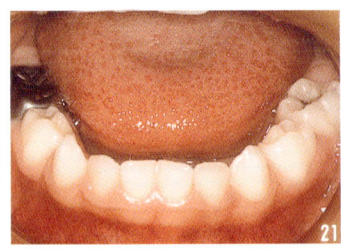

図8-26a〜c　3歳10か月女児，乳歯列期．臼歯部の齲蝕を治療し，定期管理に入る．

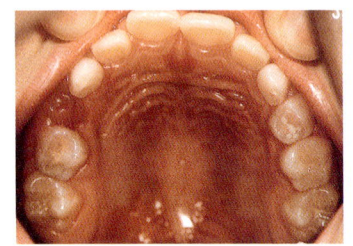

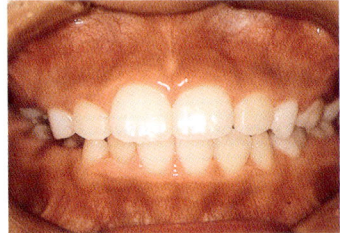

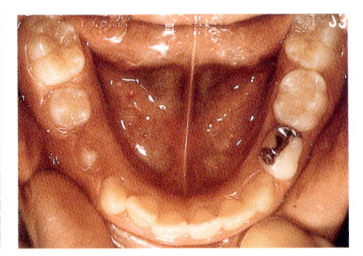

図8-26d〜f　9歳9か月，混合歯列期．

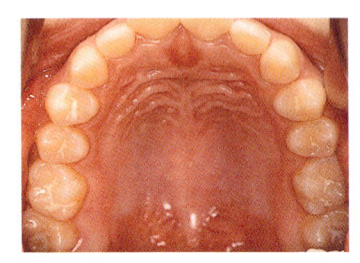

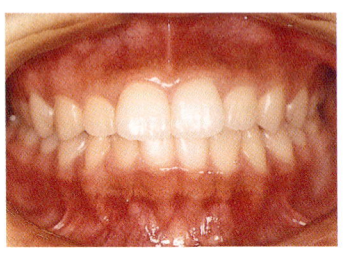

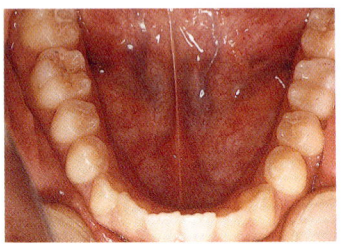

図8-26g〜i　17歳0か月，永久歯列期．

ひとこと　『小児歯科診療の前提条件』

（I.Y.）

　小児歯科では，恐怖心を和らげ子供たちが楽しく来院できるように，さまざまな工夫をこらしています．BGMにアニメのテーマソングや，落ち着いたクラシック音楽を流したり，待合室が遊び場になるようにしています．診療室とは，ある意味子供たちにとって大きな不安や好奇心をいだかせるミステリアスな空間ともいえます．その中で子供たちは一生懸命頑張ってくれています．だからこそ，できるだけ楽に受診できるように工夫してあげなければなりません．できるだけ子供たちを力強く励ましたり優しく誉めてあげてください．また，定期的な健診のためにも，親（保護者）とのつき合いはとても大切です．保護者の方にも「怖い」という先入観を持たせず，信頼して通院していただけるように働きかけねばなりません．小児歯科診療には，このような前提条件が必要不可欠です．

改良型KlammtのE.O.A.による乳歯反対咬合治療

遠藤公一（札幌市北区）

1971年，坂井らにより日本に紹介されたKlammtのE.O.A.(Elastische Offene Aktivator)は，床部，口蓋弧線，唇側誘導線，舌側誘導線から構成されている．レジン床が小さく，矯正力が働く前歯部はワイヤーなので，的確に矯正力を前歯に伝えることができる．また前歯部にレジン床がなく開放されているので，舌運動の制限も少なく低年齢児にも有効である．調整も従来のAktivatorと異なりワイヤー部をadjustするので容易である．改良型は調整をより簡単にするための工夫がなされている．

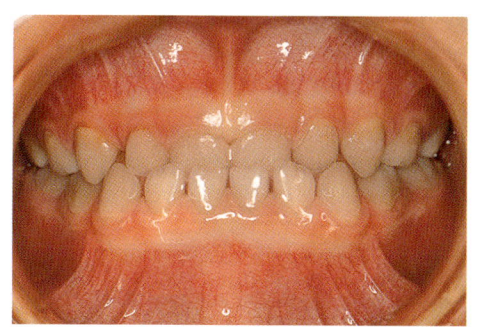

図A　初診時：3歳女児．反対咬合を主訴に来院した．上顎 B＋B の被蓋が反対となっている．

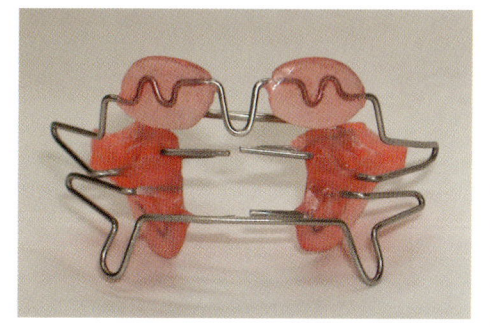

図B　治療装置：改良型KlammtのE.O.A．改良型では上顎唇側誘導線にPelottenと呼ばれる筋圧排除装置がつけられ（オリジナルのものはワイヤーだけ），また下顎唇側誘導線には調整用のループが付与されている．

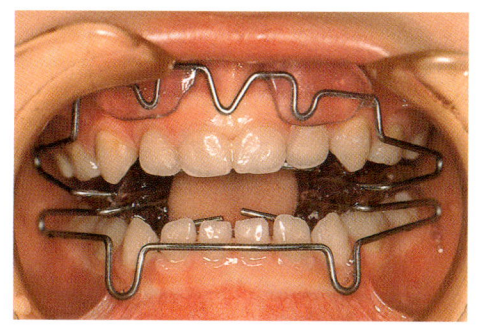

図C　治療装置の装着：E.O.A.装着時の口腔内写真．調整は床咬合面部の削合と上下の唇側誘導線，上顎舌側誘導線の屈曲で行う．

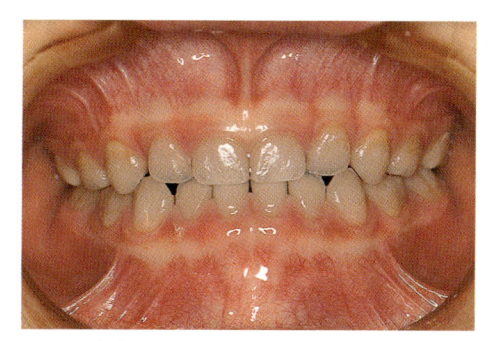

図D　治療終了時の口腔内写真：被蓋は改善し咬合も安定している（治療開始4か月半後）．

参考文献
坂井ほか：Elastische Offene Aktivatorについて（抄），小児歯誌，9：222，1971．

菊池ほか：Elastische Offene Aktivator弾性開放型アクチバトールの製作法，歯界展望，40：111-120，1972．

ケース レポート

乳歯反対咬合の咬合管理

会田栄一（名古屋市昭和区）

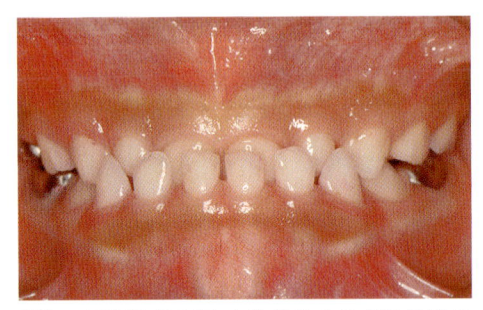

図A　初診時（5.3歳）：乳前歯6歯が反対咬合を呈している．今後、下顎前突の症状悪化が懸念される状態である．

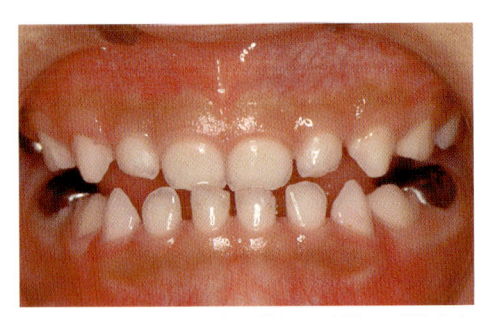

図B　初診時（下顎後退位）：長期の反対咬合によって挺出した乳中切歯切端を削合し、咬合平面の不正な歪みを除去する．同時に構成咬合位の練習を指示し、咬合状態の変化を確認していく．

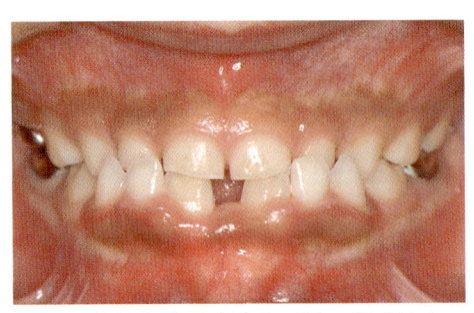

図C　下顎中切歯萌出時（6.8歳）：構成咬合の練習とともに下顎中切歯を舌側方向に萌出誘導する．中切歯のoverjetは正常と変化している．しかし、乳側切歯部までの改善は認められず、可撤式装置の使用を決定した．

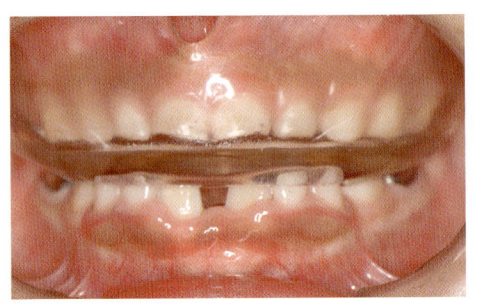

図D　オーラルシールド：スプリント効果と舌位の改善を目的としてオーラルシールド（ムーアプライアンス）を使用させる．

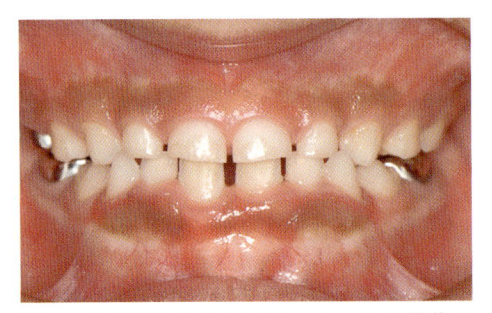

図E　前歯被害改善（7.0歳）：シールド装着2か月ですべての乳歯のoverjetは正常となる．装置装着前に機能的な問題を解決しておくことにより、形態の改善が効果的に、また短期間に得られる．

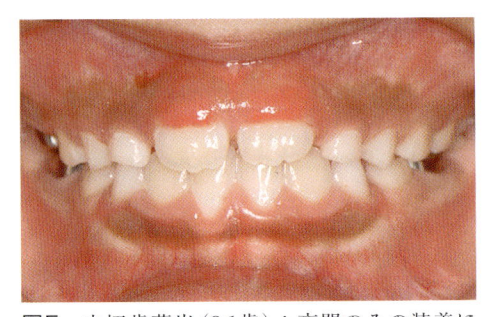

図F　中切歯萌出（8.1歳）：夜間のみの装着により中切歯の萌出誘導を行う．先行乳歯の残留は中切歯の舌側位を導く可能性があり、また早期の抜歯は舌突出癖などを引き起こす可能性があり、当歯の交換には注意が必要である．正常咬合への誘導が達成されている．

咬合の管理：下顎歯列弓の拡大

橋本敏昭（北九州市小倉北区）

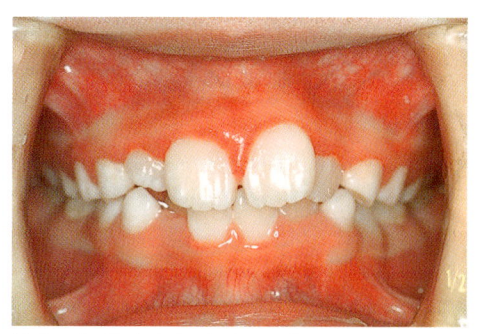

図A　初診時咬合正面：8歳2か月男児，上下とも叢生が認められる．

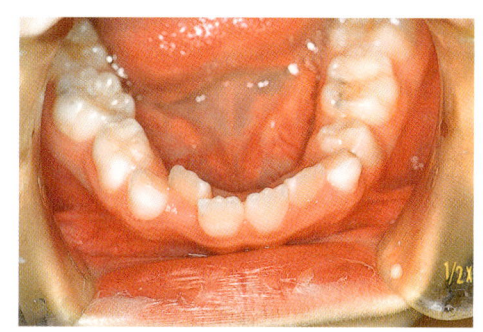

図B　初診時下顎歯列：2̄の舌側転位が認められ，歯列弓が狭窄し配列するためのスペースが不足しているのが認められる．

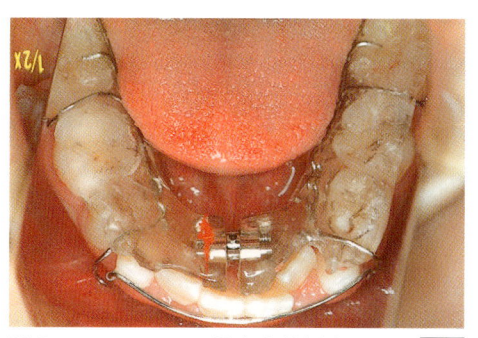

図C　シュワルツの拡大床装置を装着：1|1間床中央部にスクリューを入れ2̄部に指様弾線をつけ6 EDC|CDE 6部にbite planeを置いたシュワルツの拡大床装置を装着し，1週間に1度の拡大と2̄の唇側移動を同時に行った．

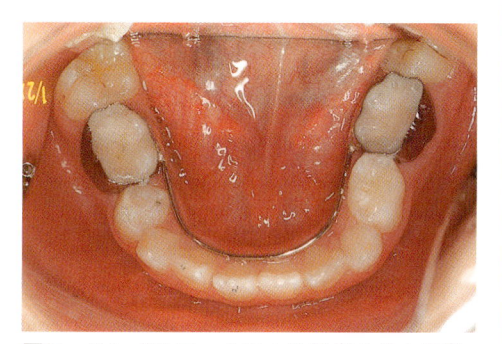

図D　リンガルアーチによる保定：約1年後，E|Eに保定のためリンガルアーチを装着，9歳4か月の状態．

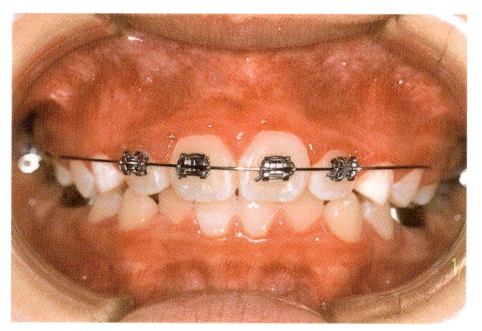

図E　拡大終了後の咬合正面：上顎もRPEによる拡大後，2×4による治療を行い，上下歯列弓の幅を合わせておくことはリラプスを最小限におさえるために重要である．

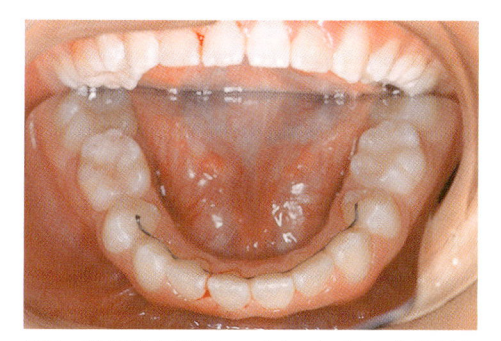

図F　軟化熱処理済coaxial wireによる保定：4|4萌出後，マルチブラケットシステムによる仕上げの治療を行い，自由度を持たせるために軟化熱処理を行ったcoaxial wireをダイレクトボンディングし，保定中，11歳1か月の状態．

ケース レポート

8歳男児，6|の異所萌出

坂口繁夫（福岡市南区）

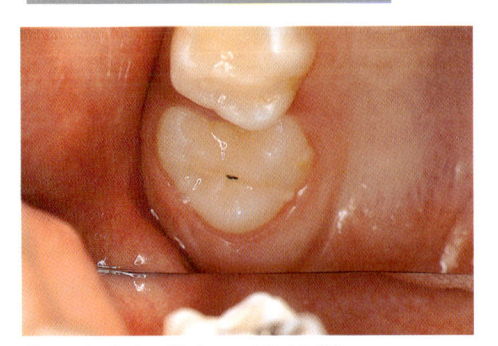

図A　初診時口腔内：6|萌出困難．

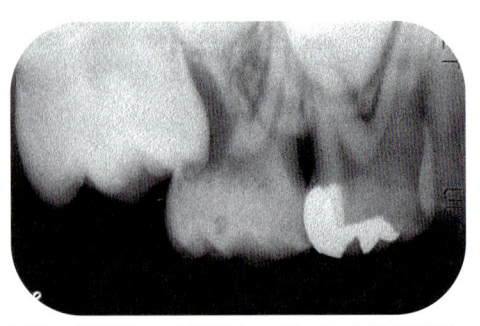

図B　初診時のX線写真：E|の遠心根は吸収，6|の近心部が吸収部位にくい込んでいる．

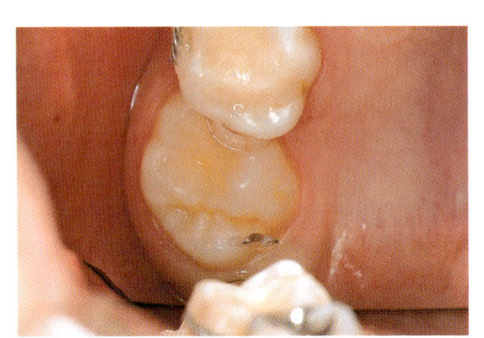

図C　6|の萌出を誘導するため，セパレーター用のエラスティックゴムを6|とE|の歯間部に伸展して挿入したところ．

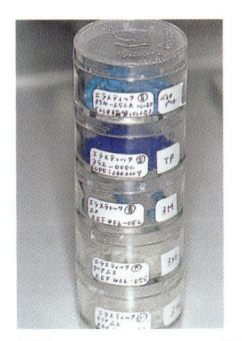

図D　セパレーター用エラスティックゴムのセット：ゴムのサイズ，太さ，厚さ等挿入スペースに合わせて適宜選定する．

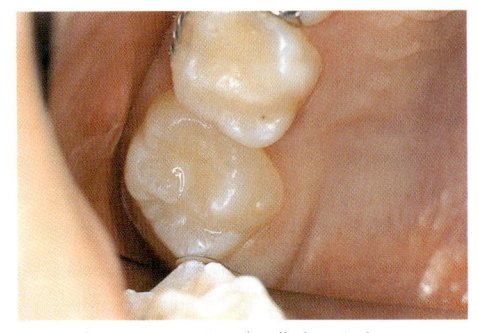

図E　歯間離開により6|が萌出したところ．

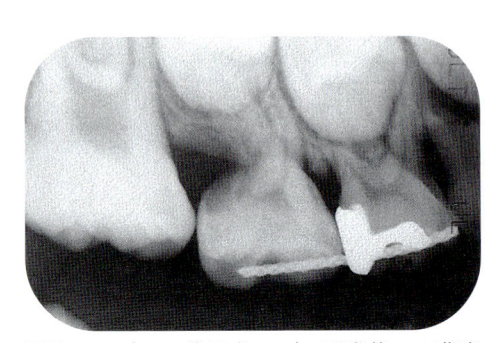

図F　6 E|のX線写真：6|の正常位への萌出が確認できる．

第 8 章　生え代わりの管理と咬合誘導

E 骨性癒着で 5 萌出障害を誘導した例

久芳陽一（福岡市西区）

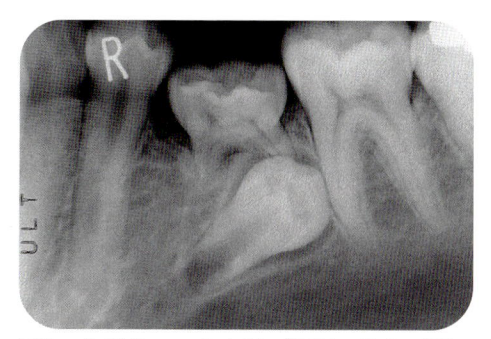

図A　初診時：11歳女児，4 6 は萌出し E は低位乳歯．歯根部の歯根膜腔は不明瞭で一部骨性癒着が疑われる．直下の 5 は遠心方向に著しく傾斜している．

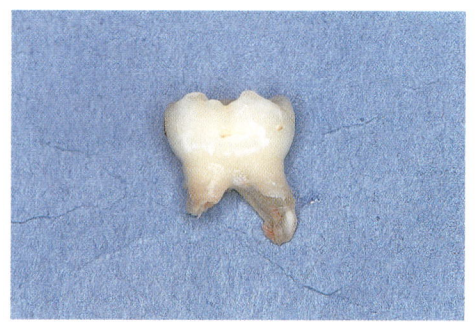

図B　抜去された E．

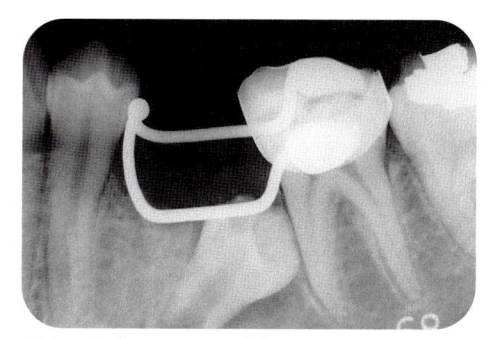

図C　術後2か月目：6 にはバンドループを装着．5 が初診時と比較して咬合面方向に起き上がってきているのが認められる．

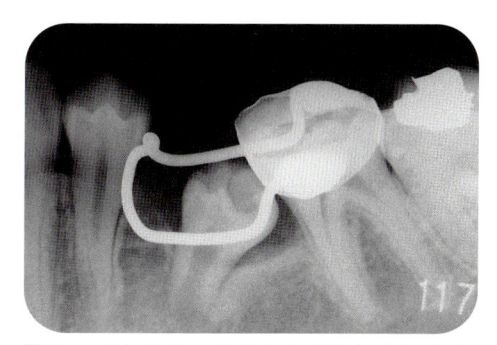

図D　10か月目：術後2か月目とくらべて，さらに咬合面方向に傾斜しているのがみられる．

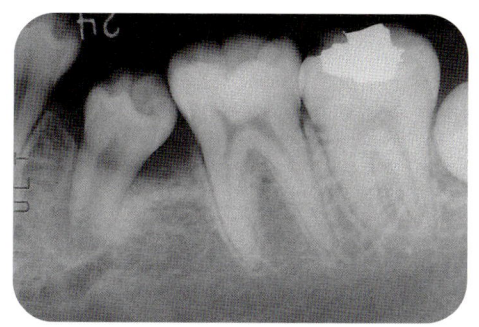

図E　術後14か月目：6 のバンドループを除去．5 は咬合面に向かってかなり萌出してきている．

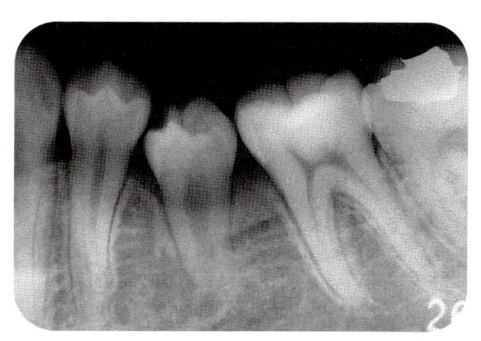

図F　術後17か月目：咬合平面にほぼ達しているのがみられる．根尖部は以前と比較して完成してきている．

第9章

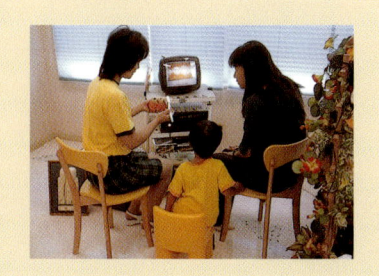

口の健康を保つために－歯科保健指導－

1　診療システムの中の保健指導（第2章1項参照）

　どこの国においても，いつの時代においても，将来国を支える小児の健全な育成は，医療関係者，教育関係者の重要な課題である．少子・高齢社会に突入している我が国においては，とくに小児の健康育成が望まれているところである．

　一方，小児歯科医療は，口腔領域における成長・発育を正しく誘導することをおもな目的としており，これを達成するための予防と治療，広い意味での健康教育は欠かせない．口腔領域の健康を通して永久歯による総合咀嚼器官の育成を図る必要がある．この目標，目的を達成するためには，一貫した診療システムの中に，小児の健康教育，保健指導を位置づけ，予防や治療を通して患者（保護者）教育を行う必要がある（第2章参照）．換言すれば，歯科医療を通してヘルスプロモーション（図9-1）を実行するプロモーター（ヘルスプロモーター）になる必要がある．

　21世紀は治療から予防，健康育成の時代なので，歯科医は発想転換を図り，ヘルスプロモーションの実施者となる認識が必要である．

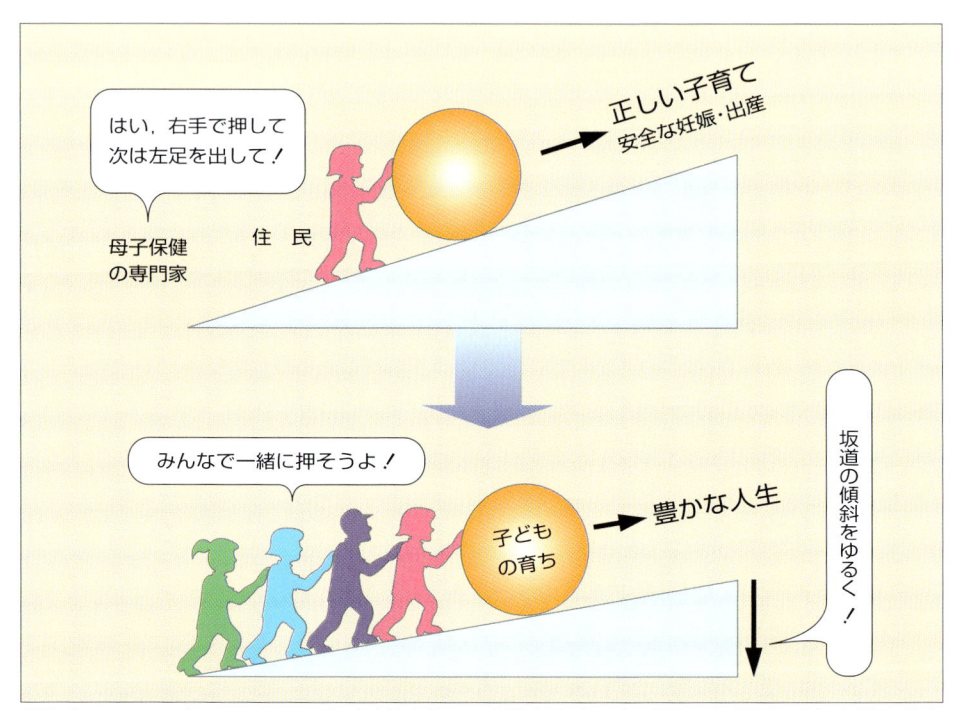

図9-1　ヘルスプロモーションとは（藤内修二：「健康日本21」・「健やか親子21」と小児の健康づくり，小児内科，34（8）：1205，2002より引用）．

2 集団指導と個別指導（母親教室）

　来院した患児と保護者の主訴を第一に治療を進めるのは当然であるが，緊急処置と並行して，または区切りがついた時点で保健指導，健康教育を導入する必要がある．歯科疾患や何らかの理由で歯科医療機関を訪れた保護者は，その時が歯科治療や医療に対する最大の動機を持っている時である．治療や予防処置に対し理解しようとし，また協力を惜しまない時である．このタイミングを逃さず，患児や保護者の信頼を得ることが大事である．新患が多く，一般的な歯科健康教育（保健指導：図9-2），受診した医療機関の方針や対応法，治療前後の注意点（図9-3）などについては，数人以上集まった状態で集団指導を行うが，最近では患児（保護者）の多様なニーズに応えるきめ細かな対応が必要とされることから，個別指導が主流となっている（第2章参照）．

　なお，保健指導を行うにあたっては，当然のことながら，専門的知識の充実，正常と異常の区別と理解，治療方法などを熟知していることが必須である．

1．歯口清掃法　　　　　　①なぜブラッシングが必要か
　（ブラッシング法）　　　②清掃されているとはどういうことか
　　　　　　　　　　　　　③ブラッシングの導入と習慣づけなど
2．齲蝕予防　　　　　　　①齲蝕とはどういう疾患か
　（第6章1項を参照）　　②齲蝕の初期病変とは
　　　　　　　　　　　　　③齲蝕の治療法
　　　　　　　　　　　　　④齲蝕予防法と対策など
3．齲蝕と食生活　　　　　①砂糖と齲蝕
　（第6章1項を参照）　　②間食と齲蝕
　　　　　　　　　　　　　③哺乳と齲蝕
4．歯周疾患（歯肉炎とは）①歯周疾患とはどんな疾患か
　（第7章参照）　　　　　②対応法は（プラークコントロール）
5．歯並びの異常と咬合関係①原因と症状
　（第8章参照）　　　　　②対応・治療
6．習癖と歯科疾患
7．その他

図9-2　保健指導の内容．

1．担当者の紹介
2．院長の方針とスタッフの動き
3．治療にあたっての方針と注意事項
4．治療内容と術前術後の注意点
5．治療費用（予防処置を含む）
6．その他必要な事項

図9-3　医療機関とスタッフを理解してもらうには．

3 歯ブラシ嫌いにさせないために－ブラッシングの導入と注意点－

1）はじめてブラッシングを行う場合（乳児・幼児期前半）

　授乳を含め，生後より歯科的指導のなされることが望ましいが，治療室では早くても乳歯が萌出した後となる．母親がはじめてブラッシングを行う時の指導でもっとも大事なことは，歯ブラシで乳幼児の口腔内をかき回さないように指導することである．小児の口腔内は軟らかく，乳首や軟らかい食物しか今まで体験していないこと，さらに口腔周囲組織を含めた口腔は，刺激に慣れておらず，非常に敏感な状態にあることを保護者に教える指導が大事である．ある日突然に得体の知れないもの（歯ブラシ等）が口の中に入ってきてさらにそれで口の中をかきまわされれば小児はビックリ仰天し，しかもそれが痛ければ小児は確実に「歯ブラシ嫌い」になる．

　これを避けるためには，はじめは①弱い刺激から徐々に強い刺激へ，②口腔周囲に触れることから口腔内へ，③刺激を与えていた母親の指からガーゼ，ゴムブラシ，歯ブラシへと，小児が受け入れやすい導入を指導する．2〜3歳の幼児ではじめてブラッシングをする場合も同様である．結論的にはブラッシング時の導入に注意し，痛みを与えないように配慮し，口腔清掃は母親が痛みを与えないようにていねいに行うことである．

2）すでに歯ブラシ嫌いになっている場合

　保護者（母親）が保健所等の歯科健診でブラッシングの指導を受け，すでに子供にブラッシングを実施している場合，痛いことと，ブラッシングが嫌だから逃げようとすると怒られ，さらに強く抑えつけられるのを繰り返してブラッシングがなされていると，その小児は「歯ブラシは痛いもの」あるいは「歯ブラシは嫌なもの」ということを学習して定着してしまった状態にあるといえる．したがってこれを改善するには前項での導入の注意点をベースに系統的脱感作法を適応して，「歯ブラシは痛くないもの」「嫌なものではないこと」ということを認識させる必要がある．このためブラッシングの指導と母親への教育にはこの点を踏まえて，指導することが大切である（ブラッシングの具体的指導については関連図書を参照願いたい）．

4　間食指導（食生活指導を含む）（第6章1項参照）

　間食の本来の意義は，急激な成長を続けている小児（とくに3歳未満）の栄養・エネルギーを補う補助食品であるべきだが，その実態は手軽な甘味類を中心としたおやつとなっている．したがって，そのおやつの与え方，質と量，甘味類の種類，とくに砂糖（蔗糖：シュクロース）の摂取の仕方と量の指導（シュガーコントロール）が間食指導の中心となる．第6章1項予防法のところに詳しく記述してあるので参考にして欲しいが，授乳時の注意，哺乳ビン使用の有無，甘味類の潜在脱灰能，間食の回数など，間食を含む食生活全般についても指導する．

5　歯肉炎（歯周疾患）（第7章参照）

　乳幼児期における歯肉炎は感染や先天的疾患を除き，ほとんどがプラークの沈着による不潔性（単純性）歯肉炎である．なぜ歯肉炎が発症するか，それを防ぐにはどうするか，ブラッシングはどのように行うか（プラークコントロール）等は個別の指導できめ細かに行う必要がある．歯肉炎の予防と健康状態を維持するためには日常のブラッシング（ブラッシングの習慣化）と定期観察の必要なことなどを指導する．

　歯の萌出時や交換時には，単純性の歯肉炎が発症しやすい．通常は一過性のものであるが，乳歯と永久歯の交換時にはブラッシングは難しく，器械的清掃と歯肉のマッサージが適切に行われ難いので，とくにきめ細かな指導が必要である．

6　歯並びの異常と咬合関係（第8章参照）

　頻度は少ないが乳歯列期にも種々の歯列不正が生ずる．しかし乳歯と永久歯の交換時期には，高頻度の発症をみる．前歯部の不正は審美的問題とも関係し，今後歯列不正，咬合育成を主訴に来院する患者も増加するものと思われる．乳幼児期からの管理例では，早め早めに状況を説明して，保護者と対応を協議しておくことが大切である．

7　習癖と歯科疾患（第8章の症例C-8，D-2，第1章2項参照）

　歯科的に困るのは拇指吸引癖で，発症頻度も高い．この問題を主訴に来院する保護者もいるので個別に対応するのが望ましい．家庭での対応が成否を左右することが多いので，保護者の協力を得るよう努力する必要がある．その他の習癖と歯列不正，咬合異常についても同様である．

ひとこと　『仕事を楽しもう』
　　　　　　　　　　　　　　　　　　　　　　　　　　　　　　　　（S. K.）

　平成14年10月，2人の日本人ノーベル受賞者がでた．ノーベル物理学賞の小柴昌俊氏とノーベル化学賞の田中耕一氏である．二人に共通していると思ったことは，仕事が好きで，楽しんでやっているうちに，結果として受賞に結びついたということである．最近の若い開業歯科医をみていると，何かガツガツして仕事を楽しんでいない人が多い．歯科医師過剰時代のせいもあるでしょうが，現実をきっちり受けとめ，あせらず楽しく仕事をするように心がけてほしい．私は60代になったいま，仕事をほんとうに楽しんでいる．もちろん受賞とは無縁ですが．

ケース レポート

個別指導とマルチルーム

上田　豊（東京都足立区）

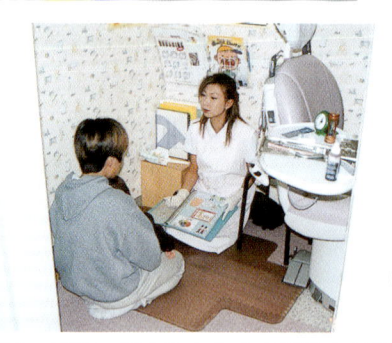

図A　予防，紹介による重症齲蝕など多様な主訴に対して，個々の患者に合わせた個別指導が必要不可欠．事前に十分信頼関係を作るため家族単位で担当ＤＨ制を採用している．

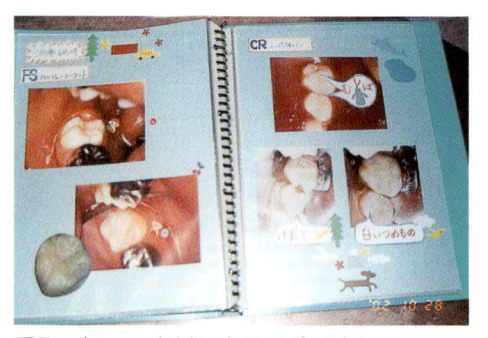

図B　個々の症例に応じて手づくりマニュアルにより説明．栄養指導，治療説明，咬合誘導，予防，etc．

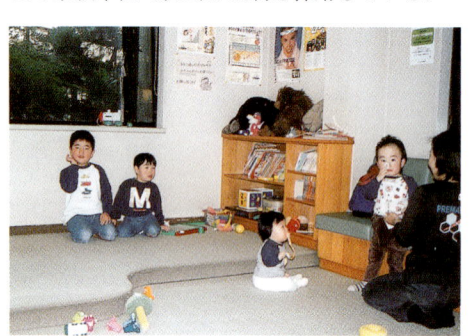

図C　母親への説明，生活環境相談の時間には，母親とマンツーマンの話し合いとするため，子供には１階のプレイルームで遊んでもらう．また，ここは母親の治療の時の子供の遊び場となる．

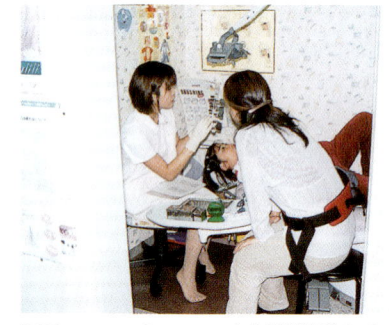

図D　マルチルームを個別指導および定期検診用（母親説明，TSD，ブラッシング指導，予防処置，etc）の個室として利用し，２階の中待合室から診療室へのワンクッションとして位置づけられている．

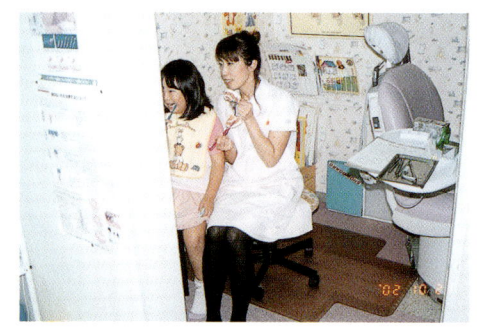

図E　マルチルームをオープンタイプとして使用することにより，ブラッシング時に診療中の他の患児を見ることで体験学習もできる．

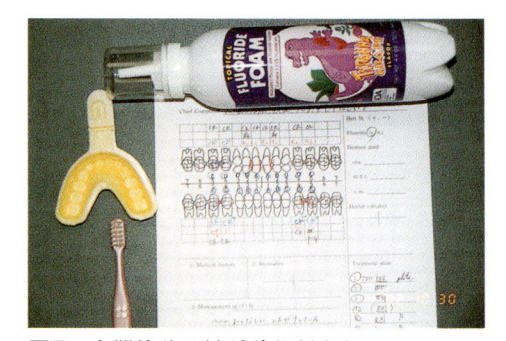

図F　定期検診は勧誘希望制をとっているが，全症例に咬翼型Ｘ線撮影，個人に合わせた歯ブラシの提供およびフッ素塗布を行う．齲蝕部位の正確なチャート記入が治療準備，時間の把握となる．

第9章　口の健康を保つために－歯科保健指導－

口腔の健康管理を行うために

神谷省吾（名古屋市緑区）

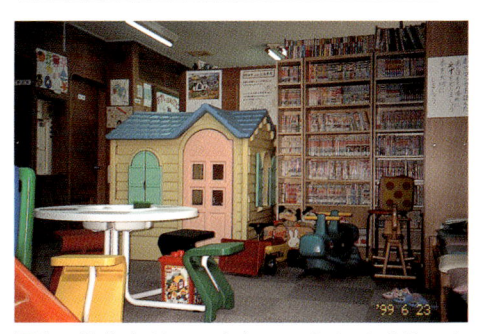

図A　待合室が2つあり，こちらは受付のないほうの待合室です．遊具，漫画などがあり，子供たちに人気の遊び場です．漫画は院長の子供たちが読んでいたものを置いただけですが，大きい子とお父さんに大人気です．

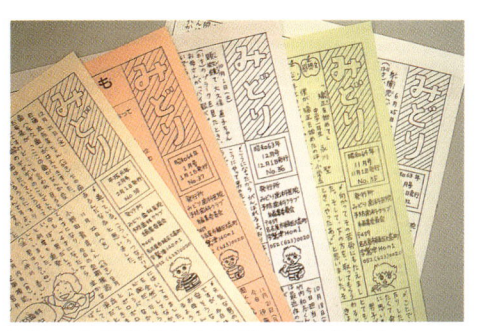

図B　定期検診とか治療中，子供たちとのふれあいの中で感じたことを記事にした，院内新聞「みどり」を毎月発行しています．去る平成14年8月に200号を発行しました．発行部数は500部です．

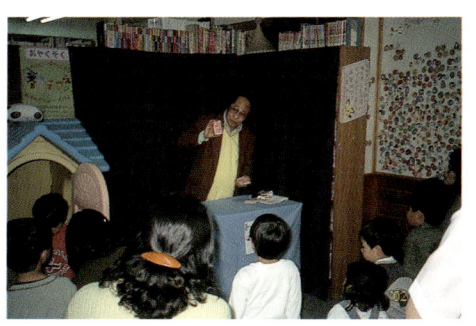

図C　院長のマジックと紙芝居を楽しむ会を，月1回の予定で日時を決めて予約制で行っています．院長のマジックの技術は本格的で，歯科のそれよりはたぶん上です．歯科衛生士による紙芝居と2本立で行っています．

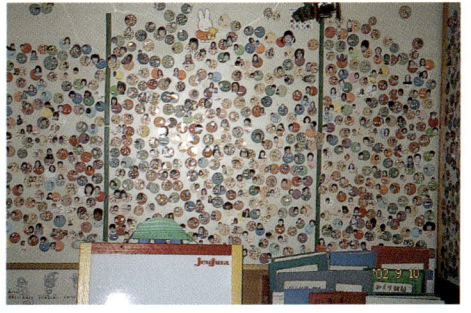

図D　定期検診に来院している子，すなわち当院の予防歯科クラブに入っている子の顔写真が，待合室などいたるところに貼ってあります．定期検診で新しいムシ歯がないと，そこにシールを貼ります．

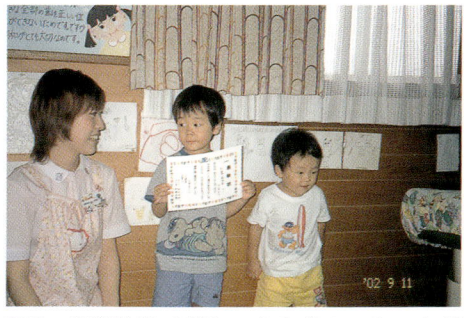

図E　定期検診で新しいムシ歯0のシールが一定数たまると表彰状がもらえます．最初の表彰状はシール5枚です．50枚以上たまった人が30名いて，全員20歳以上になっています．

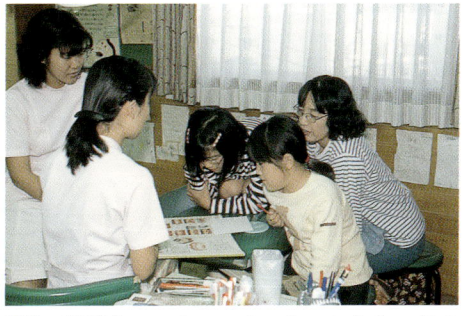

図F　親子とのコミュニケーションとか，さまざまなケースの指導，教育に，手作りの媒体や紙芝居を用いてケースに応じた説明を行っています．

181

ケース レポート

保健指導と予防処置

矢田育男（福岡市東区）

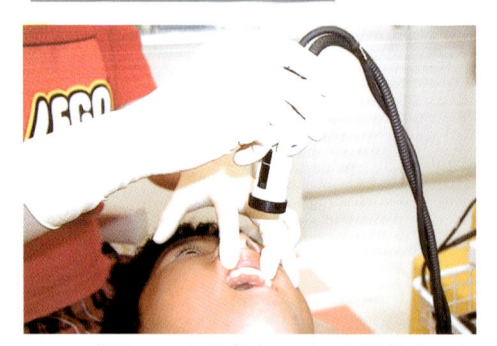

図A　満足のいく医療サービスを提供するためにも，マンネリ化の打破を考慮し口腔内カメラ（ビデオ）で健診を行っている．現代の保護者達には，ビデオモニターの使用はかなり有効な手段といえる．

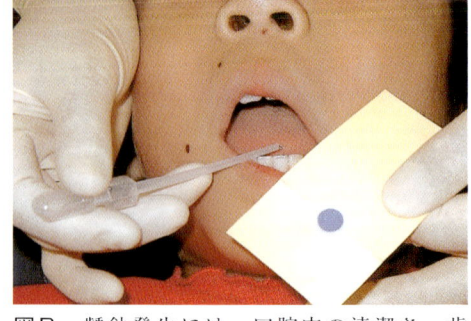

図B　齲蝕発生には，口腔内の清潔さ・歯垢・唾液の状態が大きく影響する．菌の活動性や数を調べるための採唾は，齲蝕の予防に最も重要な処置である．

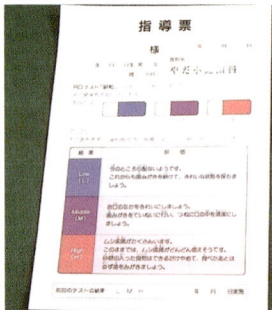

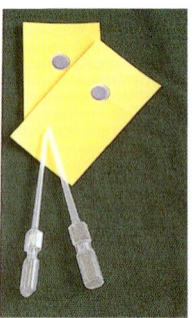

図C　このテストは，口腔内の菌数をレサズリンという指示薬の色の変化で短時間（15分培養）で調べる簡易な方法であり，口腔内の衛生状態を的確に把握することができ，保護者にもアピールできる．

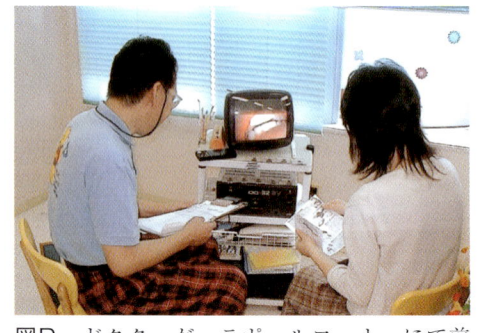

図D　ドクターが，ラポールコーナーにて前健診時との清掃状態の比較・咬合の変化などをチェックしながら，現時点での注意事項をビデオモニターで具体的に説明する．その診査結果により処置内容の的確な区分けをする．

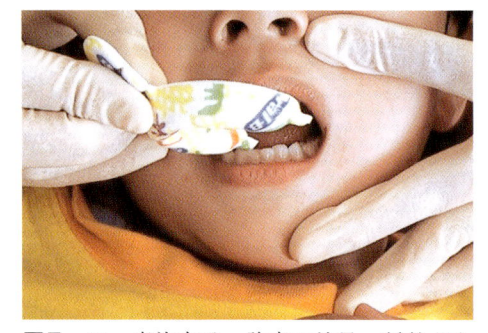

図E　フッ素塗布は，診査の結果，齲蝕がないことを確認後に実施する．この図はトレー法によるゲル塗布であるが，一般的には溶液を綿球で塗布する方法が多く用いられている．

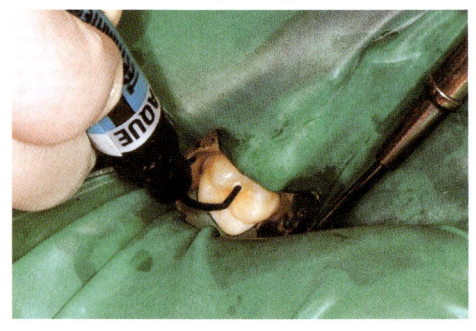

図F　シーラントは，初期齲蝕がないか確認後に実施する．ブラッシングでは届きにくい咬合面の深い溝の予防や視認できない齲蝕の進行を遅らすために有効な処置である．ラバーダム防湿が必要不可欠である．

第10章

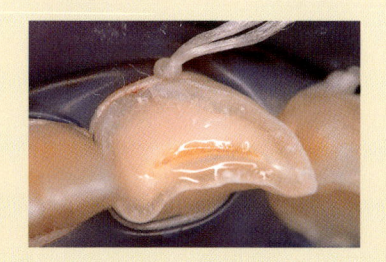

外傷歯の適切な処置

1　受傷頻度(表10-1)

表10-1　小児の歯の外傷頻度

	乳歯	永久歯
受傷年齢	1歳半〜2歳半 (独り歩きを開始したばかりで下肢部の未発達なため)	7歳〜10歳 (歯軸傾斜の変化，運動が最も活発な時期)
受傷状態	脱臼(陥入)が最も多い (乳歯列期の歯槽骨の柔軟性などに起因)	根未完成歯：脱臼(挺出)が多い (将来歯根の発育の停止や歯根の異常吸収を引き起こすこともあり，長期観察が必要) 根完成歯：破折が多い (歯髄壊死に陥ることも多く，歯内療法との関連が深い)
原因	転倒，落下，衝突	運動，喧嘩，自転車による転倒，交通事故
その他	上顎＞下顎 男＞女	

2　初診時の対応と注意点

　小児の外傷では，注意深い診査によって，適切な診断を行い，処置方針を決定し，迅速な対応が必要である．また，処置後は受傷歯の定期的な検診を行い，予後を経過観察していくことが重要である．とくに歯髄の生死に関しては，長期の予後観察を必要とする場合が多いので，初診時の調査結果の詳細な記載がリコール時の参考になる．

A. 診査法（表10-2）

表10-2　小児の歯の外傷における診査項目

問診	1．出血性の疾患や素因，薬物アレルギーの有無，特異体質，全身疾患の有無，内科的疾患の確認 2．頭痛，嘔吐，痙攣，めまいなどの全身症状の有無，異常がある場合は直ちに専門医に依頼 3．いつ（日時），どこで（受傷場所），どのようにして受傷したか，受傷から来院までの時間，受傷部位
視診	1．頭部，顎顔面および口腔軟組織の受傷の有無 2．受傷歯の歯冠破折の有無と程度，亀裂の有無，露髄の有無，位置異常の有無，歯冠部歯質の変色 3．歯肉の発赤，腫脹 4．歯の破折片などの異物が軟組織内に埋入の有無 5．顎骨骨折の有無
触診	1．受傷歯の動揺度（生理的動揺か病的動揺か） 2．破折面の擦過による疼痛の有無
打診	1．水平的，垂直的打診で歯および歯周支持組織の損傷状態の確認
X線診査	1．歯冠部歯髄の形態や大きさ，歯冠部歯質の破折，露髄の有無 2．永久歯胚の発育程度と乳歯根との位置的関係および吸収の状態，根尖病巣の有無 3．歯根破折の有無（方向を変えて2，3枚撮影したほうがよい場合がある） 4．挺出，陥入の状態 5．歯槽骨や顎骨骨折の有無 6．外傷歯，その他の破折片や異物が，口腔内や軟組織裂傷に迷入しているか否かの確認
電気診	1．歯髄の生死の診断 　低年齢児や根未完成歯の場合：外傷直後の反応は不確実 　動揺歯の電気診：診断器の圧迫による痛みと真の反応とを誤りやすい 2．経過観察中の歯髄診断を継続
その他	1．レーザードップラー血流計での診断

B. 外傷による影響

初診時には保護者へ外傷による影響について予測されることを説明し，長期の経過観察が必要であることを伝えておくことが重要である．

1）受傷歯への影響

(1) **歯冠の変色**：a. 歯髄壊死──灰褐色（根完成歯に多い）

（振盪，動揺，歯冠・歯根破折，亜脱臼では歯髄壊死が生じやすいので，経過観察中に歯内療法を行う可能性を保護者に伝えておく）

b. 歯髄腔の閉塞──黄色（根未完成歯に多い）

(2) **歯根の吸収**：a. 歯髄壊死による炎症性吸収（振盪，動揺，歯冠・歯根破折，亜脱臼にみられる）

b. 再植した歯にみられる置換性吸収（骨性癒着）

[症例1]

患　児：3歳，女児

主　訴：A|の変色

現病歴：1か月程前に兄の頭に衝突．そのまま放置していたが，2日前に変色に気づいて来院．

現　症：A|が灰褐色に変色．患歯の動揺および自発痛等は認められない．歯髄電気診では反応なし（図10-1a，b）．

処　置：外傷による歯髄壊死のため，根管治療後，糊剤を用いて根充し，レジンにて修復を行う．

予　後：炎症性の吸収等が生じないかをX線写真にて経過観察をする．

症例1：

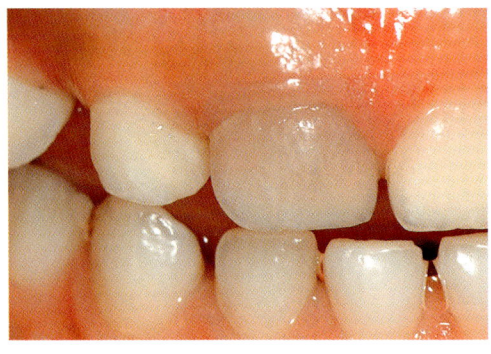

図10-1a　3歳の女児．1か月ほど前に兄の頭に衝突．そのまま放置していたが，2日前に変色に気づいて来院．

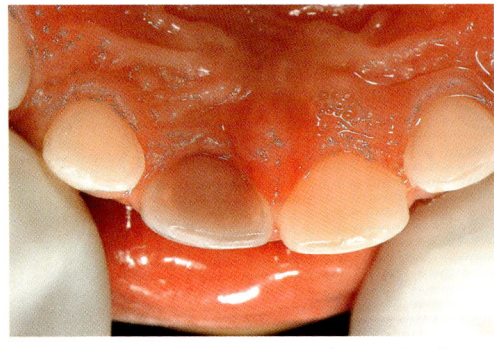

図10-1b　舌側のほうがより変色が明瞭である．

2）後継永久歯への影響

(1) エナメル質の白斑や黄斑
(2) エナメル質，象牙質の減形成
(3) 歯冠や歯根の彎曲
(4) 歯根の発育不全
(5) 萌出異常

3　処置法

図10-2に幼若永久歯の外傷の診断，分類および処置法の流れについて示す．

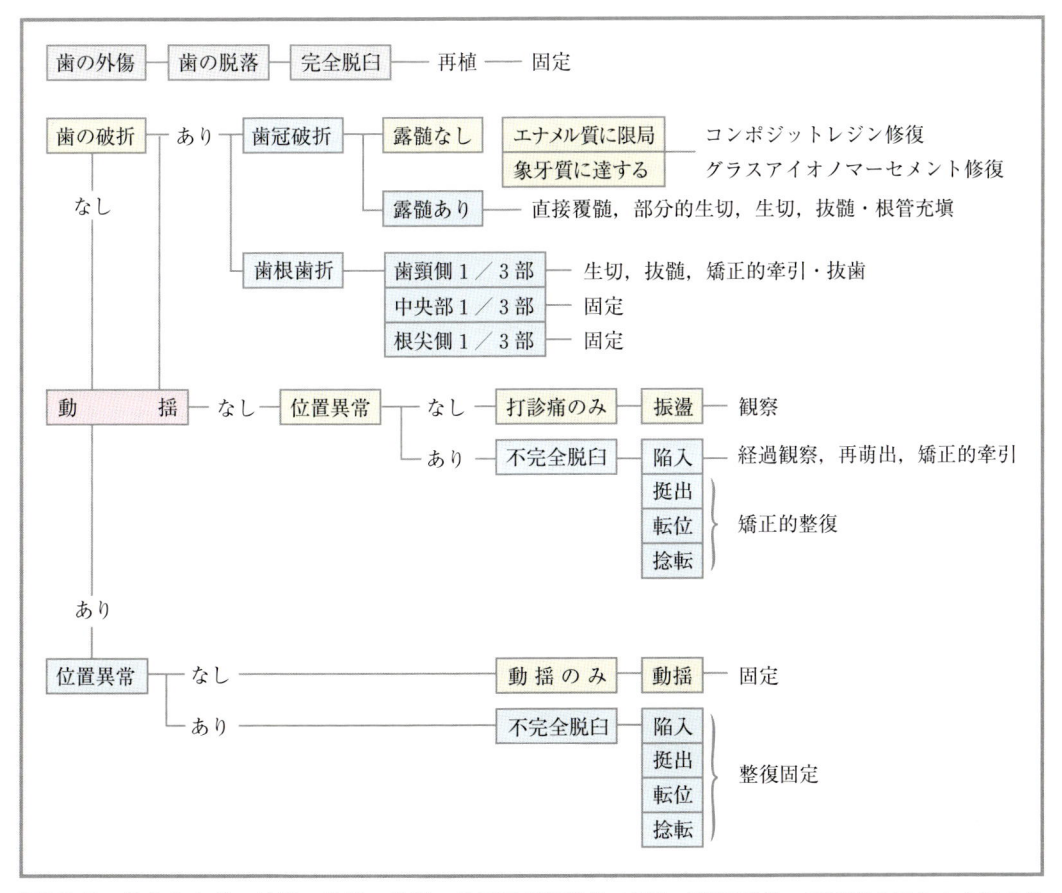

```
歯の外傷 ─ 歯の脱落 ─ 完全脱臼 ─ 再植 ─ 固定

歯の破折 ─ あり ─ 歯冠破折 ─ 露髄なし ─ エナメル質に限局 ─ コンポジットレジン修復
                                     象牙質に達する ─ グラスアイオノマーセメント修復
           なし              露髄あり ─ 直接覆髄，部分的生切，生切，抜髄・根管充填
                歯根歯折 ─ 歯頸側1/3部 ─ 生切，抜髄，矯正的牽引・抜歯
                         中央部1/3部 ─ 固定
                         根尖側1/3部 ─ 固定

動　揺 ─ なし ─ 位置異常 ─ なし ─ 打診痛のみ ─ 振盪 ─ 観察
                        あり ─ 不完全脱臼 ─ 陥入 ─ 経過観察，再萌出，矯正的牽引
                                          挺出 ┐
                                          転位 ├ 矯正的整復
                                          捻転 ┘

  あり
位置異常 ─ なし ──────────── 動揺のみ ─ 動揺 ─ 固定
         あり ──────────── 不完全脱臼 ─ 陥入 ┐
                                    挺出 ├ 整復固定
                                    転位 │
                                    捻転 ┘
```

図10-2　幼若永久歯の外傷の診察，診断，分類及び処置法の流れ（町田幸雄，下岡正八ほか：小児の歯科臨床［診断と処置］．P156，永末書店，京都，2002より引用）．

A. 歯の破折
1）歯冠部の破折
（1）エナメル質の破折：鋭縁部の削合，研磨またはコンポジットレジン修復，グラスアイオノマー修復→予後観察

（2）象牙質まで及んでいる破折

通常：象牙質面を間接覆髄（水酸化カルシウム製剤）→コンポジットレジン修復

破折面が大きい場合：間接覆髄→経過観察（鎮静をはかる）→ピン保持を利用したレジン修復，レジンジャケット冠で歯冠修復

破折片を持参した場合：間接覆髄・裏層（歯髄に近接している時）→接着性レジンセメントで破折片を接着

（3）破折が歯髄まで達している場合

a. ピンポイントの露髄の場合

受傷直後：直接覆髄法（水酸化カルシウム）→コンポジットレジン修復

受傷2,3時間経過後：部分的生活歯髄切断法（Cvekテクニック　露髄表面から約2mm歯髄を除去し水酸化カルシウムで覆髄）→ピン保持を利用したレジン修復やレジンジャケット冠による修復

b. 露髄面が大きい場合

[乳歯]　生活歯髄切断法またはFC歯髄切断法→コンポジットレジン修復

[根未完成永久歯]

受傷直後：生活歯髄切断法（Apexogenesis）→ピン保持を利用したレジン修復やレジンジャケット冠による修復

受傷数日経過後：Apexification→ピン保持を利用したレジン修復やレジンジャケット冠による修復

[根完成永久歯]

受傷数日経過後：抜髄，感染根管処置→根管充填→ピン保持を利用したレジン修復やレジンジャケット冠による修復

＊永久歯では必要であれば約16歳以後に永久的な歯冠修復にかえる．

[症例2]

患　児：10歳5か月，男児

主　訴：1̲|の破折

現病歴：学校で遊戯中，友人の肘にて打撲し，破折片を持参して受傷後30分で来院．

現　症：露髄を伴う広範囲の歯冠破折（図10-3a〜c）．

X線所見：受傷歯は根未完成歯である．歯根破折は認められない（図10-3d）．

処　置：浸潤麻酔下で露髄表面から約2mm歯髄を機械的・化学的に除去し，部分的生活歯髄切断を行った後，ボンディングにて直接覆髄し，持参した破折片を用いて接着性レジンにて修復（図10-3e〜g）．

予　後：受傷1年6か月経過後，生理的な歯根の形成がなされている（図10-3h）．

第10章 外傷歯の適切な処置

症例2：

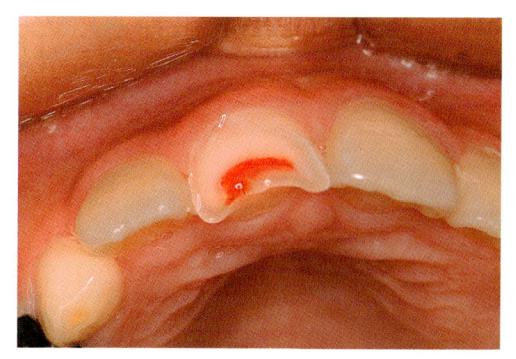

図10-3a　10歳5か月の男児．1|に露髄を伴う広範囲の破折が認められる．

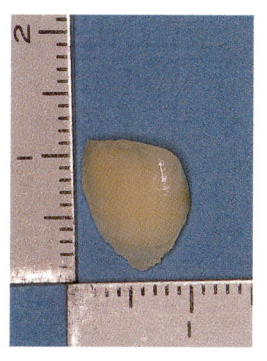

図10-3b　破折片（唇側面）．

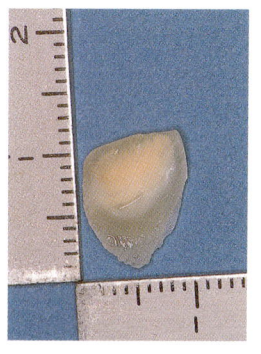

図10-3c　破折片（口蓋側面）．

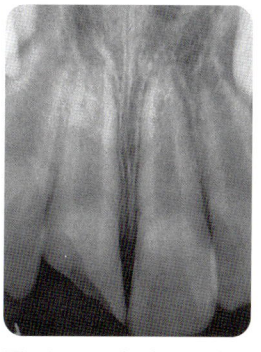

図10-3d　初診時X線写真．受傷歯は根未完成歯で斜めに破折し，露髄を伴う．

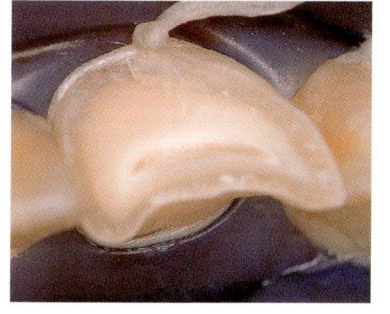

図10-3e　浸潤麻酔下で露髄表面から約2mm歯髄を機械的・化学的に除去し，部分的生活歯髄切断を行った．

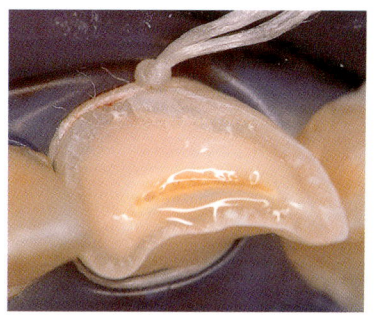

図10-3f　部分的生活歯髄切断面に直接ボンディングを行った．

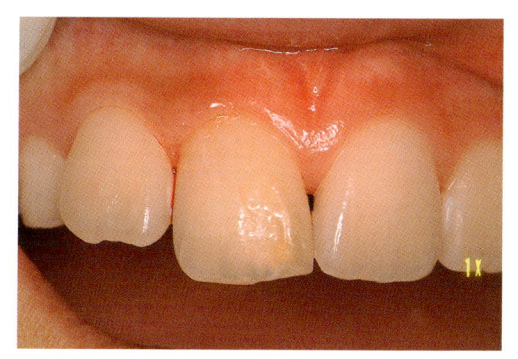

図10-3g　持参した破折片を用いて接着性レジンにて修復．

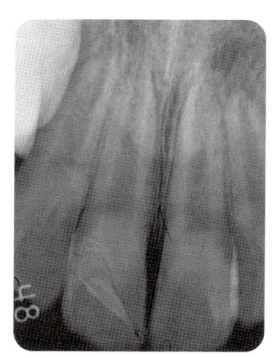

図10-3h　受傷1年6か月後のX線写真．生理的な歯根の形成が認められる．

189

2）歯根破折

[乳歯] 非常に稀

[永久歯] 根完成歯に多く，根未完成歯では少ない．
　　　　　破折部位も歯根中央1/3に集中し，根尖部は少なく，歯頸側1/3は稀．

(1) 歯頸側1/3の破折

[乳歯] 抜去されることが多い（歯冠部の転位，動揺が激しいため）．

[根完成永久歯] 歯冠を含めた上部を除去→歯根の歯髄処置（生切または抜髄・根管充填）→歯冠修復（歯根を矯正的に挺出させることもある）

[根未完成永久歯] Apexogenesis→歯根完成後，抜髄・根管充填処置→歯冠修復（保存が難しく，抜歯の適応になることが多い）

(2) 歯根中央1/3〜根尖側1/3の破折

[乳歯] a. 根尖側1/3の破折：動揺があれば固定→経過観察
　　　　（根尖部の破折片は自然に吸収されるので除去する必要はない）
　　　　b. 歯根中央1/3の破折：抜歯が多い

[永久歯] a. 根尖側1/3の破折：固定→経過観察
　　　　　b. 歯根中央1/3の破折：固定→経過観察
　　　　　（両方とも破折部が自然治癒する場合がある）

[症例3]

患　児：5歳1か月，女児

主　訴：A|Aの打撲

現病歴：幼稚園で遊戯具にてA|Aを打撲し受傷3時間後に来院．

現　症：上口唇の擦過傷と歯肉からの出血ならびに歯冠部が舌側に転位（図10-4a, b）．

X線所見：|Aは歯根1/3で破折し，A|は歯根中央1/2で破折（図10-4c）．

処　置：浸潤麻酔下で整復後，歯面清掃を行いワイヤーと接着性レジンにて修復（図10-4d）．

予　後：受傷5か月後，破折歯根のわずかな吸収が認められる（図10-4e）．

B. 振盪

歯の動揺や転位はないが，歯肉縁のわずかな出血と打診痛が特徴．

処置：消毒，経過観察．打診痛がある時は咬合調整．

C. 動揺

位置異常がなく，歯肉よりの出血や歯の動揺，さらに打診痛が特徴．

処置：咬合調整と1〜2週間の固定．

第10章　外傷歯の適切な処置

症例3：

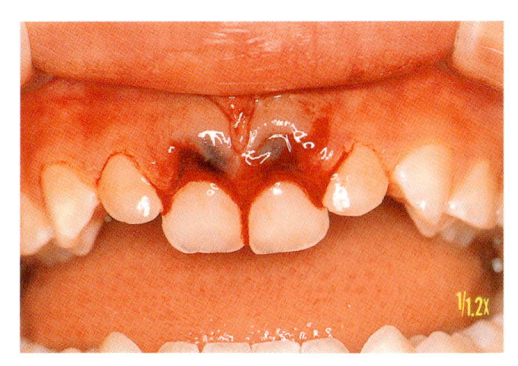

図10-4a　5歳1か月の女児．A|Aの歯根破折．

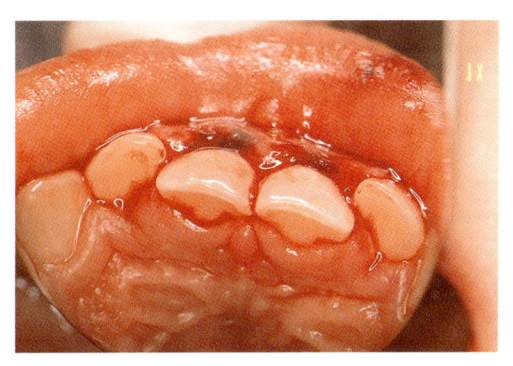

図10-4b　A|Aは舌側転位が認められる．

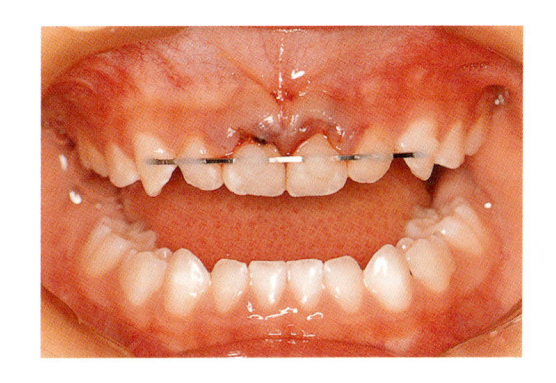

図10-4c　整復を行い，ワイヤーと接着性レジンにて固定．

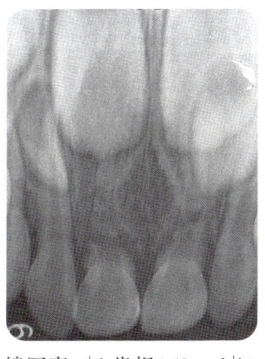

図10-4d　初診時のX線写真．|A歯根1/3，A|に歯根中央1/2の破折線が認められる．

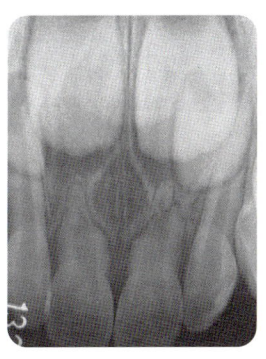

図10-4e　受傷8か月後のX線写真．破折歯根のわずかな吸収が認められる．

191

D. 脱臼

1) 不完全脱臼

(1) 陥入

処置の選択は、陥入の程度、歯根の形成状態と受傷後の時間経過によって選択する.

[乳歯]
a. 陥入が1/3程度：消毒、抗菌剤の投与→経過観察（再萌出してくることが多い）
b. 1/3以上の陥入：消毒、抗菌剤の投与→経過観察（歯根未完成の低年齢児では再萌出してくることもある）
c. 重篤な嵌入：抜歯（後継永久歯への影響を考慮）

[永久歯]
a. 根未完成歯：消毒、抗菌剤の投与→経過観察（再萌出してくることが多い. 2〜4か月経過後萌出傾向が見られない場合、矯正的な牽引）
b. 根完成歯：矯正的な牽引

[症例4]

患　児：1歳3か月、男児
主　訴：A|A B の打撲
現病歴：3日前に転倒し、A|A B を打撲.
現　症：A|A B の陥入および歯肉の腫脹が認められる（図10-5a）.
X線所見：A|A B は歯槽窩内に埋入している（図10-5b）.
処　置：消毒後、抗菌剤の投与を行い経過観察.
予　後：受傷歯の再萌出が認められたが、A|の歯髄壊死のため根管処置後根充を行い、経過観察（図10-5c〜f）. 後継永久歯の|12は、エナメル質、象牙質の減形成が、1|はエナメル質の白斑が認められたため、|12には充塡用グラスアイオノマーセメントにて修復を行った（図10-5g〜h）.

症例4：

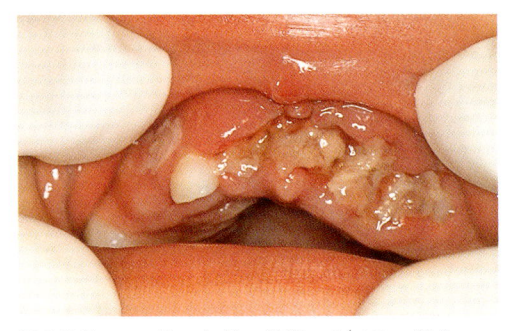

図10-5a　1歳3か月の男児. A|AB の陥入.

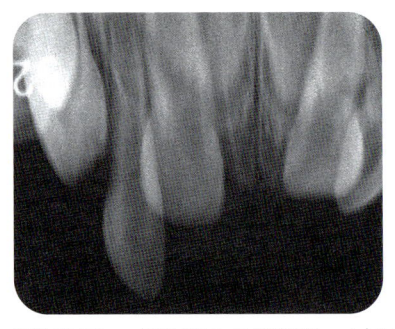

図10-5b　初診時のX線写真. A|AB の陥入が認められる.

第10章 外傷歯の適切な処置

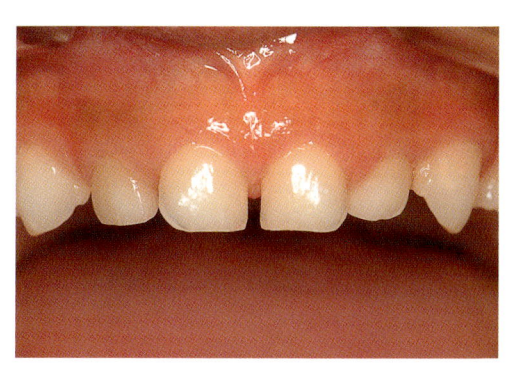

図10-5c 受傷2年7か月後．受傷歯の再萌出が認められる．

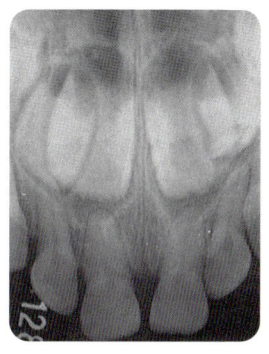

図10-5d 受傷2年7か月後のX線写真．受傷歯の歯髄腔の狭窄ならびに|12の形態異常が認められる．

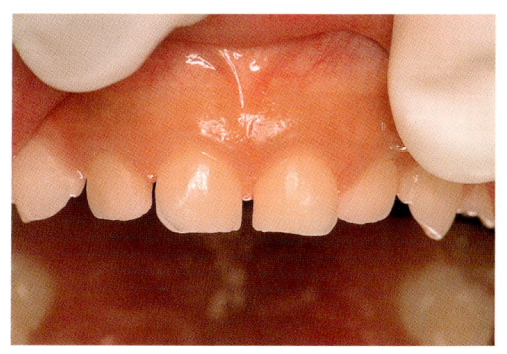

図10-5e 受傷3年2か月後．A|の自発痛，打診痛が認められ，歯髄電気診に対して反応が認められなかったので，根管治療を行った．

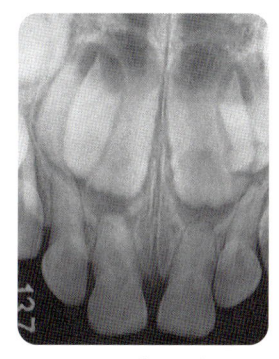

図10-5f 受傷3年2か月後のX線写真．A|の近心根尖部のわずかな透過像が認められる．

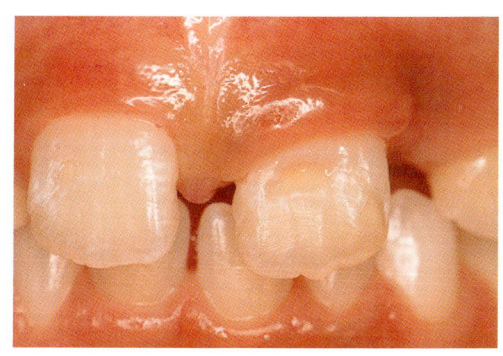

図10-5g 受傷6年1か月後．|1にエナメル質，象牙質の減形成が認められた．

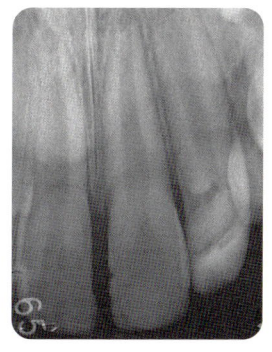

図10-5h 受傷7年7か月後のX線写真．歯根の形成状態は正常である．

193

（2）挺出

受傷直後：整復・固定，抗菌剤の投与→経過観察

受傷数日経過後：整復出来ない場合は，挺出がわずかであれば咬合調整を行う．永久歯においては動揺が治まった後，矯正的に歯列内に戻すこともある．

[症例5]

患　児：7歳7か月，女児
主　訴：1|1の打撲
現病歴：学校にて友人と衝突し，1|1打撲．
現　症：1|の挺出，|1の動揺および歯肉からの出血が認められる（図10-6a）．
X線所見：受傷歯は根未完成歯で，1|の挺出と1|1の歯根膜の拡大が認められる（図10-6b）．
処　置：浸潤麻酔下にて整復，固定後，抗菌剤の投与を行い経過観察（図10-6c）．
予　後：受傷2週間後に固定除去し，経過観察を行った．受傷3年2か月後，歯根の形成も正常で予後良好である（図10-6d, e）．

症例5：

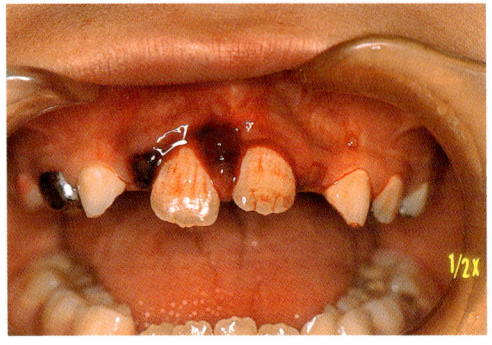

図10-6a　7歳7カ月の女児．1|の挺出，|1の動揺および歯肉からの出血が認められる．

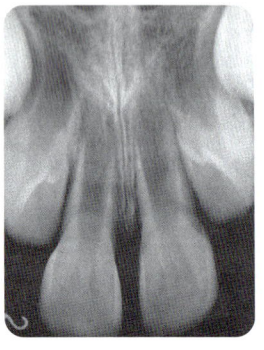

図10-6b　初診時のX線写真．1|の挺出と1|1の歯根膜腔の拡大が認められる．

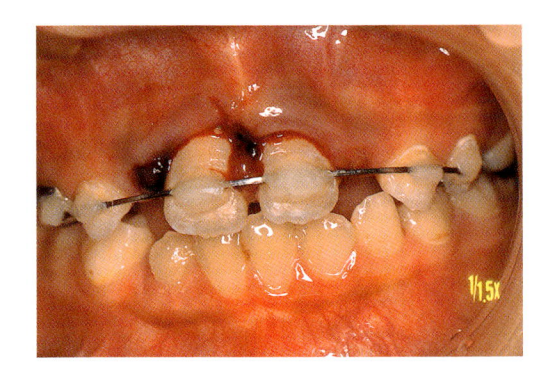

図10-6c　整復後，ワイヤーと接着性レジンにて固定．

第10章　外傷歯の適切な処置

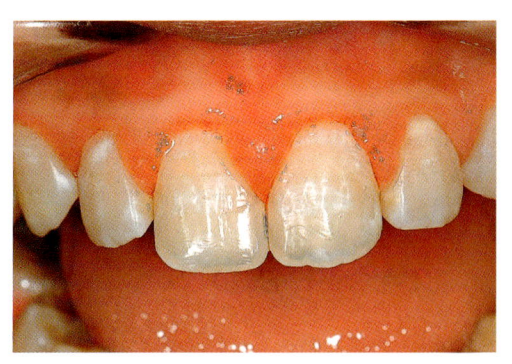

図10-6d　受傷3年2か月後．歯牙の変色等もなく，予後良好である．

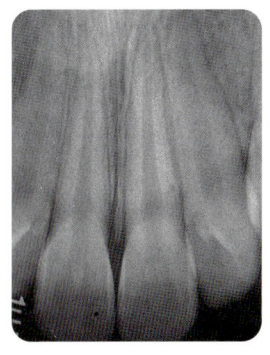

図10-6e　受傷3年2か月後．歯根の形成も正常で予後良好である．

（3）唇舌的転位

　　整復・固定，抗菌剤の投与→経過観察（唇側転位で歯槽骨骨折を伴う場合，予後不良になりやすい）

　　受傷数日経過後：挺出の場合と同様な処置

[症例6]

患　児：3歳2か月，男児
主　訴：A|の打撲
病　歴：転倒にてA|を打撲．
現　症：上口唇の擦過傷，A|の舌側転位および歯肉からの出血が認められる（図10-7a）．
X線所見：A|Aの隣接面に齲蝕が認められ，受傷歯の歯根膜腔の拡大が認められる（図10-7b）．
処　置：浸潤麻酔下にて整復，固定後，抗菌剤の投与を行い経過観察（図10-7c）．

症例6：

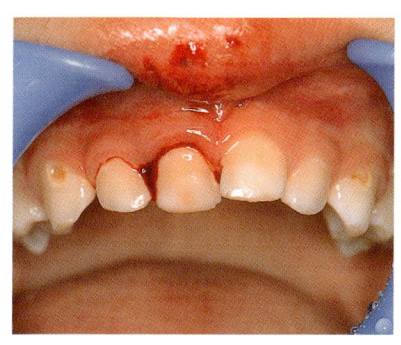

図10-7a　3歳2か月の男児．A|の舌側転位が認められる．

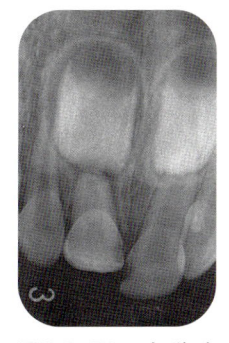

図10-7b　初診時のX線写真．A|の歯根膜腔の拡大が認められる．

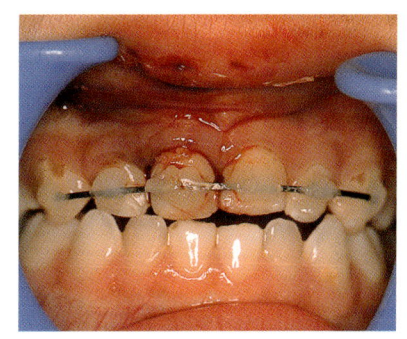

図10-7c　整復後，ワイヤーと接着性レジンにて固定．

2）完全脱臼（脱臼）

（1）再植の条件
① 脱落から再植まで短時間であること（30分以内が成功率が高い）．
② 歯槽骨が歯根の2/3以上を囲んでいること．
③ 再植歯の根が未完成であること（根未完成歯のほうが歯髄の生着の可能性が高い）．
④ 幼若永久歯では，歯根膜の損傷が少ないことやHertwig上皮鞘が存在すること．
⑤ 再植歯の保存状態が重要である．すなわち生理食塩水，牛乳などの中に入れて来院したかどうか．

（2）処置

[乳歯]

保存良好：再植固定（とくに乳犬歯萌出以前のもので，乳前歯の早期喪失により歯列周長の減少が生じる可能性が考えられる場合）

保存不良：再植不能

[永久歯]

保存良好：根未完成歯→再植固定→生着→Apexification→修復
　　　　　根完成歯→再植固定→抜髄→根管充填→修復

保存不良：再植不能

幼若永久歯では再植の予後は必ずしもよくなく，その寿命は1〜10年といわれ，通常は4〜6年で歯根吸収により脱落する．混合歯列期の小児の再植歯で，骨性癒着が原因で低位になった場合は，審美的な面から抜歯が適応症である．また保存不可能であれば外傷部の創傷治癒を待って保隙装置を装着する．

（3）手順：
① 脱落歯を直ちに滅菌生理食塩水で洗浄する．しかし汚染が強い場合は抗菌剤を含んだ生理食塩水を用いる．
② X線撮影を行い，歯槽窩の状態，歯根破折の有無などを確認する．
③ 歯槽窩の血餅，破折した歯槽骨，異物などを除去し生理食塩水で洗浄し，脱落歯を挿入する．その際，位置の確認と咬合関係をチェックする．
④ 歯肉粘膜を縫合する．
⑤ 再植歯を固定し，抗菌剤の投与を行う．
⑥ 根未完成歯で受傷30分以内のもの：再植→経過観察
　　受傷30分〜2時間のもの：再植→歯髄壊死に陥ったらアペキシフィケーション
　　根完成歯で受傷30分以上経過したもの：固定期間中に抜髄→固定除去時に水酸化カルシウムで暫間根管充填→永久根管充填→修復
⑦ 症状が確実に安定するまで（約1〜3か月）週1回程度観察する．

⑧定期的に再植歯の動揺，歯肉の炎症，X線にて歯根の吸収状態（炎症性吸収，置換性吸収）などの観察を2〜3年行う．

［症例7］

患　児：11歳9か月，男児

主　訴：1|の脱落および2|1の破折と動揺

現病歴：プールにて友人と衝突し，1|の脱落および2|1の歯冠破折の状態で受傷1時間後に来院．口腔外科にて整復固定後，受傷2週間後に歯内療法のため当科を受診．

現　症：21|1の整復固定が行われており，2|1は露髄を伴う広範囲な歯冠破折が認められた（図10-8a, b）．

X線所見：21|の歯根膜腔の拡大，2|1の露髄を伴う破折が認められる（図10-8c）．

処　置：麻酔抜髄，ビタペックスにて根管充填後，固定除去を行いコンポジットレジン冠にて修復後，経過観察（図10-8d）．

予　後：受傷6か月後にガッタパーチャを用いて永久根管充填を行った．受傷1年後，1|歯根の外部吸収が始まり，受傷2年4か月後には，2|1には大きな変化は認められないが，1|は歯根の外部吸収がさらに進み，明らかな骨性癒着を生じている（図10-8e）．受傷4年後，1|の歯根が外部吸収により短くなってきたため，将来は抜歯が適応される（図10-8f）．

症例7：

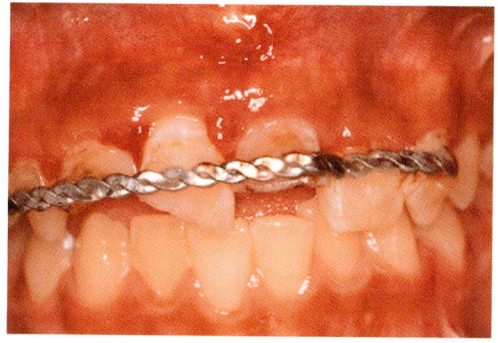

図10-8a　11歳9か月の男児．1|の脱落および2|1の歯冠破折の状態で受傷1時間後に来院．口腔外科にて整復固定．

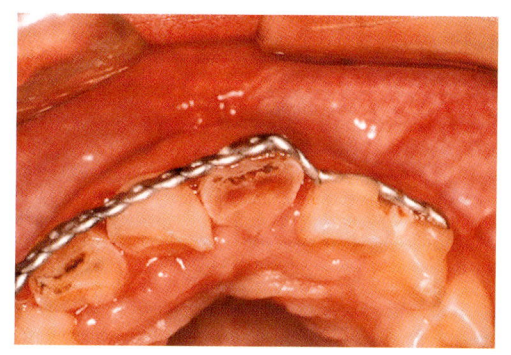

図10-8b　2|1は露髄を伴う広範囲な歯冠破折が認められる．

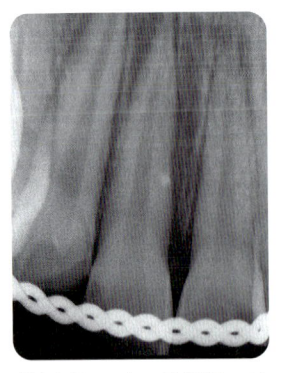

図10-8c　初診時のX線写真．2̲1̲|の歯根膜の拡大，2|1̲の露髄を伴う破折が認められる．

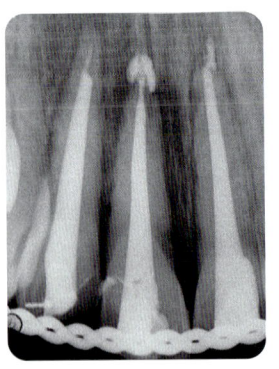

図10-8d　麻酔抜髄，ビタペックスにて仮根管充填．

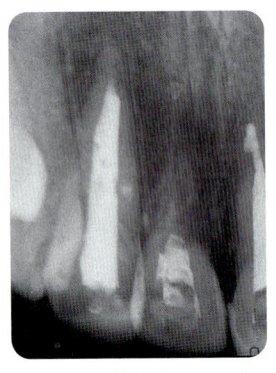

図10-8e　受傷2年4か月後のX線写真．1̲|の外部吸収が進み，明らかな骨性癒着を生じている．

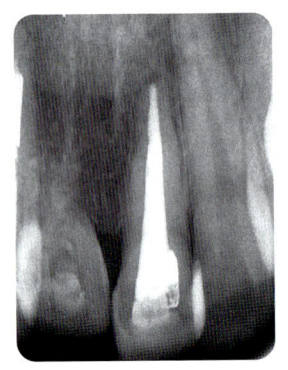

図10-8f　受傷4年後のX線写真．1̲|の歯根が外部吸収によりさらに短くなっている．

ひとこと　『小児歯科診療の成功の鍵』

（I．Y．）

　小児歯科は，発育途上にある小児の口腔に生ずるあらゆる障害を除去し，予防することによって健全な成長を促すことを目的としています．疼痛や現状回復を目的とする治療学とはある種異なり，口腔の健康管理をしていく予防学ともいえます．単に，痛いとき，悪いときその場限りの治療行為のみでは問題解決にはなり得ません．歯科治療には成人・老人・障害者・小児があります．その中であくまでも小児のみを対象とした分野が小児歯科です．小児を対象とするならば，常に生理的な成長変化を把握して，その変化に対処しなければなりません．歯科治療や歯列矯正はあくまでも一つの手段です．むし歯や歯肉などの問題を含めて，いかに健全に保っていくか，小児の心身の変化は成人と異なり，1日も休まず進行していることを実感してください．このようなことが小児歯科診療の成功の鍵となるはずです．

4　固定と固定期間

1）固定法
(1) コンポジットレジン：軽度の動揺で隣在歯が健在のもので，隣接面を固定．
(2) 固定式副子（木）
　a．ワイヤーとレジン：0.5〜0.7mmワイヤーを唇面に置き，レジンで固定したもの．
　b．ワイヤーとブラケット：矯正用ブラケットとワイヤーによる固定，矯正用ボタンを使う場合もある．
　c．レジンスプリント（レジン連続冠副子）：隣接歯を含め数歯の唇面にレジンやグラスファイバーを接着するものや，隣接歯を含め数歯を即時重合レジンやプラスチックスプリントで覆い固定するもの．
　d．床副子（レジンプレート）：隣接する歯がなく，やむをえず可撤式の装置で固定するもの．

2）固定期間
(1) 歯根膜に限局した場合：通常1〜2週間
(2) 歯根膜の損傷のみならず歯槽骨の骨折をともなう場合：3〜4週間
(3) 側方性脱臼や埋入の症例でみられる歯槽骨の破折を起こしている場合：6〜8週間
(4) 歯根破折：2〜3か月
(5) 再植歯：1週間〜10日〔緊密な長期間の固定は歯根の骨性癒着（置換性吸収）を惹起するので好ましくなく，生理的な動揺ができる程度の固定を行う〕

5　予後観察期間

外傷後の定期検査：術後1週間，3週間，6週間，3か月，6か月，1年後の間隔で4〜5年間行う．
［乳歯］：少なくとも，永久歯交換まで定期検査を行う．
［根未完成の永久歯］：歯根が完成するまで定期検査を行う．

スプリント型シーネを用いた外傷歯の処置

遠藤公一（札幌市北区）

私の診療室では，乳歯や幼若永久歯の外傷処置を積極的に行っている．固定方法もさまざまで，歯槽骨に変化のあるものや孤立歯，多数歯の外傷にはスプリント型の固定装置，その他のものにはエラスティックやワイヤーとレジンを用いた方法で固定している．期間も骨性癒着を防ぐために3～4週間と短期間で固定装置を除去する．歯髄処置は，乳歯や幼若永久歯の歯髄は受傷しても歯髄壊死を起こさないことがあるので，歯髄の壊死を確認してから行う．

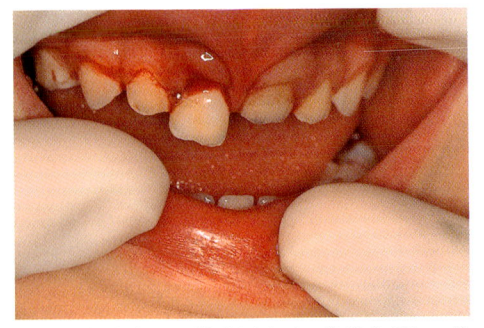

図A　来院時の口腔内写真（2歳半女児）：前夜，階段から落ち受傷した．受傷後約12時間で来院した．|A の挺出および A| の舌側転移が認められる．

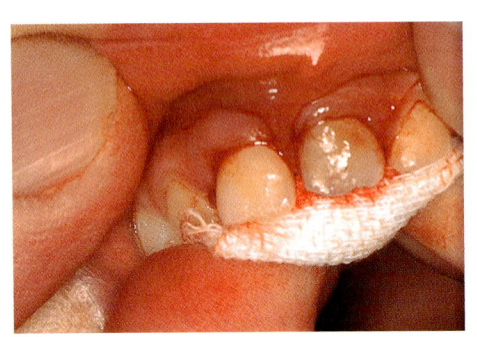

図B　整復：2％キシロカインで局所麻酔をした後，注意深く挺出歯と転移歯を整復する．

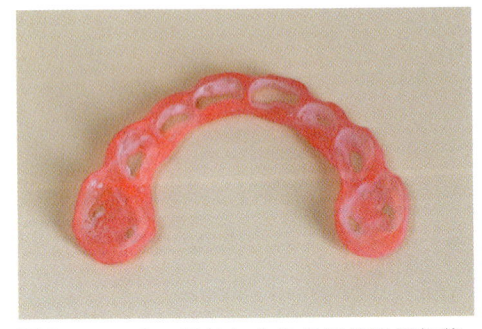

図C　シーネ：通法による歯列模型製作後，即時重合レジンやアクリル板によるスプリント型シーネを製作する．

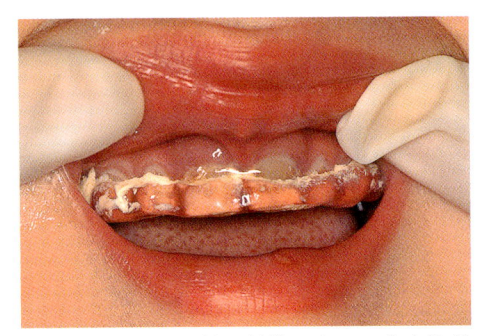

図D　シーネの装着：製作したシーネを装着したところ．多数歯の外傷性脱臼や孤立歯の固定にも有効である．

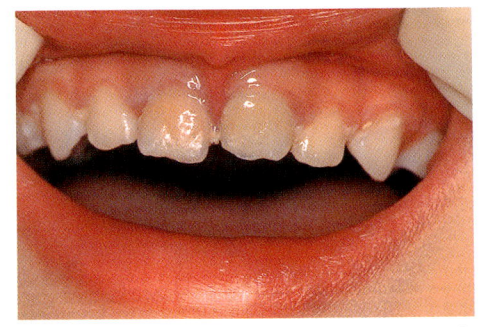

図E　シーネの除去：3～4週間でシーネを除去する．あまり長期間固定すると骨性癒着の原因となることがある．

第10章　外傷歯の適切な処置

歯の外傷の経過観察例

近藤義郎（愛知県豊田市）

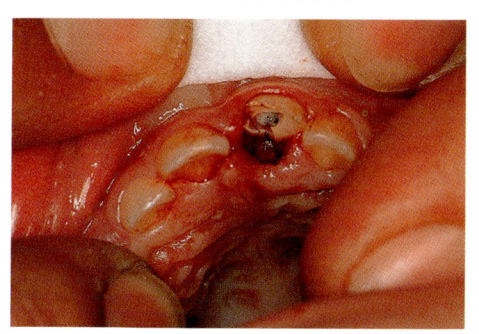

図A　受傷直後，1歳6か月の男児：A|A外傷性歯牙脱臼．A|歯冠破折，|A歯牙破折．

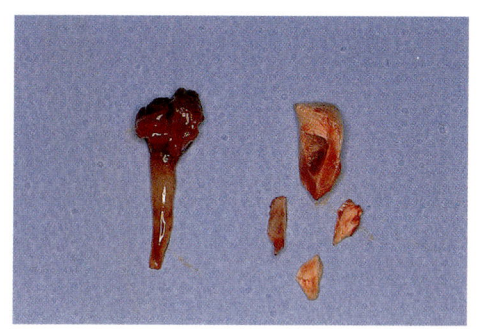

図B　破折片および除去歯髄：2％キシロカインCt局所麻酔下にて破折片および歯髄を除去．

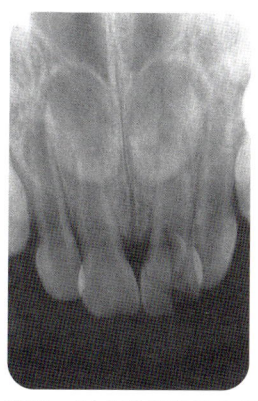

図C　A|A受傷直後のデンタルX線写真：|Aが複雑に破折しているのが認められる．

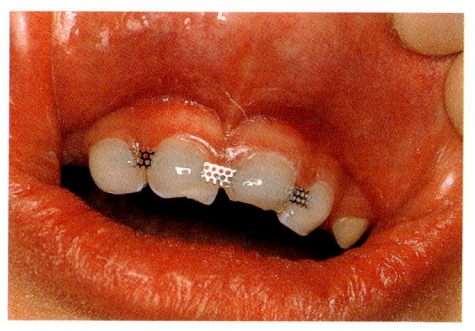

図D　|Aカルビタールにて根充後，接着性コンポジットレジンにて歯冠修復し，上顎前歯部をT-Fixにて固定．

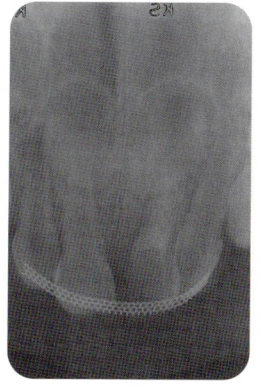

図E　T-Fix固定1週間後：炎症症状は治まってきている．

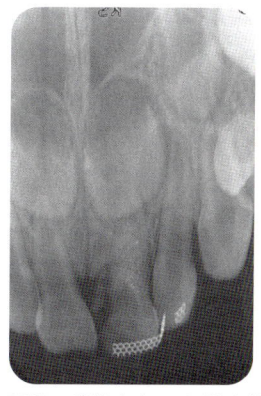

図F　受傷より6か月半後：歯冠部の破折片が一部認められるが，歯根の吸収もなく，炎症症状は安定している．

ケース レポート

上顎左側中切歯の外傷を伴った歯牙の歯髄処置

瀬尾令士（熊本県城南町）

図A　7歳11か月の男児．数日前に人とぶつかって|1の外傷を受けた．唇側および口蓋方向に動揺ならびに咬合痛を認める．遠心隅角部から切端にかけて歯牙破折．電気診でマイナス値を示す．

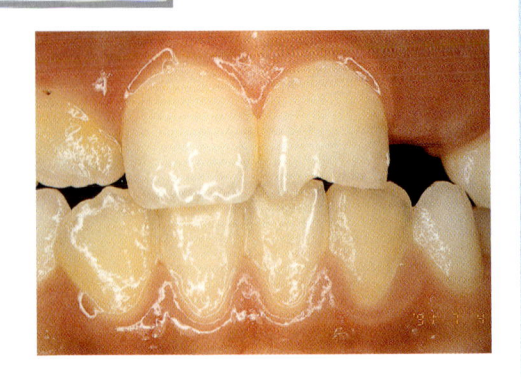

図B　左：根管内の感染度は？　臨床用無菌判定試験剤（プラディアテスト）の48時間判定で著しい白濁（＋＋）を示す．歯髄は著しく汚染されている．
右：歯髄組織の状態は？　抜髄した歯髄組織の病理組織学的検査（HE染色）では炎症性所見を認め歯髄組織は壊死像を示す．

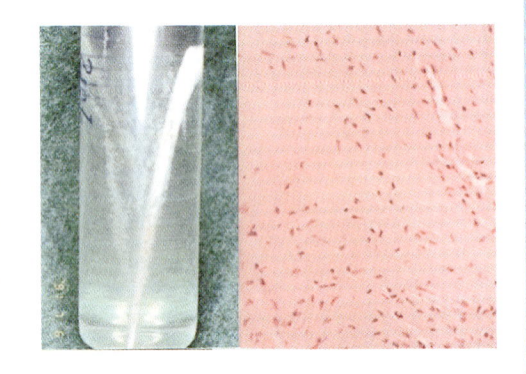

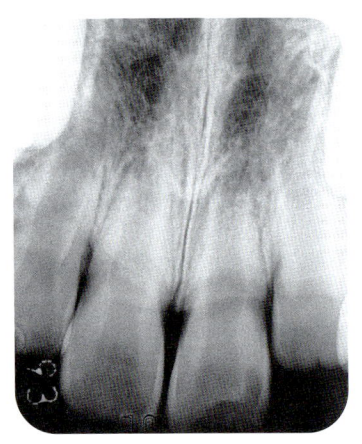

図C　X線的所見は？　破折線は歯髄に達していないが髄角に近接している．髄腔開放後腐敗臭を認める．根の発育段階はNolla stage 8（根未完成歯）である．

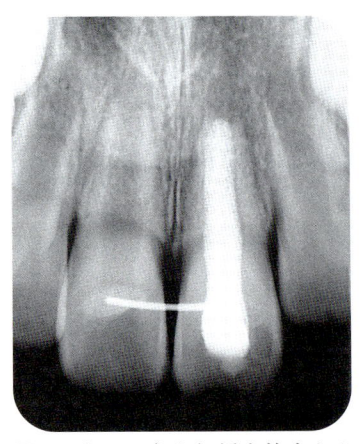

図D　どのような処置を施すか？　根未完成歯の歯髄処置（Apexfication）と歯牙および歯周組織の安静（整復固定）を施す．仮根充剤は到達性のよい水酸化カルシウム（ビタペックス）を用いる．

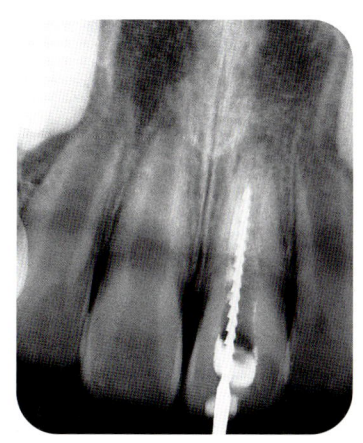

図E　永久根充に移行する時期は？　根尖部の歯周組織の回復とアピカルストップが確認されたときに永久ポイント根充を施す．

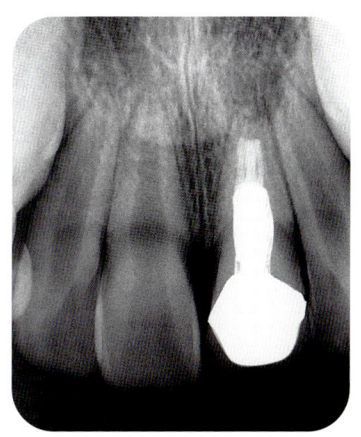

図F　根の治療形態は？　metal post装着後，前装冠を装着．装着後4年5か月後のX線像である．根の治療形態はFrankの分類でB型を示す（根管は閉鎖しているが根管はラッパ状の形のままである）．

ひとこと　『"声かけ" 〜子供とどう接すればよいのか〜』
（K. S.）

小児の治療中に声をかける．歯科医院にくる子は不安を抱いている場合が多いので，コミュニケーションをとるための"声かけ"は非常に大切だ．入室時にまず笑顔で挨拶，そして「今朝何食べた？ご飯だった？パンだった？歯医者さんに何に乗って来たの？自動車，自転車，地下鉄？」どんな話題でもよいから声かけをする．この"声かけ"は治療前の緊張を和らげるためのもの．治療中には「これは歯医者さんの掃除機だよ．ペタッとくっつくよ．今度はお水さんだよ．次はお風さんだよ．大きな音でピーッというよ，びっくりしないでね」など次にすることを予告するための"声かけ"をする．また今何をしているかも話しかけてあげる．上手にできたら大いに誉めてあげる．いっぱい誉めるとき，ちょっと誉めるとき，声のトーンは当然変えるべきだ．気を付けるのは「痛くないよ，怖くないよ，何もしないよ，すぐ終わるよ」などの言葉だ．使う状況によって，患児は余計警戒してしまうので避けたほうがよい．"おしゃべり"は簡単だが，"声かけ"は実に難しい．

【患児との会話の一例】
先生：僕は大きくなったら何になるの？
患児：僕は大きくなったら野球の選手になるんだ！お兄ちゃんはサッカーの選手！
患児：先生は大きくなったら何になるの？？
診療室中みんな爆笑でした．

第11章

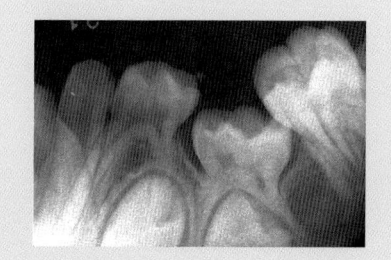

抜歯時の注意点

1　乳歯の抜歯

A. 乳歯抜歯の適応症
1）保存不可能な乳歯の抜歯
　（1）歯冠崩壊が著しく，修復処置が不可能な乳歯（図11-1）
　（2）歯根が露出した乳歯（図11-2）
　（3）顎骨の化膿性炎症の原因である乳歯
　（4）歯根吸収が1/2以上進んだ感染根管乳歯（図11-3a，b）
　（5）根尖病巣が大きく，後継永久歯に悪影響を及ぼす恐れがある乳歯

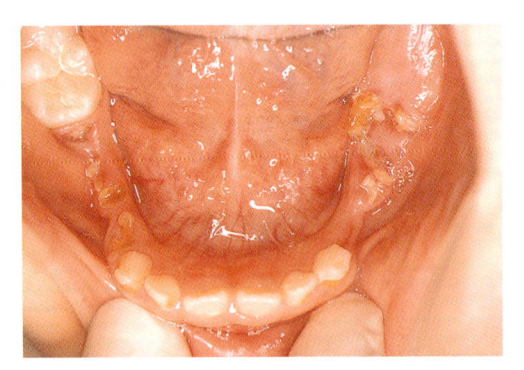

図11-1　6歳7か月の男児．広範性重症齲蝕（ランパントカリエス）によって下顎臼歯部が残根状態である．

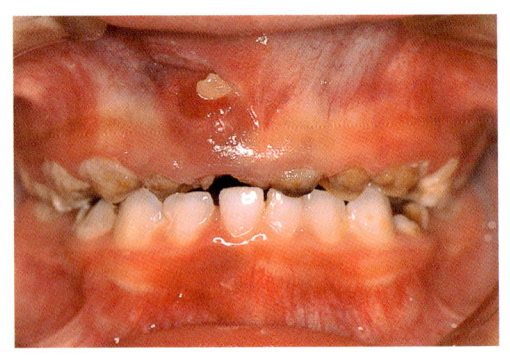

図11-2　5歳8か月の男児．A|の吸収不全による歯根露出が認められる．

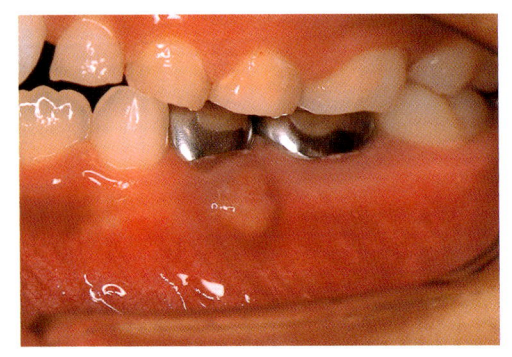

図11-3a　7歳1か月の女児．|Dの頰側に腫瘍が認められる．

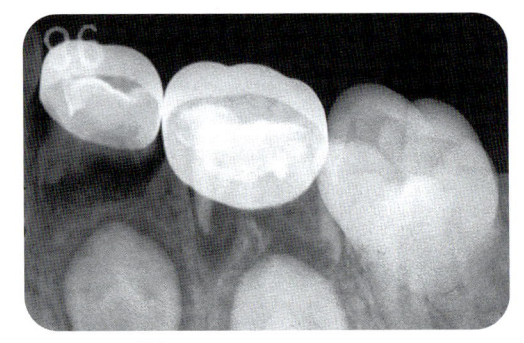

図11-3b　|Dの遠心根は1/2以上吸収し，根尖病巣が認められる．

第11章　抜歯時の注意点

2）咬合誘導上抜歯を必要とする乳歯

(1) 晩期残存するもの（図11-4）
(2) 永久歯の萌出を障害している原因歯（図11-5, 6）
(3) 咬合異常の原因となっているもの（図11-7a, b）
(4) 重篤な低位乳歯（図11-8a〜c）
(5) 脱落期にある乳歯

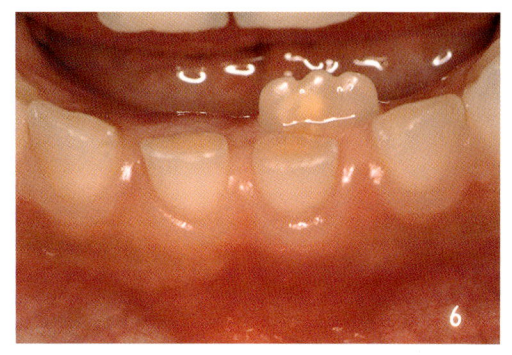

図11-4　5歳8か月の男児．$\underline{A}$が残存したまま$\underline{1}$が萌出している．

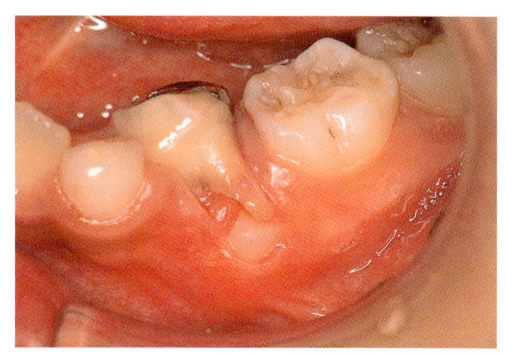

図11-5　7歳9か月の女児．$\underline{D}$の根吸収不全のため，$\underline{4}$の萌出を障害している．

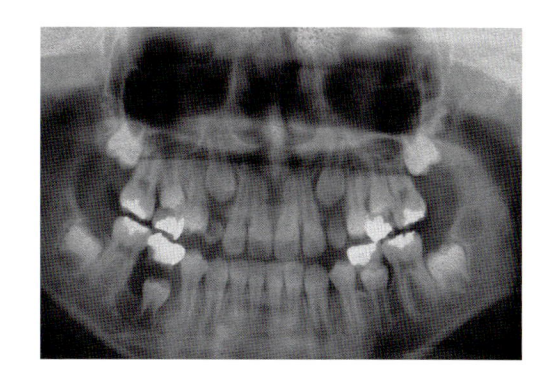

図11-6　9歳2か月の男児．$\underline{E}$に境界明瞭な囊胞様の透過像が認められる．

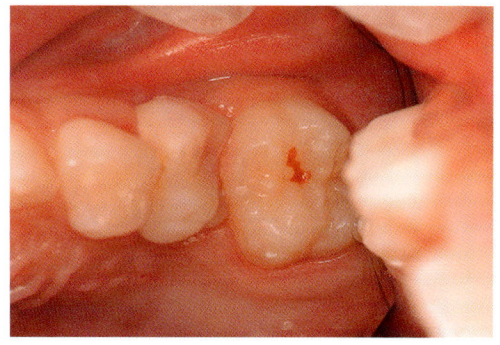

図11-7a　7歳6か月の女児．$\underline{6}$の異所萌出により，$\underline{E}$の遠心部分が埋入しているのが認められる．

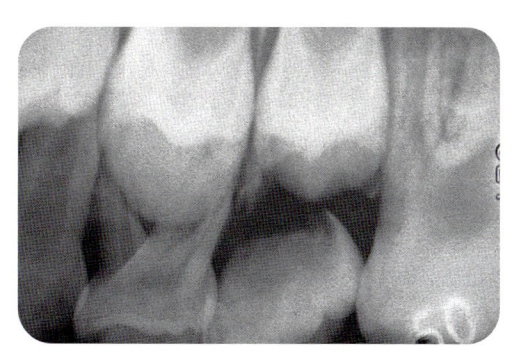

図11-7b　$\underline{6}$の異所萌出により，$\underline{E}$の遠心根および，近心根も吸収されている．

207

1　乳歯の抜歯

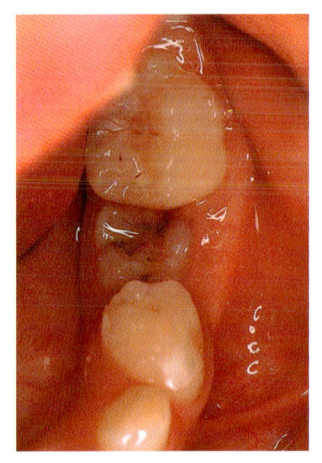

図11-8a　6歳11か月の男児．Ｅが低位に位置している．

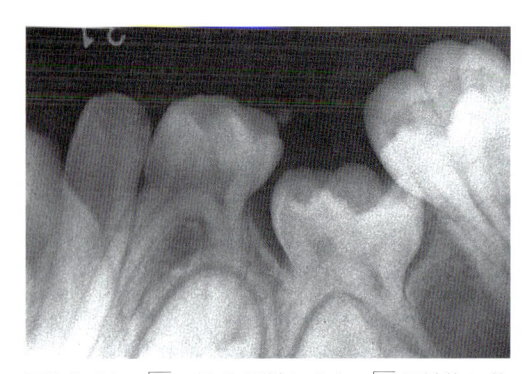

図11-8b　6の近心傾斜により，Ｅが低位に位置し，歯根膜腔の消失が認められる．

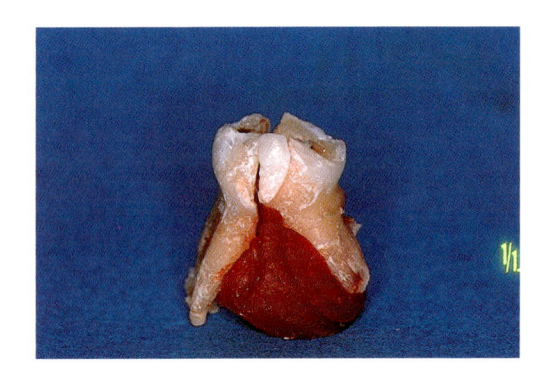

図11-8c　Ｅを分割して抜歯を行った．

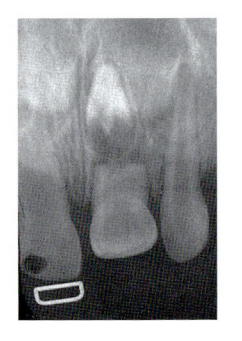

図11-9　1歳2か月の男児．Ａの歯根1/2の部位に破折が認められたため抜歯を行った．

3）その他
　　(1) 過剰歯や牽引誘導困難な埋伏歯
　　(2) 障害を与えている先天性歯→リガ・フェーデ病（P.6の図1-14参照）
　　(3) 外傷で抜歯を要するもの（図11-9）
　　(4) 障害児などで保存治療が困難なもの

B. 乳歯抜歯の禁忌症
　(1) 重篤な感染症がある患児（急性骨膜炎）
　(2) 管理できていない血液疾患，糖尿病を有する患児
　(3) 顎骨に放射線治療を受けた直後の患児
　(4) 急性口腔内感染症を有する患児

C. 乳歯抜歯の注意事項
1) 術前
　(1) 保護者の同意を得る
　(2) 問診：小児の現在の健康状態，現病歴，家族歴，アレルギーの有無
　(3) 視診：歯の動揺度，歯冠崩壊の程度，軟組織の状態
　(4) X線診査：永久歯胚との位置関係の確認，乳歯歯根の形態・数・吸収状態・根尖病巣
　(5) 患児の年齢，精神発達程度

2) 術中
　(1) 乳歯用鉗子を用いる
　(2) 乳前歯：ヘーベルで脱臼後，鉗子で回転操作し抜歯する
　　　乳臼歯：ヘーベルで脱臼後，鉗子で頰舌的に操作し抜歯する
　(3) 乳歯根が長く後継永久歯を取り囲んでいる場合：分割抜去
　(4) 2歯同時に抜歯する場合：上下顎――下顎から抜歯
　　　　　　　　　　　　　　近遠心にある場合――遠心にある歯から抜歯
　(5) 抜去歯の歯根の破折の有無の確認
　(6) 不良肉芽の搔爬は行うが，必要以上の搔爬は避ける

3) 術後
　(1) ガーゼを咬ませ，止血を確認後帰宅させる
　(2) 咬傷の注意
　(3) 抜歯創を指で触れたりしないように指示
　(4) 当日の入浴を避け，安静を指示する
　(5) 異常時の連絡指示：後出血，後疼痛
　(6) 鎮痛剤，必要に応じて抗生剤，消炎剤の投与

2　過剰歯の抜歯（上顎正中部）

1）**発現頻度**：1.13%、

2）**発現部位**：上顎前歯部，埋伏—80%（そのうち逆生が70%）

3）**過剰歯による歯列不正**：隣接する永久歯の萌出遅延，転位，正中離開

4）**診断**：

　(1) 視診・触診：過剰歯による膨隆の有無，位置

　(2) X線診：

　　a．デンタルX線写真（偏心投影法等）：過剰歯の数，順生・逆生の判別，隣在歯との関係，後継永久歯の発育状態

　　b．歯軸投影法X線写真：唇舌的な位置関係，隣在歯との関係

　　c．咬合法X線写真：唇舌的な位置関係，隣在歯との関係

5）**摘出時期**：

　順生の場合——周囲への影響がなければ，口腔内に萌出するまで経過観察

　逆生の場合——永久歯胚との位置関係ならびに歯根の形成状態によって抜去時期を決定する．

　4，5歳時の乳歯列期で抜去を行う場合，埋伏過剰歯が口蓋歯槽骨の浅層に存在することが多いため，この時期に抜去を行ったほうが容易であることも多い．

6）**術式（上顎前歯部埋伏過剰歯の場合）**（図11-10a〜f）

　(1) 表面麻酔・浸潤麻酔：歯間乳頭部，切開部分ならびに口蓋部分に十分な浸潤麻酔を行う．

　(2) 切開：前歯舌側歯頸部に沿って弧状の切開を行う．

　(3) 粘膜骨膜弁の剝離：骨膜剝離子を用いて，過剰歯の位置まで剝離する．

　(4) 骨削除：骨除去が必要な場合は，骨ノミまたは骨バーにて過剰歯を露出させる．

　(5) 過剰歯の抜去：ヘーベル，鉗子にて抜去する．なお，過剰歯を覆う囊胞は一塊にて除去する．

　(6) 縫合：粘膜骨膜弁を元に戻し，手指で十分に圧迫した後，歯間乳頭部で縫合する．

　(7) 縫合終了後：創面の保護が必要な場合は保護床を用いる．

第11章　抜歯時の注意点

上顎前歯部埋伏過剰歯の抜歯

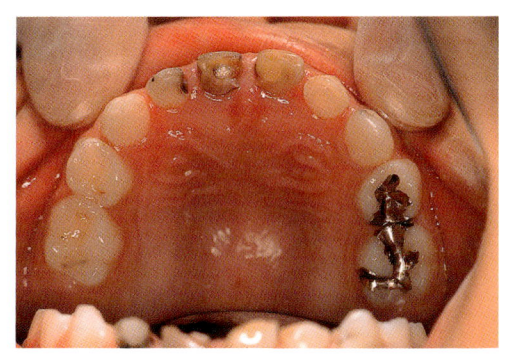

図11-10a　5歳4か月の男児．他医院より埋伏過剰歯摘出を依頼され来院．初診時口腔内写真．

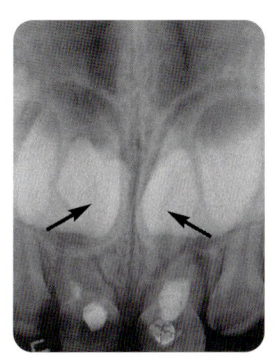

図11-10b　デンタルX線写真．A|A根尖部に逆生の埋伏過剰歯が2本認められる．

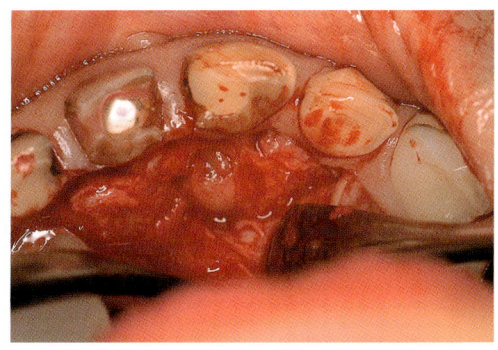

図11-10c　歯間乳頭部，切開部分と口蓋部分に十分な表面麻酔と浸潤麻酔を行った後，前歯舌側歯頸部に沿って弧状の切開後，骨膜剝離子を用いて，過剰歯の位置まで剝離する．

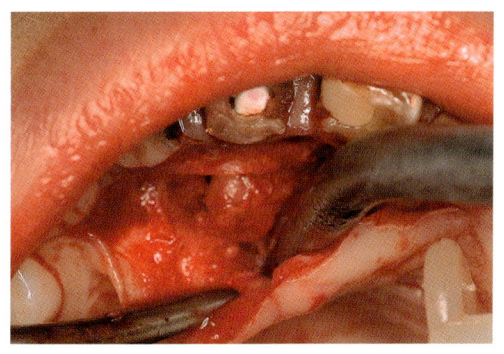

図11-10d　骨ノミまたは骨バーにて過剰歯を露出させ，ヘーベル，鉗子にて抜去する．その際，過剰歯を覆う囊胞等は一塊にて除去する．

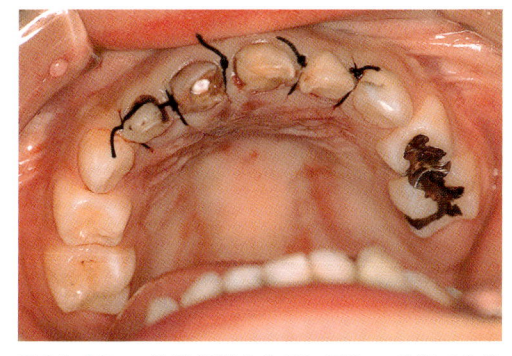

図11-10e　粘膜骨膜弁を元に戻し，手指で十分に圧迫した後，歯間乳頭部で縫合する．創面の保護が必要な場合は，保護床を用いる場合もある．

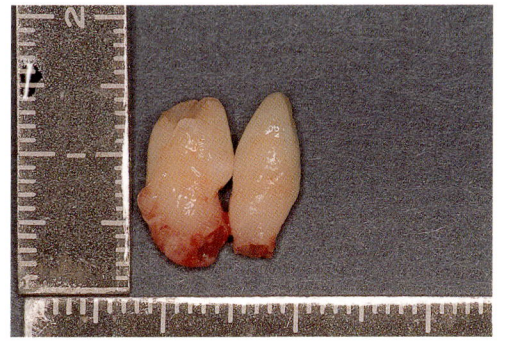

図11-10f　摘出した2本の埋伏過剰歯．

211

第12章

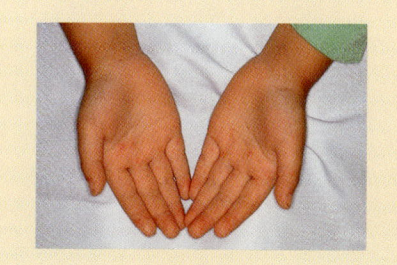

小児歯科臨床で注意すべき疾患

1 注意すべき全身疾患

　小児歯科を受診した患児が種々の全身疾患を有していることがある．このような患児が来院した時には，治療を開始する前の段階（病歴聴取：医療面接）で全身疾患の有無を確認・把握しておくことは極めて重要なことである．全身状態を把握することなく安易に歯科治療を実施して重篤な状態を招来しないことが肝要である．とくに出血性の疾患や高血圧症などのような血液・循環器系の疾患，先天性心疾患や糖尿病などの易感染性の疾患，さらには発熱や疼痛等を伴う種々の感染性疾患などでは慎重な対応が望まれる．

A．紹介状（依頼状）・診療情報提供書※持参の場合

　全身疾患を有している患児が歯科を受診する場合には，すでに関連領域の専門医に受診していることが多く，主治医（担当医）の決定している場合が大部分である．このため歯科治療を希望して来院する患児は，主治医（担当医）による診療情報提供書を持参するが，歯科医が必要とする情報（図12-1）の不足していることもあるので，主治医（担当医）と緊密な連絡を取り（医療連携），診査，診断，治療計画を立案する必要がある．とくに依頼された患児が来院し，受診した場合には，受診した事実を依頼者側に早急に報告する必要がある．そうすることにより，依頼者側は安心し，その後の医療連携もスムースに運び，良好な関係が成立しやすい．診断，治療方針，処置内容等については精査後再度報告すればよい．

1．診断名：疾病の特徴や注意点の確認
2．現在の疾病の詳細な状況：病歴と経過
3．局所麻酔の可否（使用薬剤名を明記のこと）
4．観血処置の可否と注意点
5．対応上の注意点
6．投薬上の注意点
7．その他診療上必要な事項

図12-1　治療計画や処置内容を決定する時に必要な主治医への確認事項．

※患児の保護者が持参する依頼状や紹介状，最近普及している診療情報提供書は，いずれも診断名，治療経過と内容等を記述してあり，同義語と考えてよい．また病院等で使用される他科依頼票も同様である．

B. 全身疾患の疑われる場合

受診時の状態や問診などにより，全身疾患の疑われる場合には，まず保護者に確認する．主治医のいる場合には，その主治医に依頼状（図12-2）を書き，患児の全身状態を把握する（図12-1）．

一方，麻疹や水痘，手足口病などの感染の疑い（発熱や発疹など：その地域で発生していることがある）がある場合には，小児科や内科に依頼状を書く必要があるが，その時も同様である（図12-1，2）．

1．前付：宛名は○○先生，○○科担当医殿，○○病院△△科外来御中などと記述．
　　医科関係では御机下，御侍史もよく使用される．
　　殿か先生でも可であるが，姓と名をていねいな字で書くことが必要な配慮である．
　　差し出し日付と差出人の署名捺印．
2．前文：相手との関係で「日頃お世話になっています．…」と書くこともあるが省略してもよい．
2．本文：依頼事項が相手に伝わるよう明確に記述する．主語と述語を区別し，文章は短（主文）く，修飾語を多用しない．
4．末文：「御教示頂ければ幸いです」などの文で結ぶ．
5．副文：書き漏れのある場合は「追伸」として追加する．

図12-2　紹介状（依頼状）の書き方．

C. 治療にあたっての注意点

患児が全身疾患を有している場合には，その疾患に対する術者の技能と設備のある医療施設でなければ対応できない場合もある．自分の技量，得意分野か不得意な領域かを判断し，必要に応じて二次医療機関，三次医療機関に患児を転送する決断も時には必要である．しかし，その疾患についての知識と歯科治療時の注意すべき事項を把握すれば，一般の歯科や小児歯科医でも対応可能な症例もあるので，主治医との緊密な連携が大切である（図12-1）．

血友病患児の観血処置（抜歯など）のような場合，歯科治療前に凝固因子を補給するなど，全身的対応が必要になるが，その時にはその患児の全身状態をよく把握している主治医（専門医）に処置を依頼する．主治医が歯科治療をよく理解していない場合でも相互の緊密な連携と説明により，よく話し合えば歯科治療の可能なことが多い．しかし抜歯などの観血処置が不可能と判断された時は応急的処置にとどめ，症状が改善した時点で行う．

感染症などで全身疾患が急性期にある場合も同様で，主治医の意見を尊重し，治療が可能となるまで待つことが必要．いずれにしても主治医がその処置に反対した場合には絶対に行ってはならない．全身疾患を有する患児の診療の流れを図12-3に示す．

1 注意すべき全身疾患

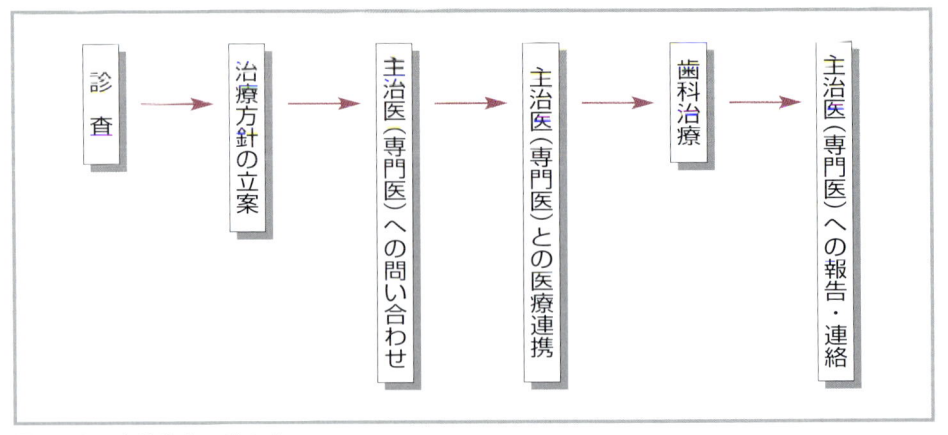

図12-3 歯科治療の進め方．

診査 → 治療方針の立案 → 主治医（専門医）への問い合わせ → 主治医（専門医）との医療連携 → 歯科治療 → 主治医（専門医）への報告・連絡

D．症例

本項では日常臨床で比較的遭遇する頻度が高いと思われる全身疾患（おもに感染症）について症例を呈示する．

症例1-1：水痘

水痘・帯状疱疹ウイルス（varucella zoster virus：VZV）の感染によって発症する．ヒトが唯一の宿主で，単純ヘルペスウイルス（HSV）に類似した形態や性質を持つ．初感染の小児では水痘，水痘既往のある場合には潜伏感染により帯状疱疹（帯状ヘルペス）を発症する（図12-4a，b：北海道医療大学客員教授南部春生先生のご厚意による）．稀に血小板減少症も併発することもある．

歯科的所見と治療：局所症状として口腔粘膜や咽頭，口唇に水疱を形成する．治療は小児科（内科）的処置が終了し，症状が落ち着いてから主治医と相談して行う．

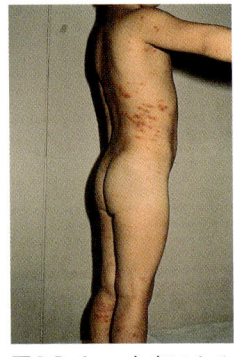

図12-4a 水痘による帯状疱疹．

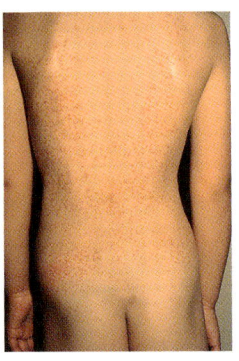

図12-4b 水痘が全身に発疹．

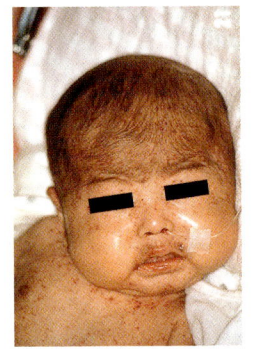

図12-4c 水痘＋血小板減少症．

第12章　小児歯科臨床で注意すべき疾患

症例1－2：麻疹

　麻疹ウイルスによって発症し，カタル期（前駆期）にKoplik斑が頬粘膜に出現する．比較的歯科医が発見しやすい．疾患の治療は小児科や内科で行うが症状が改善した後で歯科治療を行う（図12-5：札幌医科大学名誉教授中尾亨先生のご厚意による）．

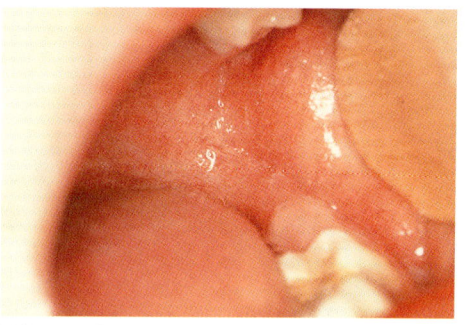

図12-5　（五十嵐清治ほか：小児の歯科臨床［診断と処置］．永末書店，京都，2002より引用）

症例1－3：手足口病

　病名が示すように手，足，口腔粘膜に発症する疾患で，発疹，水疱形成を主体とする．コクサッキーA16，エンテロ71ウイルスの感染によって発症し，夏に集団発生しやすい．歯科治療は疾患が治癒してから開始する（図12-6a〜c：北海道医療大学客員教授南部春生先生のご厚意による）．

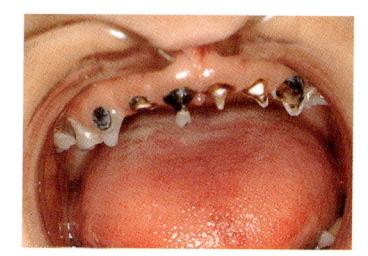

図12-6a　舌背部に痕跡が認められる．
図12-6b　手掌部に発疹が認められる．
図12-6c　足底部に発疹が認められる．

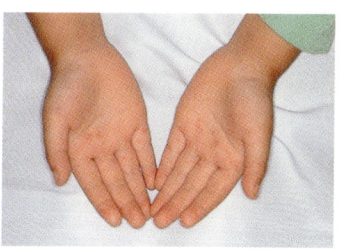

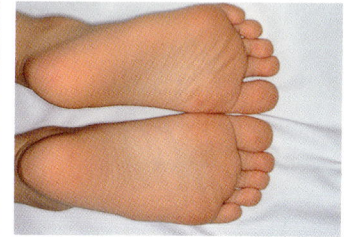

症例1－4：ヘルペス

　単純ヘルペス（herpes simplex virus:HSV）の感染により口腔および顔面領域に発症する（図12-7：札幌医科大学名誉教授中尾亨先生のご厚意による）．口腔領域に発症した場合は，疼痛などのため摂食機能障害を生ずることがある．歯肉は発赤腫脹し，易出血性を示す．歯科治療は口腔粘膜の清潔を保ち，小児科（内科）的治療によって治癒した後に行う．
図12-7（五十嵐清治ほか：小児の歯科臨床［診断と処置］．永末書店，京都，2002より引用）

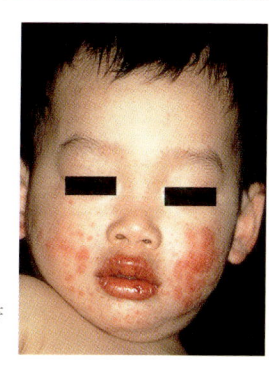

217

症例1-5：猩紅熱（溶連菌感染症）

　3歳以降の幼児に発症するA群溶血性レンサ球菌（溶連菌）感染症である．高熱，咽頭痛，嚥下痛などのほか食欲不振，嘔吐，腹痛などの症状を訴える．苺舌を呈するのが特徴（図12-8：札幌医科大学名誉教授中尾亨先生のご厚意による）．

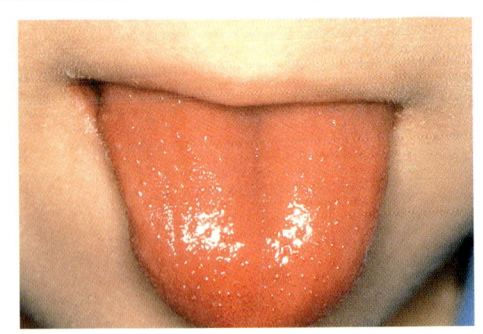

図12-8　舌表面に苺様のブツブツが認められる（苺舌）（五十嵐清治ほか：小児の歯科臨床［診断と処置］．永末書店，京都，2002より引用）．

症例1-6：ヘルプアンギーナ（ヘルパンギーナ）

　おもにコクサッキーA群にみられる感染症で，6～8月の夏期に集団発生する（3～10歳）．前駆症状としては不機嫌や食欲不振を呈し，口腔内は発疹は少なくヘルペス性口内炎の症状を呈する．歯科治療は疾病が治癒した後に行う（図12-9：北海道医療大学客員教授南部春生先生のご厚意による）．

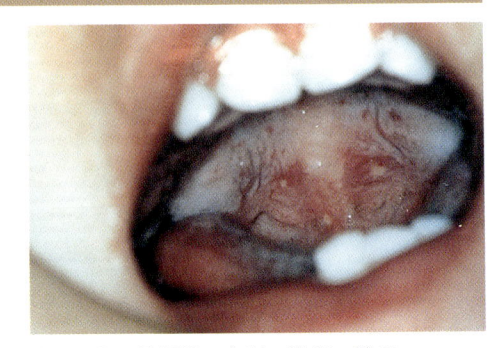

図12-9　咽頭部の水疱，潰瘍の発症．

2　遭遇頻度の高い小児の歯科疾患

　日常臨床で比較的よくみられる小児の歯科疾患には，多種多様な疾患や症状がある．以下項目別に整理して述べるが，小児歯科をめざす若い歯科医，一般成人歯科が中心のGP（general practitioner）でも，小児患者を診ている先生にはぜひ知っておいてもらいたい．

A．軟組織の疾患

　口唇，口腔粘膜，歯槽部あるいは舌部などにみられる疾患には，多種多様なものが存在する．

第12章　小児歯科臨床で注意すべき疾患

　生後早い時期に発見されて来院する歯肉嚢胞（上皮真珠は歯肉嚢胞と呼ばれることとなった．同義語としてEpstein真珠や歯堤嚢胞ともいわれる；図12-10）がある．また，大きな水疱状の膨隆を主症状とする粘液嚢胞（図12-11a，b），歯の萌出時に生ずる萌出性嚢胞（図12-12a，b）があり，歯肉部に充実性の膨隆を示すエプーリスも時々みられる（図12-13）．

　歯肉に生ずる炎症としては歯肉炎（不潔性，萌出性）が一般的であるが（第7章歯周疾患の項参照），中には感染症の症状の一部が口腔内の局所症状として発現し，疼痛，発熱，摂食・咀嚼障害を主訴として来院する（図12-14a〜c）．

　また，第一大臼歯の萌出時には咬合面に歯肉弁が残存し，咀嚼時に疼痛を訴えて来院する患者も多い（図12-15）．

　一方小帯の異常もよく観察される．上唇小帯では歯槽頂部付近まで付着したものや太く強い付着を示すもの（図12-16a），舌小帯では舌の動きを制限する舌尖部に付着するもの（図12-16b）が認められる．舌小帯は3歳以降の早い時期に伸展術を行う必要があるが上唇小帯は清掃状況を見て手術の時期を判定する．

　また，舌自体にみられる症状としては地図状舌（図12-17），疲れた時や熱性疾患の後にみられる舌苔などがある（図12-18）．

症例2-1：軟組織の疾患

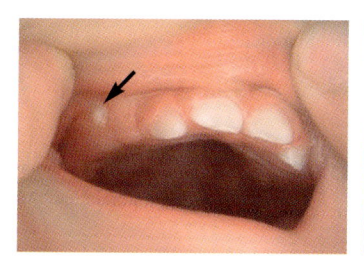

図12-10　歯堤嚢胞．10か月乳児，主訴は変なところに歯が生えてきた．

図12-11a　通常みられる粘液嚢胞．

図12-11b　Blandin-Nuhn嚢胞．

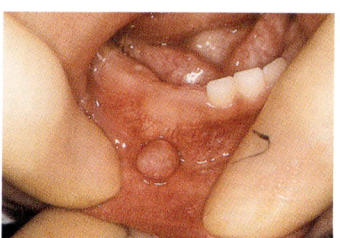

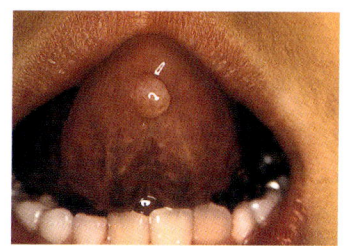

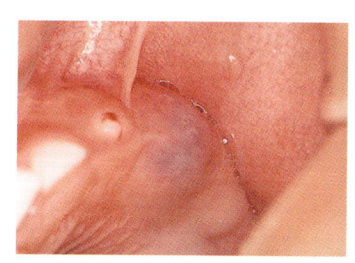

図12-12a　萌出性嚢胞（D部）．

図12-12b　同部位のX線像．

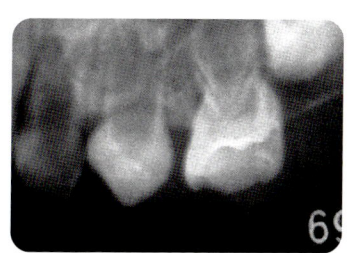

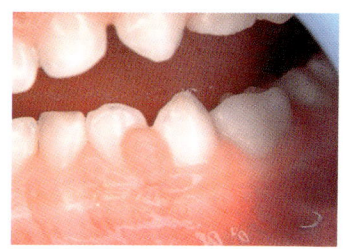

図12-13　BC間にエプーリス．

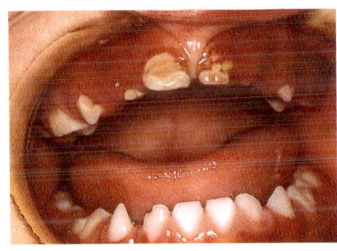

図12-14a 急性ヘルペス性歯肉口内炎．

図12-14b カタル性口内炎．

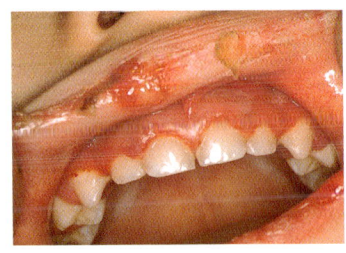

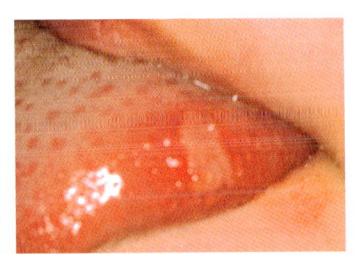

図12-14c 舌側部（左側）にみられる潰瘍．

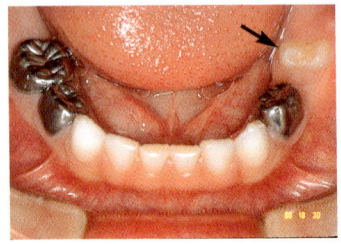

図12-15 ⌈6萌出性歯肉炎，咀嚼時疼痛．

図12-16a 上唇小帯異常．

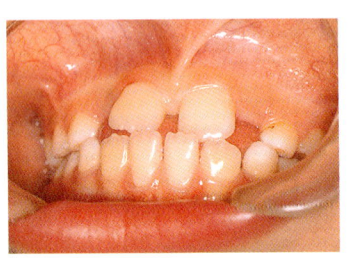

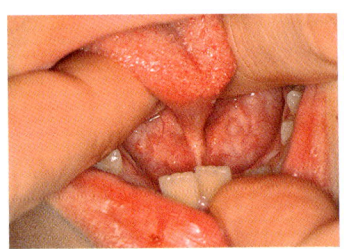

図12-16b 舌小帯異常後出現．

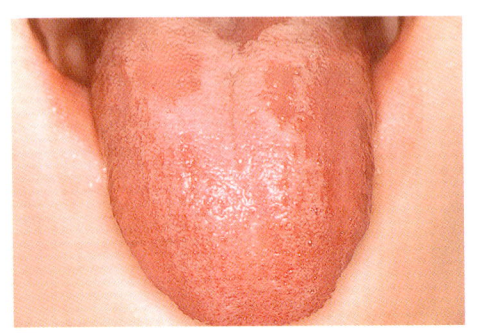

図12-17 地図状舌．

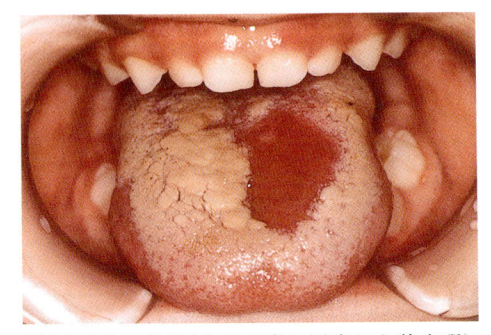

図12-18 舌苔（熱性疾患に罹患した後出現）．

B．硬組織の疾患

　硬組織の形成障害で地域によってはとくに注意する疾患にフッ素が原因の斑状歯（図12-19）がある．これはエナメル質形成時期に多量のフッ素を長期的に服用した場合に生じるもので，審美性の観点から改善する必要がある．先天的なものには稀な疾患であるがエナメル質形成不全症（図12-22）もみられることがあるが，医科との連携により診療を進める必要がある．

　形態異常歯で注意しなければならないものに中心結節（図12-20）や切歯結節（棘突起，図12-21）がある．これらの結節は破折した時，歯髄感染を起こす恐れがあるので破折しないような対応が必要である．

第12章　小児歯科臨床で注意すべき疾患

　一方，審美的障害となる変色歯（図12-22，23a，b）では，変色の原因がさまざまであるのでよく観察することが重要である．

　癒合歯（図12-24）については永久歯との交換の際の萌出余地の有無と対策を考えておく必要がある．

　また初期齲蝕病変（表層下脱灰，図12-25）についてはプロフェッショナルケアにより再石灰化を促進するように努める．

症例2－2：硬組織の疾患

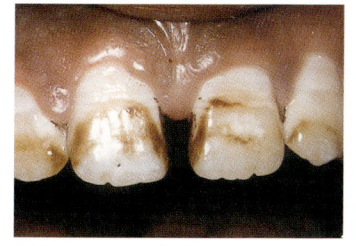

図12-19　斑状歯．

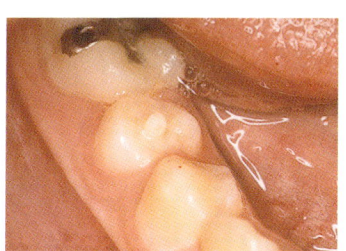

図12-20　中心結節．

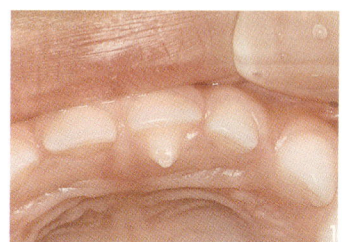

図12-21　A|切歯結節．

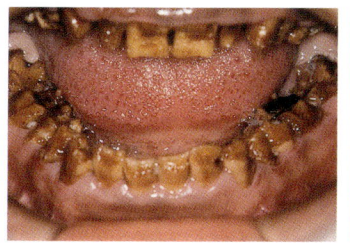

図12-22　エナメル質形成不全症（減形成）．

図12-23a　A|外傷後の歯髄壊死による変色．

図12-23b　テトラサイクリンによる変色．

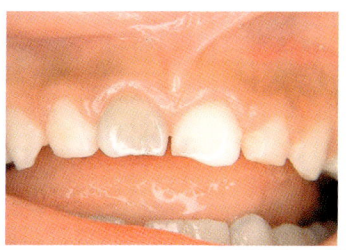

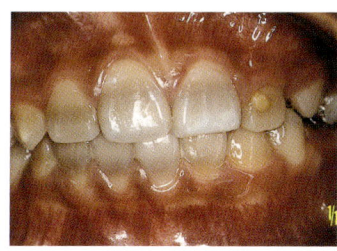

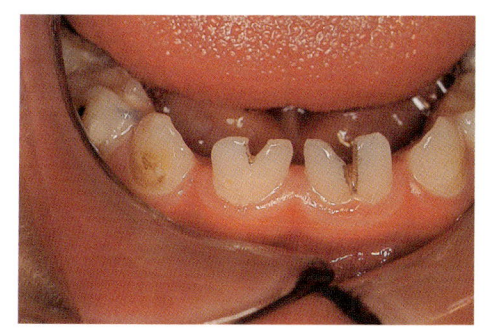

図12-24　癒合歯BA|，|AB．

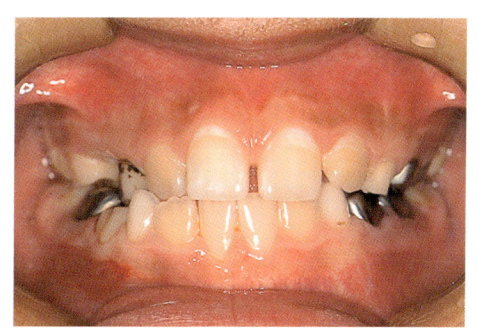

図12-25　初期齲蝕病変C_0（表層下脱灰）．

C．萌出・歯列・咬合に関する疾患や病変

歯の交換時期にはさまざまなトラブルが生じるが，とくに異所萌出（図12-26a，b，27a～d）では種々の部位に生じるので適切な対応が望まれる．乳歯列期においては低位乳歯（図12-28a，b）も稀にみられるので歯列を乱さない対策が必要である．先天欠如（図12-29）や過剰歯（図12-30）のような歯の数の異常も歯列を乱す要因となるので注意する．とくに永久歯における歯の数の異常（図12-31）は永久歯配列に障害を生じるので適切な対応が要求される．

症例2－3：萌出，歯列，咬合に関する疾患や病変

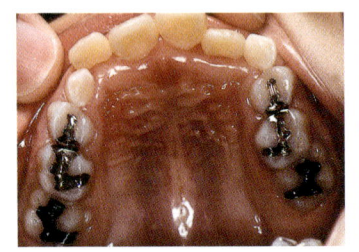

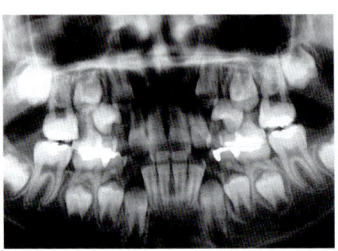

図12-26a　異所萌出．6|6 の異所萌出．

図12-26b　X線像（オルソパントモグラフィー）．

図12-27a　異所萌出．B|残存，|2 唇側位異所萌出．

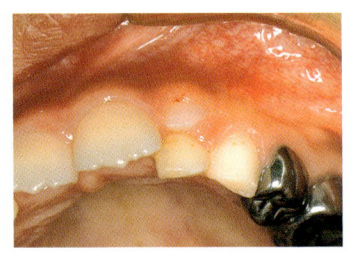

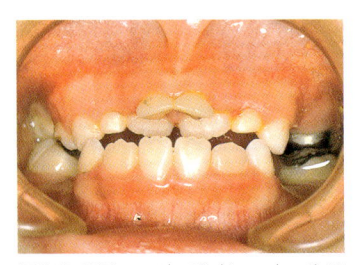

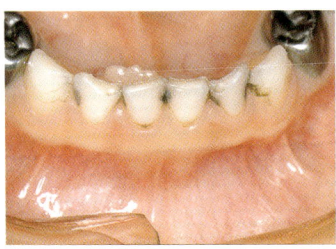

図12-27b　A|A 残存，1|1 舌側に萌出．

図12-27c　A|A 残存，1|舌側に萌出．

図12-27d　D|残存，4|頬側位異所萌出．

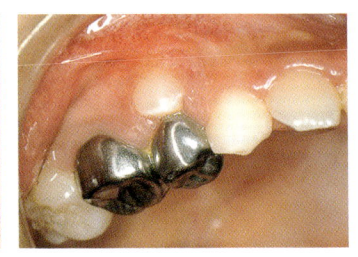

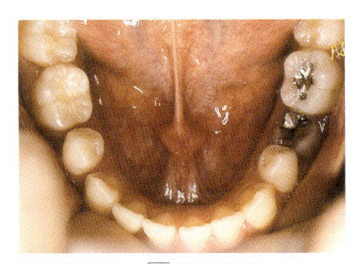

図12-28a　|E 低位乳歯．

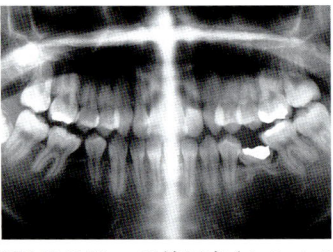

図12-28b　X線写真（オルソパントモグラフィー）．

図12-29　B|B の先天欠如．

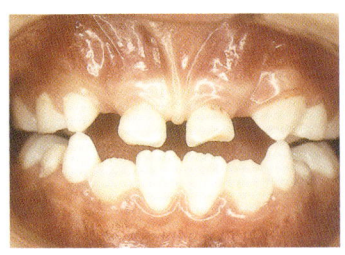

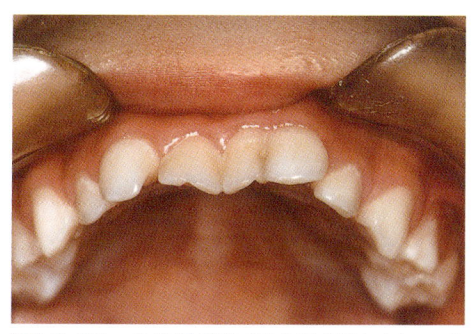

第12章　小児歯科臨床で注意すべき疾患

図12-30　乳歯過剰歯（正中過剰歯）と⎿ＡＢ癒合歯．

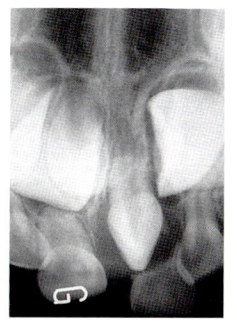

図12-31　正中埋伏過剰歯（順生）：⎿1の歯胚が捻転している．

D．特殊疾患

特殊な疾患として歯牙腫（図12-32a〜c）がある．永久歯の萌出障害を生じるので摘出が必要である．唾液腺の疾患では唾石形成によって分泌時に疼痛等の障害を生じるので二次または三次医療機関に紹介する必要も生じる（図12-33）．

第一大臼歯の萌出時に歯槽骨の吸収がスムースに行われず腐骨として残存（図12-34）し，保護者が心配になって受診することもある．

症例 2-4：特殊疾患

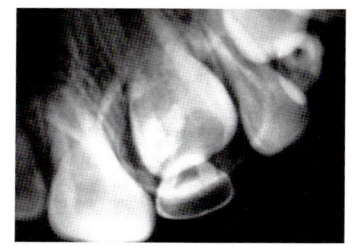

図12-32a　⎿A部に歯牙腫（X線写真），⎿1萌出障害．

図12-32b　⎿A部歯牙腫摘出中．

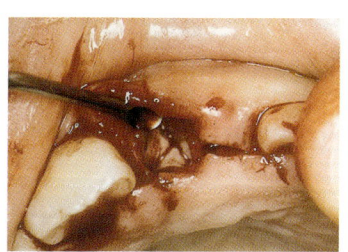

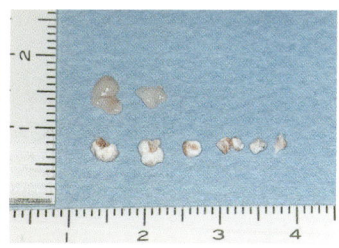

図12-32c　摘出した歯牙腫．

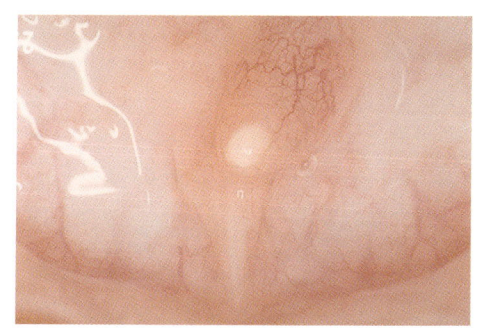

図12-33　唾石．舌下小丘部に認められる．

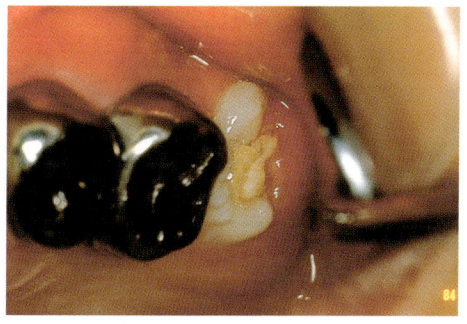

図12-34　⎿6咬合面に腐骨．

223

E．歯の破折・外傷（第10章参照）

外傷による歯の破折，軟組織の損傷は多い（図12-35～37）．治療費の補助制度とも関連し，診査・診断を適切に行い資料の管理を確実に行う．また，小児歯科診療で多用される局麻後の咬傷も多いので（図12-38a～c），術後の説明が大切である．

症例2－5：歯の破折・外傷

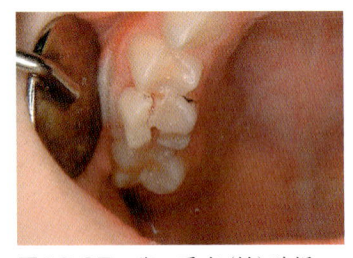

図12-35　歯の垂直（性）破折．

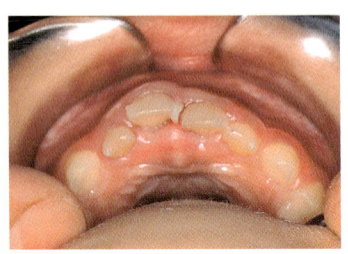

図12-36a　A|A打撲による亜脱臼．A|転位，|A弛緩．

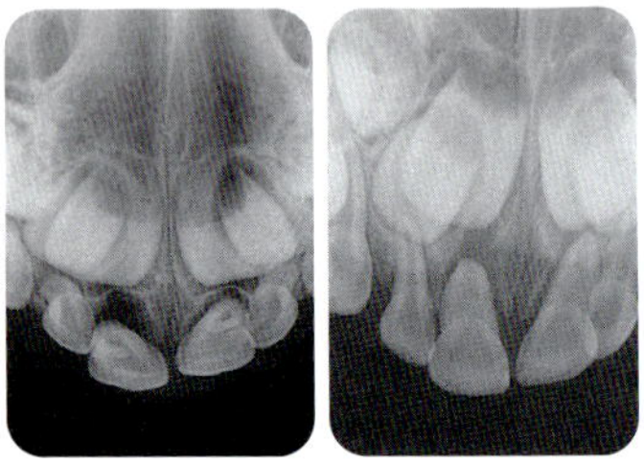

図12-36b，c　B+B X線写真（左：咬合法，右：等長法）．

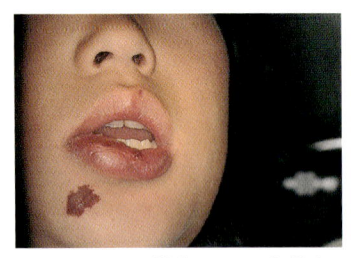

図12-37a　外傷による皮膚（下顔面）と下唇部粘膜の挫傷．皮膚外傷，打撲による皮膚の血腫．

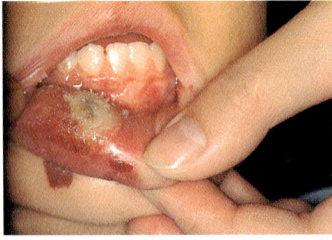

図12-37b　下唇粘膜が下顎前歯 3 2|と外部からの打撲により挫滅創を形成．

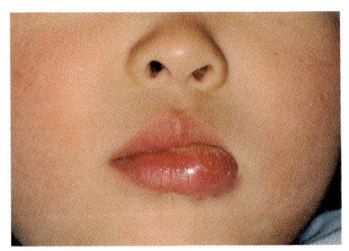

図12-38a　局麻後の咬傷．左側下顎の局麻により左下口唇を咬傷．

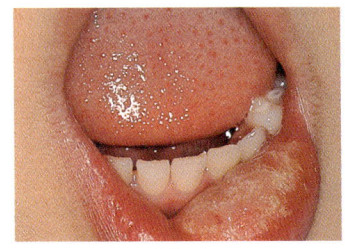

図12-38b　咬傷面．

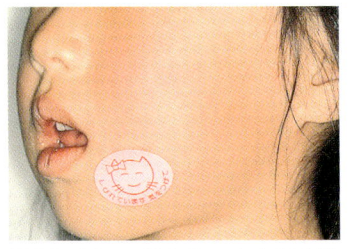

図12-38c　局麻後の咬合傷を防ぐためのシール．

F．習癖その他

小児には種々の習癖があり原因と状態をよく把握して対処する（習癖関連の項参照）．

G．障害児の歯科治療

障害のある人も歯科治療を希望して来院するので，治療にあたっては排除することなく，受け入れることが肝要である（特徴，対応，治療については成書を参照のこと）．

小児歯科に関連する顔面口腔に異常が認められる全身疾患

今村基尊(藤田保健衛生大学・医学部・歯科口腔外科・小児歯科矯正歯科担当)

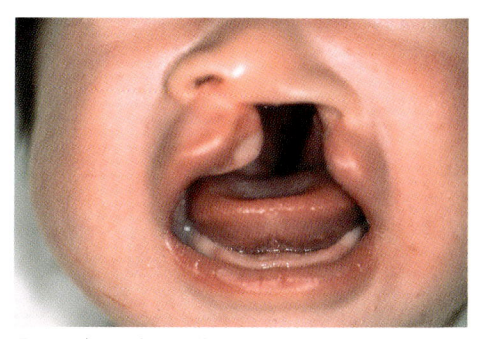

図A 左側唇顎口蓋裂：生後1週．産婦人科医より紹介来院．

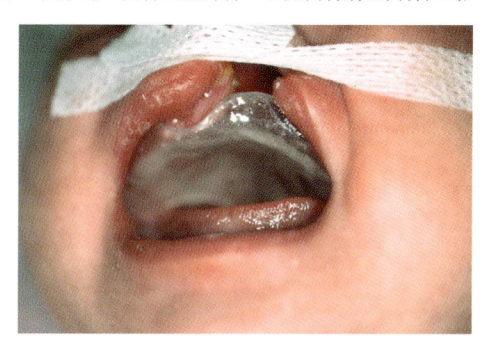

図B 左側唇顎口蓋裂：図Aの症例に哺乳床を装着．哺乳床の目的は，哺乳機能の獲得と，顎堤の誘導である．

唇顎口蓋裂（図A，B）：唇顎口蓋裂の発症には，遺伝的要素も関連しているが，単一遺伝では説明が困難である．現在では，多因子遺伝・多因子要素の概念でとらえられている．その裂型により唇裂，唇顎裂，唇顎口蓋裂，口蓋裂，軟口蓋裂，粘膜下口蓋裂に分類される．口蓋垂裂もその表現型の一つである．唇裂・唇顎裂は，片側性と両側性がある．摂食障害（哺乳障害・咬合不全）や構音障害をきたす．多くの分野の集学的治療・指導が必要である．

図C Pierre Robin sequence：2歳9か月．下顎の後退位，開咬，開口制限，粘膜下口蓋裂を認める．新生児期にNICUにて呼吸の管理をされていた．現在自宅療養中であるが，就寝時は在宅酸素吸入が必要である．

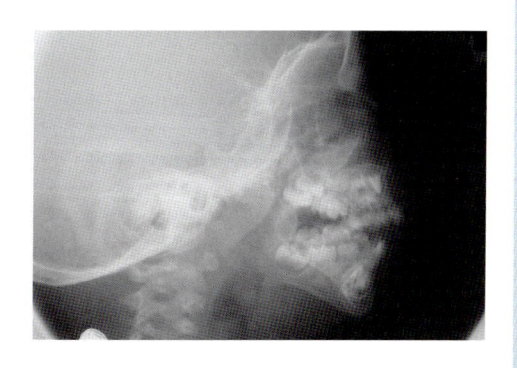

Pierre Robin sequence（図C）：先天性の小下顎症である．以前はPierre Robin syndromeと呼んでいたが，最近はPierre Robin sequenceと呼ぶようになった．口蓋裂や粘膜下口蓋裂を伴うことが多いが，伴わないこともある．胎生期に下顎が小さく舌が後方位にあることが原因で，二次的に口蓋裂になると考えられている．重症例では，新生児・乳児期に呼吸困難を伴う．診断名がついていなくても，軽度のPierre Robin sequenceを疑う症例も多い．単に顔貌や下顎の後退位のみでなく，吸気時の胸骨下部の陥凹や漏斗胸，新生児・乳児期の鼾なども診査・問診すべきである．

ケース レポート

図D 小児急性リンパ性白血病：6歳0か月．乳児期に急性リンパ性白血病にて化学療法と骨髄移植を受けている．化学療法の影響による歯の欠如や形成不全が認められる．本症例は，このほかに左側唇顎口蓋裂も併発している．

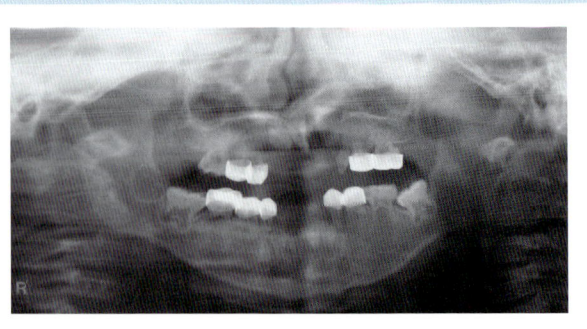

小児急性白血病（図D）：小児急性白血病のほとんどは，急性リンパ性白血病（ALL）と急性骨髄性白血病（AML）である．治療は多剤併用化学療法と骨髄移植などが施行される．化学療法による影響で，歯の欠如や形成不全になる．骨髄移植症例では，免疫抑制剤の影響も考慮する必要がある．

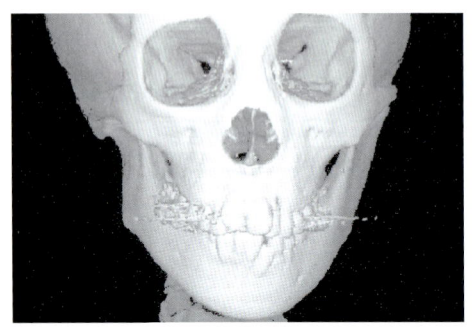

図E 右側第1第2鰓弓症候群（gradeⅡ）：6歳4か月．顔面の3DCT．右側の関節突起と下顎枝の低形成を認め，顔貌は非対称となっている．

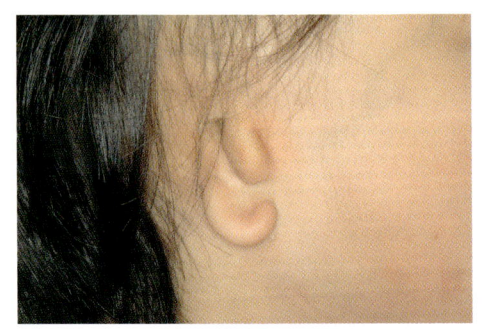

図F 右側第1第2鰓弓症候群（gradeⅡ）：図Eの症例の側頭部．患側の耳介の低形成を認める．

第1第2鰓弓症候群（図E，F）：唇顎口蓋裂についで多い顔面の先天性異常である．原因は，胎生期の物理的な影響などが考えられているが，明確ではない．遺伝ではないと考えられている．片側性のものが多い．下顎の低形成は，関節突起の低形成（grade Ⅰ），関節突起と下顎枝の低形成（grade Ⅱ），下顎骨体の低形成（grade Ⅲ）に分類される．耳介を含めた外耳や中耳の不全も伴い難聴となるが，内耳は存在する症例が多く，骨伝導型補聴器で患側の聴覚も回復できる症例が多い．

聴覚の回復，顔面非対称の改善，咬合の管理，耳介の形成など多くの分野の集学的治療・管理が必要である．

障害児の歯科治療

田口貴嗣（北海道旭川市）

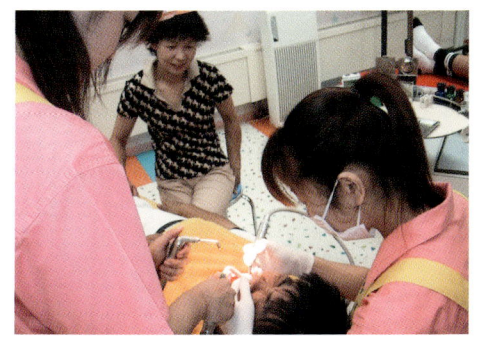

図A　初診時や治療前にはトレーニングをかねて，歯科衛生士による簡単な処置を行う．

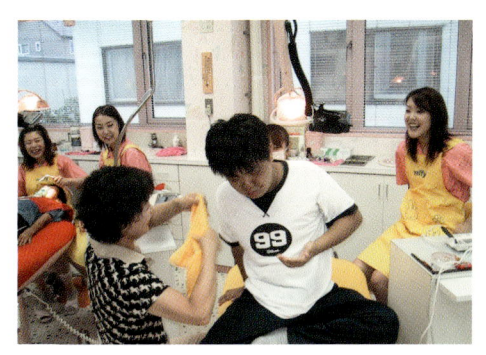

図B　突発的な動きをすることが多いので注意する．突然の体動にもあわてず，術者は常に気持ちに余裕をもつことが大切である．

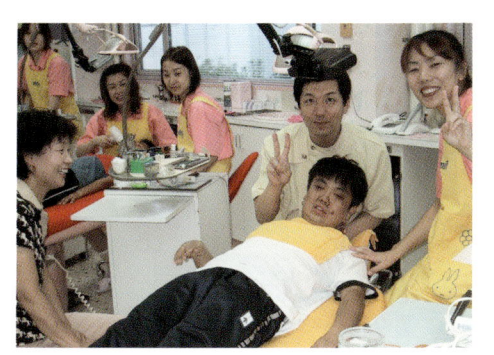

図C　障害児でも感情は伝わるので，治療後はほめてあげることは重要である．

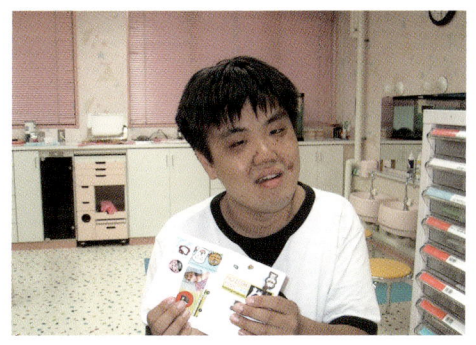

図D　治療後にはごほうびのシールをプレゼントする．患児はシール帳に集めており，次回来院への励みとなる．

　障害児の歯科治療でもっとも重要なことはトレーニング（行動療法）などを上手に利用して歯科治療への恐怖心や不協力な行動を除去していくことである．そのためにはまず診療室になれさせることからはじめる．治療にはいるときもモデリング法やTSD法を利用して歯面清掃など刺激の少ない処置から行う（図A）．それでも突然の体動（図B）は起こるので術者は余裕をもって対処できる心構えが必要である．安易に身体抑制を行うと警戒心がまし，かえって治療に不協力になりがちなので注意する（わがままタイプの小児がHOM法によって突然協力的になるようなパターンはあるが，知的障害がある場合は禁忌である）．治療終了後は保護者といっしょにほめてやり陽性強化を行う（図C）．ごほうびのシールをわたすなどの行為で患者をよろこばせることは，次回来院のためのモチベーションとなりとても有効である（図D）．

索 引

ア

IPC	120
Ugly Duckling Stage	10, 162
アナフィラキシーショック	80
アペキシフィケーション	129, 131
アペキソゲネーシス	129, 130
アベルの鉗子	111
安全ピン型弾線	21

イ

ⅠC期	152
Ⅰ級窩洞	108
インタビュー	31
インフォームド・コンセント	31
インレー修復	108
医療面接	31
依頼状	215
異所萌出	12, 22, 160, 222

ウ

Willettの窩洞	108
齲蝕原性細菌	94
齲蝕の4大要因	90
齲蝕のメカニズム	94

エ

FC法	125, 132
STロック	163
X線診査	156
エナメル質形成不全症（減形成）	221
エプーリス	219
エラスティックゴム	21, 172
永久歯列	23
——期	2, 139, 168

オ

オーラルシールド	170
オペラント条件づけ法	53
オルソパントモグラフィー	156
小野の回帰方程式	155

カ

カタル性口内炎	220
可撤式保隙装置	8, 18, 158, 162
過蓋咬合	8
過剰歯	223

——の抜歯	210
窩洞形成	108
改良型Klammt（E.O.A.）	169
改良型リンガルアーチ（S.L.A.）	164
開咬	13, 165, 167
開口器	72
完全脱臼	196
陥入	192
間食	91
——指導	178
間接覆髄法	119
感染根管治療	128
感染性歯肉炎	9, 146

キ

キシリトール	91
既往歴	31
既製乳歯冠	110
急性ヘルペス性歯肉口内炎	220
局所麻酔	78
近心捻転（翼状捻転）	12, 165

ク

クサビ	71, 103
クラウンディスタルシュー	9, 16, 158
クラウンマージンプライヤー	111
クラウンループ	9, 17, 158
グラスアイオノマーセメント	97
——修復	107
クランプ	71, 76
——フォーセップス	71, 76
クワドヘリックス	21, 165, 166

ケ

chemical surgery	124
系統的脱感作法	52
計画診療	37
結紮線	21
現病歴	31

コ

Coffinのスプリング	21
コート剤	96
ゴードン鉗子	111
コンポジットレジン（CR）修復	100
固定期間	199
固定式保隙装置	158

INDEX

固定法	199	授乳	91
個別指導	177, 180	集団指導	177
広範性重症齲蝕	206	宿主側の要因	91
交叉咬合	8	初期齲蝕病巣	92, 96
咬合法X線写真	156	初期齲蝕病変C0	221
咬合面調整鉗子	111	小児急性白血病	226
咬合誘導	150	小児歯科治療三角	32, 42
咬傷	224	上顎歯列弓狭窄	165
──防止用シール	85	上唇小帯の付着異常	9, 165, 220
咬唇癖	9	床矯正装置	20
咬翼法X線写真	156	笑気吸入器	65
根管充填	130	笑気吸入鎮静法	56
混合歯列期	2, 10, 15, 139, 168	紹介状	214
混合歯列空隙分析法	155	猩紅熱	218
		障害児の歯科治療	227
サ		静脈内鎮静法	56
ⅢA期	10, 153	食生活	91
ⅢB期	15, 153	唇顎口蓋裂	225
ⅢC期	23	浸潤麻酔	81
砂糖の摂取	91	──の刺入点	84
再石灰化	90	診療システム	30, 49
催眠療法	58	診療情報提供書	214
酸化亜鉛ユージノール糊剤	123		
暫間的間接覆髄法	120	**ス**	
		スキンコンタクト	46
シ		スキンシップ	46
CMCP	131	スクリュー型拡大装置	20
CR（コンポジットレジン）修復	100	スクリュー付スペースリゲーナー	20
──ジャケット冠	115	ステファンの曲線	91
シーネ	200	ストッパー型充填器	71
シュクロース	94	ストリップクラウン	105
シュワルツの拡大床装置	171	スプリント型シーネ	200
支台歯形成	110	スペースリゲーナー	17
次亜塩素酸ナトリウム	124	スリングショット型スペースリゲーナー	19
刺入点	84, 86	水酸化カルシウム製剤	123
思春期の歯肉炎	23	水痘	216
指導計画	35		
視聴覚減痛法	56	**セ**	
歯牙腫	223	生活歯髄切断法	122, 133
歯冠部の破折	188	正中過剰歯	160, 223
歯根破折	190	正中埋伏過剰歯	223
歯髄炎の診査	117	正中離開	11, 165
歯髄処置法の選択基準	119	静的咬合誘導	158
歯髄切断法	122, 132	石灰化不全層	92
歯髄鎮静法	119	切歯結節（切歯棘）	221
歯肉炎	141	舌小帯の付着異常	9, 25, 220
歯肉嚢胞（歯堤嚢胞）	219	舌側転位	166
歯列模型による診査	154	舌苔	220
若年性歯肉炎	145	舌突出癖（異常嚥下癖）	13
主訴	31	舌癖	167

索 引

前投薬	57

ソ

増殖性歯肉炎	23, 144

タ

ターミナルプレーン	15
ダンベル弾線付スペースリゲーナー	20
唾液の緩衝能	93
唾液流量	93
唾石	223
代用語	45, 82
帯状ヘルペス	216
帯状疱疹	216
第1第2鰓弓症候群	226
脱臼	192
単純性歯肉炎	142
単純ヘルペス	217
弾線付スペースリゲーナー	19

チ

地図状舌	220
中心結節	22, 221
注射針	87
注射麻酔	80
鋳造冠	114
鋳造修復	108
貼布麻酔	85
聴覚減痛法	56
直接覆髄法	121

テ

TK式ミニコンタリングプライヤー	111
Tell Show Do（TSD法）	52
デキストラン	94
テトラサイクリンによる変色	221
デンタルフロス	71, 76
デンチンブリッジ（被蓋硬組織）	122, 126
デンタルX線写真	156
手足口病	217
低位乳歯	222
定期診査	37
挺出	194
伝達麻酔	84
電動注射器	86

ト

トークンエコノミー法	54
トレーニング	34, 53
動機づけ	95
動的咬合誘導	17, 159, 163
道具的条件づけ法	53
頭部X線規格写真	156

ナ

Nanceのホールディングアーチ	19, 158

ニ

ⅡA期	7, 152
ⅡC期	10, 152
Ⅱ級窩洞	109
乳歯冠	110
──の調整	113
乳歯のディスキング	19
乳歯列期	2, 7, 139, 168
妊婦の歯科保健指導	2

ネ

粘液嚢胞	219

ノ

ノン・ラテックス製のシート	69

ハ

バイトブロック	72
ハイドロキシアパタイト	93
パノラマX線写真	156
ハビットブレーカー	166
バンドループ	17, 158, 162, 173
八の字型歯間離開	12
歯の破折	188, 224
抜髄法	127
母親教室	36, 177
反対咬合	8, 13, 164, 170
斑状歯	221

ヒ

Pierre Robin sequence（続発症）	225
被蓋硬組織（デンチンブリッジ）	122, 126
表層下脱灰	90, 221
──部	96
表面麻酔	78
──剤	79, 86
病歴聴取	31

フ

Blandin-Nuhn嚢胞	219
Frank法	131
V字型歯列弓	166
フィッシャーシーラント	96, 135

INDEX

フェニトイン性増殖性歯肉炎	144
フッ化物	96
ブラインドテクニック	49
ブラッシング指導	147
ブラッシングの導入	178
ブラッシングの目的	140
プラディアテスト	202
フルオロアパタイト	90, 93
不完全脱臼	192
不潔性歯肉炎	142
覆髄法	119
分割床型スペースリゲーナー	20
分析（模型分析）	154
分離不安	51

ヘ

ヘッドレスト	65
ヘリカルループスプリング	21
ヘルスプロモーション	176
ヘルパンギーナ（ヘルプアンギーナ）	218
ヘルペス	217
便宜形態	108

ホ

PorterのWスプリング	21
ボディランゲージ	46
拇指吸引癖	5
保隙	158, 162
保健指導	36
哺乳ビン齲蝕	5
補助弾線	164
萌出異常歯の対策	160
萌出性歯肉炎	14, 142, 220
萌出性嚢胞	219
萌出余地不足	165, 166

マ

マトリックスバンド	103
麻疹	217
埋伏の開窓処置	165

ミ

ミュータンスレンサ球菌	94

ム

ムシャーンの鉗子	111
無歯期	2
無翼型クランプ	74

メ

メタルストリップス	104

モ

Moyersの推定確率表	155
モデリング法	55
模型分析	155
問診	31

ヤ

ユ

ヨ

ヤングのフレーム	71
癒合歯	9, 221
ⅣA期	23
予防処置	37
抑制ヘッドレスト	65
翼状捻転	12

ラ

ラバーダムシート	69, 76
ラバーダムパンチ	71, 76
ラバーダムフレーム	76
ラバーダム防湿	68
ラポールの形成	32, 42
ランパントカリエス	206

リ

リーウェイスペース	15
リガ・フェーデ病	6
リラックス法	52
リンガルアーチ	18, 158, 163, 171
隣接面削除法	19

レ

レイノルドプライヤー	111
レスポンスコスト法	54

ワ

YS冠内曲鉗子	111

カラーアトラス ハンドブック　小児歯科臨床ヒント集

2003年1月10日　第1版第1刷発行
2009年2月28日　第1版第4刷発行

編　　者	五十嵐清治／本川　渉
	土屋　友幸／池田　元久
発　行　人	佐々木一高
発　行　所	クインテッセンス出版株式会社
	東京都文京区本郷3丁目2番6号　〒113-0033
	クイントハウスビル　電話（03）5842-2270（代表）
	（03）5842-2272（営業部）
	（03）5842-2279（書籍編集部）
	web page address　http://www.quint-j.co.jp/
印刷・製本	サン美術印刷株式会社

Ⓒ2003　クインテッセンス出版株式会社　　　　禁無断転載・複写
Printed in Japan　　　　　　　　　　落丁本・乱丁本はお取り替えします
　　　　　　　　　　　　　ISBN978-4-87417-754-9　C3047
定価は表紙に表示してあります